demências do tipo não Alzheimer

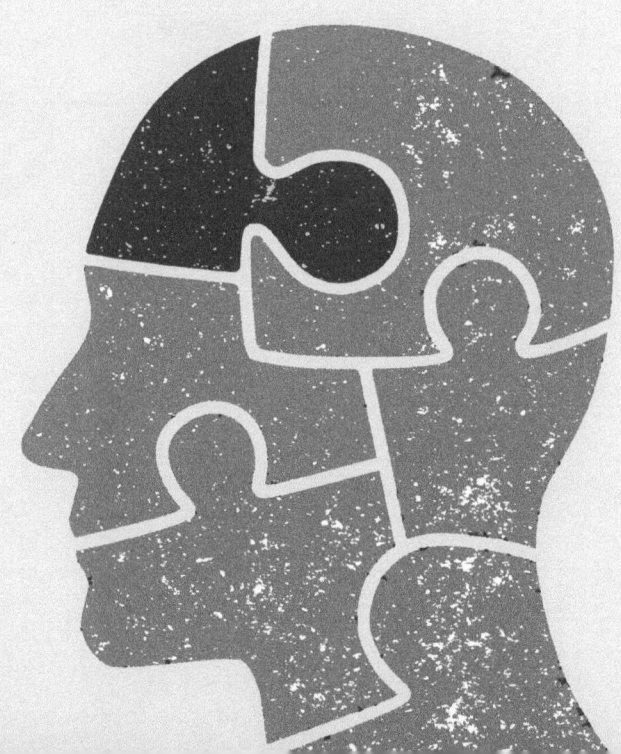

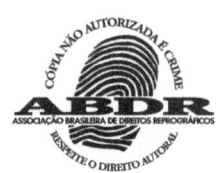

C138d Caixeta, Leonardo.
        Demências do tipo não Alzheimer : demências focais
    frontotemporais / Leonardo Caixeta. – Porto Alegre : Artmed, 2010.
        288 p. : il.; 23 cm.

        ISBN 978-85-363-2328-2

        1. Demência senil. I. Título.

        CDU 616.892.3

Catalogação na publicação: Renata de Souza Borges CRB-10/1922

LEONARDO CAIXETA

Demências do tipo não Alzheimer

DEMÊNCIAS FOCAIS FRONTOTEMPORAIS

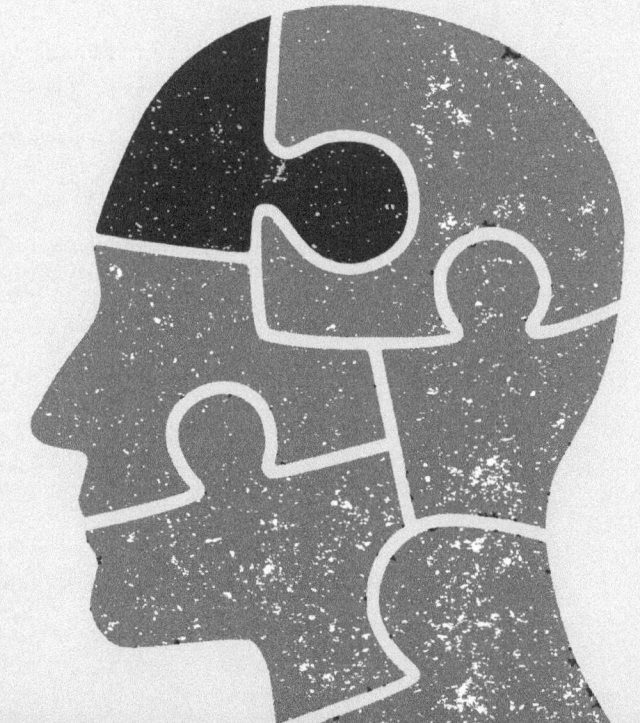

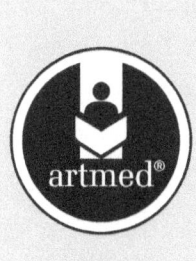

2010

© Artmed Editora S.A., 2010

Capa
Paola Manica

Preparação de originais
Juçá Neves da Silva

Leitura final
Dieimi Lopes Deitos e Antonio Augusto da Roza

Editora Sênior – Biociências
Cláudia Bittencourt

Projeto e editoração
Armazém Digital® Editoração Eletrônica – Roberto Carlos Moreira Vieira

Reservados todos os direitos de publicação, em língua portuguesa, à
ARTMED® EDITORA S.A.
Av. Jerônimo de Ornelas, 670 - Santana
90040-340 Porto Alegre RS
Fone (51) 3027-7000 Fax (51) 3027-7070

É proibida a duplicação ou reprodução deste volume, no todo ou em parte, sob quaisquer formas ou por quaisquer meios (eletrônico, mecânico, gravação, fotocópia, distribuição na Web e outros), sem permissão expressa da Editora.

SÃO PAULO
Av. Embaixador Macedo Soares, 10.735 - Pavilhão 5 - Cond. Espace Center
Vila Anastácio 05095-035 São Paulo SP
Fone (11) 3665-1100 Fax (11) 3667-1333

SAC 0800 703-3444

IMPRESSO NO BRASIL
PRINTED IN BRAZIL
Impresso sob demanda na Meta Brasil a pedido de Grupo A Educação.

Autor

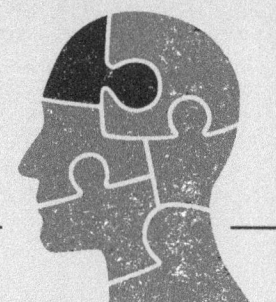

Leonardo Caixeta, M.D., Ph.D.

Professor Associado de Neurociências do curso de Medicina da Universidade Federal de Goiás (UFG).

Mestre e Doutor em Demências (Área de Neurologia) pelo Departamento de Neurologia da Faculdade de Medicina da USP.

Pesquisador do CNPq.

Especialista em Psiquiatria pelo Instituto de Psiquiatria do Hospital das Clínicas da Universidade de São Paulo (USP).

Fellow em Neurologia pela Manchester University (Inglaterra).

Professor do Programa de Pós-graduação em Ciências da Saúde da Faculdade de Medicina e do Instituto de Patologia Tropical e Saúde Pública (IPTSP) da UFG.

Ex-professor-adjunto, Doutor em Neuroanatomia do ICB-UFG.

Coordenador do Ambulatório de Demências do Hospital das Clínicas da UFG.

Membro titular da Academia Brasileira de Neurologia e da Associação Brasileira de Psiquiatria.

Membro do corpo editorial da revista *Dementia & Neuropsychologia*.

À Clara, pela proteção, pelo cuidado, pela renúncia em cada ato, mesmo os (supostamente) mais invisíveis. Obrigado por ter salvado minha vida tantas vezes e pelo tanto que me ensinou nesta existência, sábia que é.

A minha mãe, Naruna, pelas incansáveis doses de afeto, pelas dores que tolerou (desde o parto!), pelo sim e pelo não, por ter-me feito resistente e obstinado. A meu pai, Heleno, por ter agregado bom humor e disposição à receita.

A meu irmão, Marcelo, por ter dedicado toda sua vida à filantropia desinteressada, todo seu amor aos pacientes carentes e à ciência médica na mais pura concepção.

Ao Pedrinho, pelas explosões de luz que fazem trovejar na minha silenciosa obscuridade.

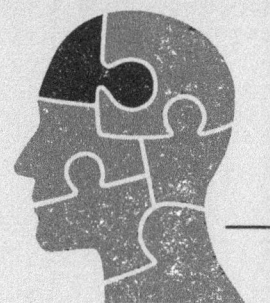

Agradecimentos

À Lea T. Grenberg, exemplo de pessoa, completa ao agregar doçura e talento a seu trabalho. Aos incansáveis Wesley Gomes, Vânia Dias Soares, Cândida Dias Soares e Maria Carolina Lacerda. A todos vocês, obrigado pelas colaborações neste livro e pelas doações de afeto em minha vida.

A meus amigos, irmãos de jornada: Alexander Almeida, André Iorio, Cláudio Reimer, Júlio P. Peres, Marcelo Hanna, Magno da Nóbrega, Paulo Verlaine Borges, Pedro Paulo Soares e Sander Fridman.

A meus orientadores nesta viagem: Ricardo Nitrini e Benito Damasceno.

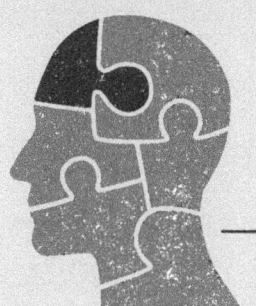

Sumário

1 Introdução 13
2 Generalidades sobre os lobos frontais 19
3 História 31
4 Classificação nosográfica e terminologia 37
5 Epidemiologia e história natural 47
6 Genética 53
7 Quadro clínico e sinais físicos 59
8 Subtipos clínicos da demência frontotemporal 79
9 Diagnósticos diferenciais da demência frontotemporal 89
10 Neuropsicologia 111
11 Linguagem 121
12 Neuroimagem e eletroencefalograma 131
13 Patologia e estadiamento clínico-patológico 145
14 Instrumentos de avaliação 155
15 Demência frontotemporal associada à doença
    do neurônio motor 163
16 Afasia progressiva primária 179
17 Demência semântica 189
18 Gliose subcortical progressiva 199

19 Degeneração corticobasal 205

20 Outras síndromes degenerativas focais progressivas 221

21 Tratamento I – tratamento não farmacológico e reabilitação 227

22 Tratamento II – tratamento farmacológico 231

23 Relação médico-paciente-cuidador na demência frontotemporal 249

Referências 257

CAPÍTULO 1

Introdução

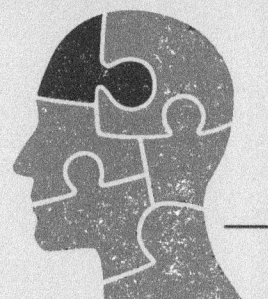

O QUE SÃO DEMÊNCIAS DO TIPO NÃO ALZHEIMER?

O termo "demências do tipo não Alzheimer" designa um grupo amplo de demências com características próprias, mas que não possuem elementos histopatológicos da doença de Alzheimer. Esse grupo é representado por entidades diversas, como as degenerações lobares frontotemporais (DLFTs), a degeneração corticobasal (DCB), a esclerose lateral amiotrófica associada a demência, a gliose subcortical progressiva, entre outras formas de demência (Brun, 2007).

As demências do tipo não Alzheimer ganharam relevância a partir da "década do cérebro" (década de 1990, no século passado), quando formidável conjunto de dados clínicos, epidemiológicos, patológicos, moleculares e genéticos foi reunido em torno dessas formas de demência, antes mitigadas pela força e dominância da doença de Alzheimer (DA) no cenário das doenças degenerativas primárias (Brun, 2007).

AS DEGENERAÇÕES LOBARES FRONTOTEMPORAIS AMPLIARAM O CONCEITO DE DEMÊNCIA

O tradicional conceito de demência, alicerçado no final do século XIX e que a define como um estado de declínio intelectual, sobretudo da função da memória (Berrios, 1996), tem sofrido ataques motivados principalmente pela existência de outras formas de demência, que não apenas podem prescindir de déficits intelectuais e de memória para seu diagnóstico, como são sobremaneira caracterizadas pela importância, precocidade e exuberância com que os sintomas comportamentais e/ou de linguagem são impressos em sua apresentação clínica (Neary; Snowden, 1996).

O protótipo desse grupo de demências é representado por aquelas do tipo não Alzheimer, em especial as *degenerações lobares frontotemporais* (DLFTs), que incluem a *demência frontotemporal* (DFT), a *afasia progressiva primária* (APP) e a *demência semântica* (DS). A primeira representante (DFT) tem seu quadro clínico inaugurado e dominado por alterações de comportamento, enquanto as outras (APP e DS) têm na patologia da linguagem sua maior expressão, em um cenário de preservação das demais funções cognitivas.

O grupo das DLFTs é constituído por entidades diagnósticas relativamente recentes, e por isso existem muitas questões pendentes e mal-definidas em relação a sua situação nosográfica e mesmo em relação à utilização desse termo no cenário internacional. A caracterização mais minuciosa de seus subtipos clínicos e histopatológicos e os estudos de bioquímica e genética serão especialmente úteis na melhor definição desse grupo de demências.

No Brasil, o grupo das DLFTs ainda é pouco estudado e conhecido, portanto a exploração do tema é dotada de grande valor heurístico, uma vez que, quanto mais nos dedicarmos ao mesmo, mais ajudaremos na divulgação dessas formas de demência, o que se refletirá em redução de casos subdiagnosticados em nosso meio, em tratamento mais adequado dessas condições em particular, bem como em maior pureza quando do recrutamento de pacientes com doença de Alzheimer (DA) para estudos clínicos, pois parte dos pacientes com esse diagnóstico são, na verdade, portadores de demências do grupo das DLFTs. Isso, por sua vez, diminuirá a superestimação diagnóstica da DA, o que consequentemente reduzirá a impressão de grande heterogeneidade clínica observada nela.

DEGENERAÇÕES LOBARES FRONTOTEMPORAIS COMO MODELO DE ESTUDO DAS FUNÇÕES FRONTAIS – POR QUE O ESTUDO DOS LOBOS FRONTAIS É TÃO IMPORTANTE?

As regiões pré-frontais são as áreas do sistema nervoso central (SNC) mais recentes do ponto de vista filo e ontogenético nos mamíferos e estão intimamente relacionadas a muitos dos atributos que distinguem o *Homo sapiens sapiens* dos demais seres vivos: criatividade, autocontrole, pensamento e interação social (Joseph, 1996; Alexandre; Benson; Stuss, 1997; Stuss; Benson, 1986). Nada mais lógico, portanto, que o fato inevitável de que quase todas as teorias fisiopatológicas em psiquiatria (que lida, em princípio, com transtornos nas funções mentais mais sofisticadas) relacionem os lobos frontais como sendo um importante substrato anatômico para os transtornos psiquiátricos (David, 1999; Gualtieri, 1995).

Visto haver interesse, com base na necessidade, em promover o amadurecimento do diálogo entre neuropatologia e psiquiatria (Lishman, 1995), bem como o crescente enfoque nas regiões pré-frontais para o esclarecimento da patogênese dos transtornos psiquiátricos, as síndromes cerebrais orgânicas causadas por lesões frontais e que cursam com alterações cognitivas e de comportamento se revelam de especial importância para o entendimento de aspectos da mente humana (Gertz; Wolf; Arendt, 1999). Mais especificamente, o estudo de determinados sintomas cognitivos e/ou comportamentais do grupo das DLFTs pode trazer contribuições para seu entendimento também nas doenças psiquiátricas uma vez que muitos desses sintomas são compartilhados por ambas as condições. Assim, quando estudamos, por exemplo, as alterações do *insight* e da teoria da mente (capacidade de acessar o estado mental e afetivo do outro) na DFT e as relacionamos com alterações neuroanatômicas específicas, poderemos ampliar o conhecimento de aspectos neurobiológicos desses mesmos sintomas na esquizofrenia e no autismo infantil.

O prejuízo nas funções executivas frontais, sem interferência da condição mórbida que o origina, pode reduzir a habilidade de o indivíduo lidar com sua doença, pode impedi-lo de remanejar ações que digam respeito às limitações que a doença naturalmente impõe, pode dificultar a capacidade inerente ao ser humano de resignificar o mundo a sua volta diante de novos obstáculos e de redimensionar a própria existência (Fogel, 1994). Enfim, inibe o exercício pleno da liberdade individual, condicionando o sujeito às limitações ambientais e tornando-o dependente dos outros para manter sua segurança, dignidade e sobrevivência (Fogel, 1994). Além disso, o comprometimento das funções executivas contribui sobremaneira para a baixa adesão ao tratamento, seja ele medicamentoso ou não (David, 1999).

Esse enfoque nas chamadas disfunções executivas trata-se, portanto, de uma questão importantíssima, tanto do ponto de vista de definição de prioridades no setor de políticas de saúde (uma vez que os pacientes com essas limitações são os que mais demandam gastos aos serviços de saúde em razão do imenso grau de dependência de que se tornam vítimas) quanto no âmbito de pesquisa científica (David, 1999; Fogel, 1994).

Além de tudo o que foi exposto, devemos lembrar que as atividades delinquenciais e outras alterações de comportamento associadas aos lobos frontais fomentam também questões em assuntos legais de consentimento e responsabilidade (Mullen; Howard, 1996), atestando mais uma vez a abrangente importância de seu estudo.

Como já foi referido, as DLFTs representam um bom modelo para o estudo do substrato neurobiológico de alguns comportamentos. A correlação de sintomas comportamentais e cognitivos com a neuroimagem e com a anatomia patológica nessas degenerações é especialmente interessante para a psiquiatria, uma vez que muitos desses sintomas constituem a espinha dorsal de algumas síndromes psiquiátricas, e seu estudo nas DLFTs poderá estabelecer uma relação mais clara entre determinado sintoma mental e uma região ou circuitária/sistemas específicos do cérebro. Assim sendo, o estudo dos comportamentos repetitivos da demência frontotemporal (DFT) poderá aprimorar o entendimento da neurobiologia do transtorno obsessivo-compulsivo; a apreciação do comportamento antissocial na DFT poderá contribuir para a definição das bases orgânicas do mesmo comportamento nos transtornos da personalidade; as alterações alimentares e da sexualidade observadas na DFT poderão auxiliar no entendimento dos transtornos da alimentação e sexuais; a investigação da teoria da mente e do *insight* poderá contribuir para sua compreensão na esquizofrenia e em transtornos afins; o estudo dos sintomas afetivos (mania, apatia) poderá clarear a neurobiologia dos transtornos afetivos e, portanto, o estudo das demências poderá favorecer, em termos genéricos, a relação entre neuropatologia e psiquiatria, como sugerido por Lishman (1995).

A DEMÊNCIA FRONTOTEMPORAL APROXIMA A NEUROLOGIA DA PSIQUIATRIA

O paradigma neurológico fundamenta-se na localização de uma lesão no sistema nervoso, enquanto o psiquiátrico se sustenta na formulação de uma hipótese de um desarranjo funcional complexo em circuitos desse mesmo sistema nervoso. Nesse sentido, as doenças degenerativas de forma geral e a DFT de forma particular representam uma situação interessante, constituindo uma área de fronteira entre as duas especialidades, um meio-caminho entre os quadros lesionais e "funcionais", pois muitos dos sinais e sintomas observados na DFT (p. ex., delírios, alucinações, alterações de personalidade, comportamentos obsessivo-compulsivos) não podem ser explicados até o momento no contexto de uma correspondência biunívoca com os sítios lesionados conhecidos, no entanto, quadros lesionais possuem substrato anatômico definido. Talvez por isso façam a ponte entre essas duas especialidades médicas situadas equivocadamente, por alguns, em extremos opostos.

DEMÊNCIA FRONTOTEMPORAL – O REDESCOBRIMENTO

Ainda muito recentemente, a demência de Alzheimer (DA) encampava todas as possibilidades diagnósticas quando o assunto se tratava de quadros degenerativos primários, até que os grupos de Lund (Suécia) e de Manchester (Inglaterra), de modo independente, estudando pacientes com o diagnóstico de DA, constataram que havia um subgrupo de doentes com um quadro clínico-patológico distinto, caracterizando uma nova categoria diagnóstica (Brun, 1987, 1993; Gustafson, 1987, 1993; Neary et al., 1988, 1990), batizada posteriormente como demência frontotemporal em um consenso entre esses dois grupos, que também criaram os critérios diagnósticos da nova entidade (The Lund and Manchester Groups, 1994). Em época mais recente, os mesmos grupos associaram-se a outros emergentes (dos Estados Unidos e do Canadá) e apresentaram novos critérios diagnósticos (Neary et al., 1998), que não contêm em sua essência reformulações substanciais na proposta original de 1994, mas deixam entrever a intenção de tornar tais critérios mais universalmente aceitos e, portanto, não mais restritos à comunidade científica europeia.

É notório, entretanto, que essa "nova" degeneração tem muitas semelhanças com a doença de Pick, descrita há mais de um século pelo neuropsiquiatra que lhe emprestou o nome (Pick, 1892, 1904). Atualmente, a doença de Pick é considerada um subtipo histopatológico da DFT, além de ser indistinguível, em termos clínicos, dessa forma de demência (Brun, 1987, 1993; Gustafson, 1987, 1993; Neary et al., 1988, 1990; Neary; Snowden, 1997; Snowden; Neary; Mann, 1996).

A situação nosográfica da DFT ainda é bastante controversa (Neary et al., 1998). O atual estado de arte não permite dizer se é uma única doença, uma síndrome complexa com muitos subtipos ou mesmo muitas doenças diferentes com agrupamentos de sintomas parecidos, interrogações essas que também envolvem a DA (Boller, 1998). As mais diversas classificações têm sido propostas, variando desde aquelas mais abrangentes, que tentam colocar sob a mesma rubrica de "complexo de Pick" a DFT, a degeneração corticobasal, a gliose subcortical progressiva e outras 17 entidades (Kertesz; Munoz, 1998a, 1998b), até as mais restritivas, que se fundamentam nos parcos e recentes achados de biologia molecular nessa área (Pasquier; Delacourte, 1998), passando por aquelas mais simplificadas e carentes de uma justificativa maior para sua existência, como a de Hodges (1999), que dividem a DFT em suas variantes frontal e temporal (essa última seria a demência semântica, enquanto a primeira seria a DFT propriamente dita). Os grupos mais influentes no capítulo da DFT sugerem colocá-la, ao lado da demência semântica e da afasia não fluente progressiva, como uma das três síndromes neurocomportamentais prototípicas da recém-denominada degeneração lobar frontotemporal (Neary et al., 1998).

Outra prova do renovado interesse nesse tema é o grande número de revisões disponíveis sobre o assunto em língua inglesa (Graff-Radford; Woodruff, 2007; Kertesz, 2003, 2004; Kertesz; Munoz, 2002; Knibb; Kipps; Hodges, 2006; Neary; Snowden; Mann, 2005; Weder et al., 2007).

DEMÊNCIA FRONTOTEMPORAL – CARACTERÍSTICAS GERAIS

Na DFT, as regiões corticais predominantemente comprometidas são as chamadas pré-frontais (córtex granular homotípico das áreas 9, 10, 11, 12, 45 e 46 de Brodman), porém, as alterações não se restringem a essa topografia, abrangendo também os córtices temporais anteriores, cingulares anteriores, bem como a subcorticalidade adjacente a essas áreas (Brun, 1987; Frisoni et al., 1996; Mann; South, 1993; Neary et al., 1988).

A DFT inclui três subtipos histopatológicos possíveis:

- Demência do lobo frontal
- Doença de Pick
- DFT associada ao comprometimento do neurônio motor

O significado etiológico desses subtipos é desconhecido (Levy; Miller; Cummings, 1998), e ainda não está definido se essas diferentes apresentações histológicas podem representar um leque de fenótipos patológicos no contexto de uma mesma etiologia ou se podem refletir etiologias distintas (Neary; Snowden, 1997). De qualquer forma, o quadro clínico é ditado pela distribuição anatômica das lesões, independentemente de sua especificidade histopatológica (Caselli, 1996).

O quadro clínico é constituído sobretudo por modificações no comportamento habitual do indivíduo, caracterizando uma alteração de personalidade, bem como pelo surgimento de uma combinação de sintomas comportamentais e cognitivos que refletem a patologia subjacente que está presente de forma simultânea em diferentes sítios neuroanatômicos (Levy; Miller; Cummings, 1998; Neary, 1994; Neary; Snowden, 1991, 1996; Snowden; Neary; Mann, 1996). Na Tabela 1.1, pode-se observar os diferentes sintomas comportamentais e cognitivos associados ao comprometimento de determinadas regiões anatômicas envolvidas no processo mórbido.

TABELA 1.1
Características clínicas da DFT de acordo com as regiões neuroanatômicas acometidas

Região	Sintomas característicos
PRÉ-FRONTAL DORSOLATERAL	Perseveração Dificuldade na mudança de *setting* Fluência verbal reduzida Fluência não verbal reduzida Prejuízo na abstração Julgamento empobrecido Planejamento deficitário Inibição de resposta prejudicada Recuperação espontânea reduzida
ORBITOFRONTAL	Desinibição Impulsividade Sociopatia Euforia Inadequação social
TEMPOROANTERIOR	Hiperoralidade Ganho de peso Placidez Afeto remoto e bizarro Hipermetamorfose Anomia semântica
CÍNGULO ANTERIOR	Apatia Motivação reduzida Perda de interesse

Fonte: Levy, Miller e Cummings, 1998.

CAPÍTULO 2

Generalidades sobre os lobos frontais

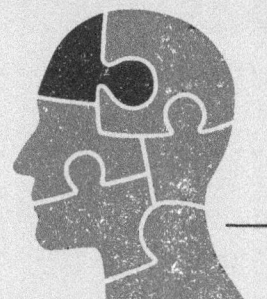

Desde o início da moderna pesquisa em neurociências, as regiões pré-frontais têm atraído o interesse de pesquisadores da personalidade e do comportamento humanos. Niessl Von Mayendorf (apud Markowitsch e Kessler, 2000), em 1908, já considerava o córtex pré-frontal a "parte mais mítica do cérebro". Donath (1923) considerava os lobos frontais "o assento da atividade mental superior". A relação entre essas áreas cerebrais e o comportamento social tem sido destacada desde o caso paradigmático de Phineas Gage, relatado por Harlow, em 1848 (apud Macmillan, 1996), e descrito mais adiante neste capítulo.

O lobo frontal é o órgão mais avançado do corpo, responsável pelas principais características que nos distinguem dos demais seres vivos e o depositário dos mais nobres atributos de nossa espécie; em última análise, aqueles atributos que nos permitem produzir obras de elevada sofisticação intelectual e sentimental, como, por exemplo, o afresco *A Criação de Adão*, localizado na Capela Sistina, de autoria de Michelangelo (Fig. 2.1). Falando em Michelangelo, parece que mesmo ele já intuía as elevadas funções dessa região do cérebro, se notarmos que, nessa sua obra-prima, Deus e seus anjos parecem formar, em seu conjunto, os contornos de um cérebro (Meshberger, 1990); Deus assentado nos lobos frontais, a partir de onde atribui sua imagem e semelhança ao homem. Linguagem nitidamente simbólica que confere às regiões frontais o poder de conceder a humanidade ao homem, sua mais distinta qualidade.

ANATOMIA DAS REGIÕES PRÉ-FRONTAIS

O córtex pré-frontal foi guindado por Luria (1977) à zona terciária da terceira unidade funcional de seu esquema de funcionamento cognitivo-comportamental por desempenhar papel decisivo na formação de intenções e programas, bem como na verificação e regulação das formas mais complexas de comportamento humano. Essa região de hierarquia superior detém posicio-

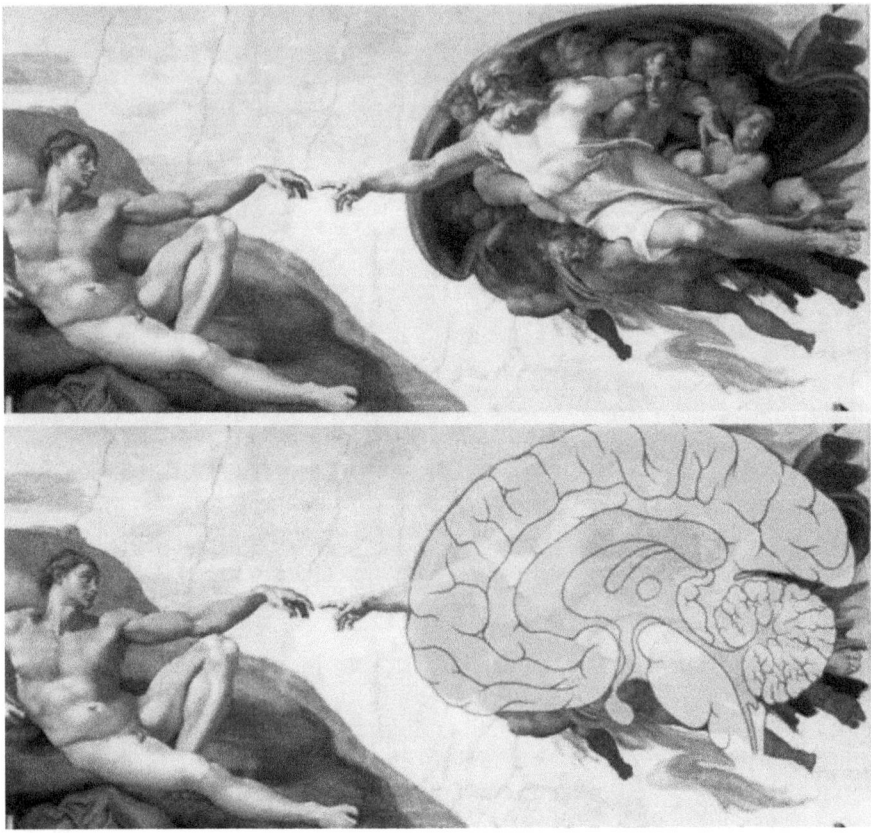

FIGURA 2.1

A *Criação de Adão*, de Michelangelo. Notar o contorno no formato de um encéfalo que emoldura a figura que representa Deus e seus anjos e, de acordo com essa perspectiva, Deus tocando Adão a partir do lobo frontal.
Fonte: Meshlberger, 1990.

namento estratégico no gerenciamento das informações, uma vez que tem acesso a todas as entradas sensoriais por meio das quais o organismo apreende o mundo, bem como tem controle de todos os sinais do domínio visceral.

O córtex pré-frontal é o córtex associativo do lobo frontal e representa a região filo e ontogeneticamente mais recente do encéfalo, sendo definido de forma convencional por dois critérios básicos: citoarquitetura e conectividade (Fuster, 2002).

De uma perspectiva citoarquitetônica, pode ser definido por apresentar a lâmina cortical IV (lâmina granular, constituída por células em cesta, que são interneurônios com função de interconexão, integrativa) proeminente, bem como estreita conectividade recíproca com o núcleo mediodorsal do tálamo e aferências das três maiores áreas sensoriais provenientes dos lobos parietal, temporal e occipital. O córtex pré-frontal projeta-se de maneira maciça para o hipotálamo, efetor final dos sistemas visceral, endócrino e emocional. Em outras palavras, reiterando, esse córtex tem acesso a todas as entradas sensoriais pelas quais o indivíduo apreende o mundo exterior e a todos os sinais do domínio visceral.

Do ponto de vista macroscópico, o córtex pré-frontal é considerado, em sua superfície lateral, como a porção adiante do sulco arqueado e, na superfície medial, pode ser definido como todas as porções do córtex frontal anteriores ao joelho do corpo caloso, em um plano perpendicular à linha que conecta as comissuras anterior e inferior (Schoenemann; Sheehan; Glotzer, 2005). Divide-se em três aspectos (Fig. 2.2): lateral, medial e orbital ou ventral (Fuster, 2002). Esse córtex é funcionalmente heterogêneo e, das três áreas citadas, a que nos interessará neste capítulo será a orbital ou basal (áreas 10-15, 25 e 27 de Brodmann), pelo fato de estar conectada de forma mais íntima ao sistema límbico e à área entorrinal, o que determina sua função na regulação dos motivadores biológicos. Em uma outra forma de subdivisão do lobo frontal, que inclui a subdivisão motora, a pré-frontal e a paralímbica, a região orbital (em especial sua porção caudal) e a região mesial frontal (porção anterior do giro do cíngulo) participariam da última subdivisão, e não da pré-frontal (Miranda, 2003). Isso se justificaria pelas diferenças na laminação cortical, sendo a paralímbica mais antiga que a pré-frontal e constituída de laminação menos definida, sem a presença de uma ou mais camadas. Essa região, que circunscreve a área mediobasal do cérebro e constitui um componente do cinturão paralímbico, representa um local de transição histológica entre o alocórtex (com estrutura mais singela e primitiva) e o isocórtex (filogeneticamente mais recente e disposto de forma definida em seis camadas). Dentre os elementos que mais o distinguem, estão:

a) padrão geral de rarefação neuronal nas camadas superficiais e aumento da densidade de neurônios nas camadas mais profundas;
b) progressiva acumulação de pequenos neurônios granulares na camada IV e depois na camada II;
c) diferenciação da camada V a partir da camada IV e da camada IV a partir da substância branca;
d) sublaminação e colunização da camada III;
e) aumento da mielina intracortical.

A circuitária frontolímbica atinge os núcleos amigdaloides e mesencefálicos reunidos no contínuo septo-hipotálamo-mesencefálico.

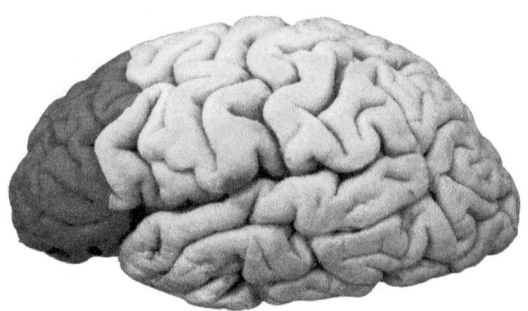

■ Área dorsolateral do lobo frontal esquerdo (vista lateral)

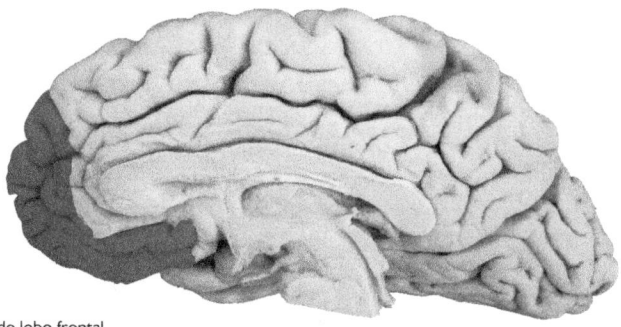

■ Área mesial do lobo frontal esquerdo (vista medial)

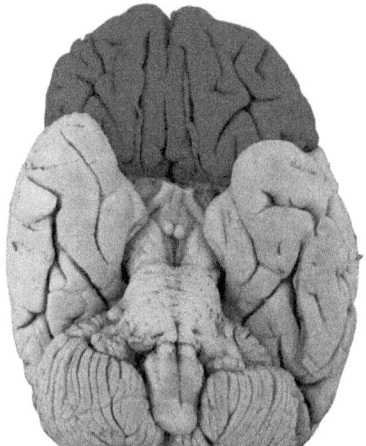

■ Área orbital dos lobos frontais (vista inferior)

FIGURA 2.2

Subdivisões das áreas pré-frontais dos lobos frontais.
Fonte: Ilustrações elaboradas pelo dr. Wesley Gomes da Silva – Departamento de Morfologia da Universidade Estadual de Goiás.

PALEONEUROLOGIA E LOBOS FRONTAIS

O homem de Neanderthal (situado evolutivamente no período paleolítico médio) era muito mais limitado em termos de habilidades sociais, simbólicas, prospectivas, laborativas e de formulação de estratégias para caça e fixação de moradia quando comparado ao homem de Cro-Magnon e a outros *Homo sapiens* modernos (pertencentes ao período paleolítico superior). Ele também parecia viver no "aqui e agora", enquanto estes se utilizavam do passado e do futuro em suas estratégias. A superioridade destes últimos relacionava-se de forma direta ao maior desenvolvimento de seus lobos frontais, região responsável pela maior diferença na anatomia encefálica entre esses grupos, como sugerido pelo estudo de seu formato craniano. Graças a essa vantagem, os hominídeos do período paleolítico superior podiam se dedicar a atividades que exigiam capacidade mais sofisticada de abstração, como, por exemplo, as artes. Por isso somente encontramos pinturas rupestres datadas a partir desse período (Joseph,1996a).

Ainda segundo Joseph (1996a), a transição do *"Homo"* primitivo para nossa subespécie atual, o *Homo sapiens sapiens* (no qual o SNC atingiu o ápice de seu desenvolvimento), não é apenas consequência do aumento do volume cerebral e da versatilidade do uso das mãos, mas se deve fundamentalmente à evolução anatômica e funcional das regiões pré-frontais do encéfalo. *Homo sapiens sapiens* tem esse "sobrenome" duplicado para referir-se a uma recente aquisição cognitiva do humano: a habilidade de saber, como sábio, que é sábio (*sapiens sapiens*). Essa habilidade pode ser considerada uma sofisticação em um dos aspectos daquilo que chamamos consciência, podendo também significar um grande passo na evolução da habilidade de formular suposições, teorias, a respeito do próprio estado cognitivo e afetivo interno, uma modalidade inserida nas funções executivas.

ASPECTOS ONTOGENÉTICOS/ONTOLÓGICOS

Os lobos frontais e temporais inferiores estão apenas entre 11 e 17% completos (em relação ao que é característico no adulto) ao nascimento. Aos 4 anos, 83%; aos 7 anos, 90% (Joseph, 1996a). Falando de maneira específica sobre o córtex pré-frontal, o aumento de seu volume é lento até os 8 anos, tornando-se mais rápido entre os 8 e os 14, estabilizando-se a partir daí até adquirir o volume pleno aos 18 anos de idade. As modificações no desenvolvimento pós-natal do córtex pré-frontal dorsolateral (área 46) e ventrolateral (áreas 12 e 45) encontradas nos estudos de neuroimagem funcional e anatômica exibem um crescimento não linear do volume da substância cinzenta que amadurece tardiamente (Gogtay et al., 2004).

Já o aumento linear do volume da substância branca mostrou que as estruturas cerebrais mais envolvidas são mais diversificadas nas crianças mais velhas do que nas mais novas.

A aquisição das funções executivas parece iniciar por volta dos 12 meses e, desde então, se desenvolve com lentidão, apresentando dois picos, um aos 4 e outro aos 18 anos, para depois estabilizar na idade madura e começar seu declínio na terceira idade (perfazendo uma curva em forma de "U" invertido, ao considerarmos toda a curva vital do indivíduo).

A velocidade de execução, a capacidade para resolver problemas mais complexos e a ativação das áreas 12, 45 e 46 aumentam de forma progressiva com a idade, nos estudos de neuroimagem, durante provas neuropsicológicas que medem a aplicação de estratégias, a memória de trabalho e a inibição.

Entre 18 e 24 meses de idade aproximadamente, o ser humano adquire a habilidade de se reconhecer no espelho. O início da capacidade de autorreconhecimento nas crianças está correlacionado ao início do altruísmo, bem como à emergência de emoções autoconscientes (Povinelli; Preuss, 1995).

ASPECTOS FILOGENÉTICOS

O córtex pré-frontal aparece filogeneticamente com os mamíferos e encontrou o ápice de desenvolvimento nos seres humanos. Nestes, seu desenvolvimento estrutural e funcional é o mais tardio de todo o neocórtex, constituindo 30% da área neocortical do encéfalo (Diamond, 2002; Gogtay et al., 2004). Quando considerada também a substância branca, os lobos frontais representam cerca de um terço do encéfalo.

O lobo frontal é a aquisição filogenética mais recente do SNC dos mamíferos atuais, no entanto essas regiões já se fazem notar nos mamíferos inferiores e, a partir daí, tornam-se progressivamente mais complexas, seja pelo aumento de seu volume em relação ao volume cerebral total, seja pelo maior contingente e pela elaboração de suas conexões com as outras áreas cerebrais (Fig. 2.3).

ASPECTOS FUNCIONAIS

A localização dos lobos frontais, a mais anteriorizada dentre as regiões encefálicas, reflete o fato de serem bastante recentes (visto que o desenvolvimento do SNC se dá no sentido caudo-craniano) e talvez propicie o testemunho analógico de algumas funções atribuídas a essas áreas relacionadas à antecipação.

Os lobos frontais são a "Meca" para onde convergem sistemas funcionais volitivos, afetivos, perceptuais e cognitivos. Dessa forma, auxiliam na

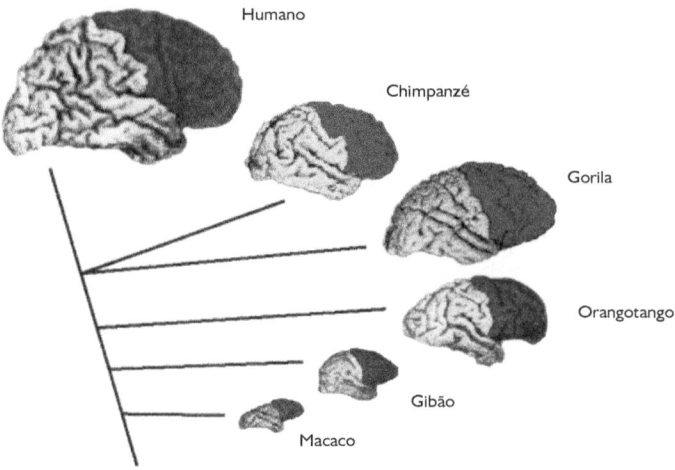

FIGURA 2.3

Comparação dos lobos frontais (cinza escuro) entre diferentes espécies.
Fonte: Semendeferi et al., 2002.

modulação e formatação do caráter e da personalidade, conceitos complexos e que se enraízam em múltiplas funções. Poderíamos, em uma analogia, dizer que os lobos frontais encerram funções atribuídas aos três poderes: *legislativo* (programação e planejamento), *executivo* (mobilização volitiva, funções motoras) e *judiciário* (monitoração, modulação e controle). Isso posto, torna-se sedutor o conceito falacioso de encarar os lobos frontais como um resumo do cérebro, relegando as demais regiões a uma espécie de "cerebelo".

A razão para tal amplitude de funções recai sobre o fato de que os lobos frontais são heterogêneos, tanto em termos funcionais quanto embriológicos, filogenéticos, de composição celular, conexões e relações com outras áreas cerebrais. Nesse sentido, as regiões motoras dos lobos frontais surgiram antes das pré-frontais, as quais eram muito menos desenvolvidas que aquelas nos nossos ancestrais. Além disso, a grande extensão das regiões frontais em relação ao restante do encéfalo (quase metade do total se consideradas as áreas motoras e a subcorticalidade, ou um terço do total se estivermos falando apenas do córtex) explica muito dessa heterogeneidade (um leque amplo de funções muitas vezes opostas – Gualtieri, 1995).

A redundância de funções é um fenômeno que se depreende da observação de que lesões em sítios distintos dentro dos lobos frontais podem exteriorizar a mesma sintomatologia. O termo "funções frontais", entretanto, tem sofrido críticas porque deveria se referir a funções relacionadas especificamente aos lobos frontais, porém hoje se sabe que muitas dessas funções não têm seu substrato anatômico restrito a essas áreas, englobando também suas conexões corticais e subcorticais, compondo, dessa forma, o conceito de "sistemas frontais". Esse conceito implica, portanto, que os processos intitulados "funções frontais" não estariam sob a jurisdição anatômica exclusiva dos lobos frontais. Seria, então, mais apropriada a utilização de termos mais específicos, como, por exemplo, "funções executivas" (que se referem ao circuito pré-frontal dorsolateral e dizem respeito às seguintes funções: planejamento, organização e execução de comportamentos complexos orientados para um objetivo; resolução criativa de problemas; respostas flexíveis a contingências ambientais variadas; persistência em uma tarefa ou manutenção de um padrão de respostas apesar de estímulos distraidores; autocrítica), em vez de "funções frontais" (Stuss, 1993; 1995; Stuss; Alexander; Benson, 1997; Stuss; Benson, 1986).

ASPECTOS DISFUNCIONAIS DOS LOBOS FRONTAIS

Caso Phineas Gage

É quase obrigatória a referência ao caso Phineas Gage quando se explora o presente tema, seja por se tratar da descrição de caso mais famosa relacionando lesão do lobo frontal com sintomas comportamentais, seja porque este foi o primeiro relato claro de mudança de personalidade secundária ao dano frontal (Damasio, 1996; Harlow, 1868; Macmillan, 1996).

O caso foi relatado inicialmente em 1848 e depois em 1868 pelo médico J. M. Harlow, o qual atendeu e acompanhou Phineas Gage em vários períodos de sua vida, a partir do momento em que ele sofreu um acidente de trabalho (prestava serviços na construção de uma ferrovia) com uma carga de explosivos detonada antes do previsto, a qual arremessou uma barra de ferro (usada para posicionar a carga de explosivos) que atravessou por completo o crânio de Gage em sua porção mais anterior (Fig. 2.4), danificando de modo incontestável o lobo frontal esquerdo e provavelmente o polo temporal do mesmo lado e pequena porção do lobo frontal contralateral (há muitas controvérsias em relação a essas duas últimas localizações, segundo Macmillan, 1996).

Gage, para surpresa de todos, sobreviveu ao grave acidente e, ainda mais surpreendente, sem qualquer sequela motora ou alteração da fala, em excelente estado físico e aparentemente sem alterações psíquicas (apesar da extensa lesão cerebral), como consta no primeiro relato de J. M. Harlow, datado de 1848. Esse fato, aliás, deu ensejo à utilização do relato de Gage como uma forma de atacar a doutrina localizacionista defendida sobretudo por Gall (denominada frenologia) e em voga naquela época (Macmillan, 1996).

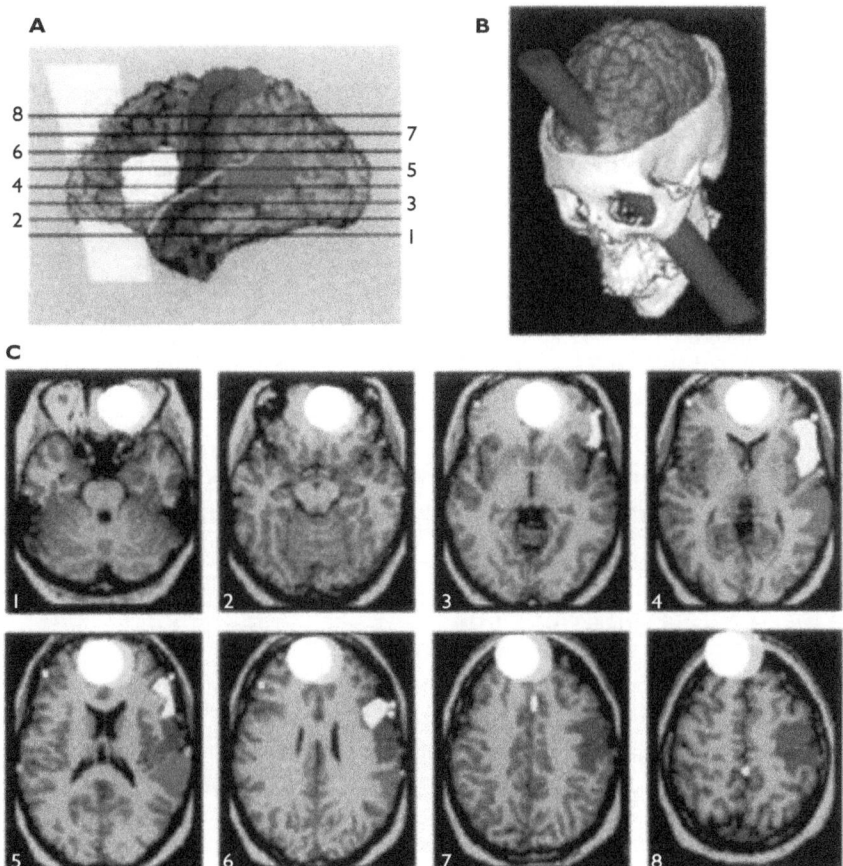

FIGURA 2.4

Caso Phineas Gage. Representação moderna das áreas provavelmente envolvidas no caso (o branco representa as áreas comprometidas, e as áreas poupadas estão coloridas): A) vista lateral; B) trajetória estimada da barra de ferro transfixando o encéfalo de P. Gage; C) representação hipotética das áreas comprometidas e poupadas (amarelo – área da expressão da fala; verde – área da compreensão da fala; vermelho – área motora; azul – área sensitiva) por uma ressonância magnética. Veja esta imagem em cores ao final deste livro.
Fonte: Damasio et al., 1994.

No segundo relato do caso, contudo, publicado 20 anos depois do primeiro, o teor da descrição de Harlow (1868) é substancialmente diferente, posto que o autor enfatiza a constatação e descrição da profunda modificação da personalidade de Gage, a qual pôde ser observada já nos primeiros meses que se seguiram ao terrível acidente. Gage, que, segundo Harlow, antes do acidente "possuía uma mente bem-balanceada, tinha hábitos temperados e considerável energia de caráter, sendo persistente na execução de seus planos e admirado pelos outros por possuir tais atributos", tornou-se, após o acidente, uma outra pessoa, "não mais o Gage de antes... é agora infantil, grosso, profano, obsceno, vulgar, em tal intensidade que seu mundo não tolerava pessoas decentes" (Damasio et al., 1994; Macmillan, 1996). Harlow continua na descrição, afirmando:

> O equilíbrio ou balanço, por assim dizer, entre suas faculdades intelectuais e suas propensões animais parece ter sido destruído. Ele é caprichoso, irreverente, às vezes grosseiramente profano (o que não era costume seu); não mais manifesta deferência por seus companheiros; impaciente quando diante de restrições ou conselhos que entrem em conflito com seus desejos; algumas vezes obstinado, em outras caprichoso e vacilante, fazendo muitos planos para ações futuras que são tão facilmente concebidos quanto abandonados em troca de outros aparentemente mais exequíveis. Uma criança em sua capacidade intelectual e manifestações, ele tem as paixões animais de um homem forte.

AS DISFUNÇÕES FRONTAIS E SUAS CONSEQUÊNCIAS SOCIOFUNCIONAIS

As disfunções do sistema frontal (relacionadas a funções executivas e apatia) causam sérias limitações sociofuncionais ao indivíduo, comprometendo sua capacidade de manter-se independente, responsável e apto a integrar as complexas instâncias da subjetividade que projetam o ser como alguém particular na ontogênese humana. Pacientes neurológicos e psiquiátricos com tais disfunções são incapazes de viver só, falham ao responsabilizar-se pela própria medicação, mostram pouca adesão aos tratamentos propostos, não sabem lidar e colaborar com as demandas e os compromissos originados pela doença (frequentar a consulta médica, realizar e manter os exames médicos organizados e em local seguro, preencher os formulários relativos à própria aposentadoria e recolher esta, etc.). Além disso, deixam de ser economicamente produtivos muito cedo (a maioria das categorias nosológicas que levam à disfunção do sistema frontal – esquizofrenia, demência frontotemporal, traumatismos cranioencefálicos, *neurolues* – incide sobre faixas etárias mais jovens e pré-senis) e passam a depender dos serviços de saúde e previdência social precocemente. Disso tudo resulta a importância desses transtornos para os serviços e as políticas de saúde, posto que implicam uma demanda enorme de atenção e gastos, dado o alto grau de dependência nessas condições (Fogel, 1994).

AS DISFUNÇÕES FRONTAIS E SEUS DIFERENTES SUBSTRATOS ANATÔMICOS

Desde o início do século XX, já existiam algumas teorias fisiopatológicas de como lesões nas regiões frontais poderiam acarretar liberação de outras áreas corticais e límbicas, antes sob o domínio das primeiras, dando ensejo a comportamentos desinibidos associados às últimas. A litogravura exposta na Figura 2.5 ilustra essa noção.

Mais modernamente, Mesulam (1986) aprofundou o assunto, atribuindo as características comportamentais e cognitivas das síndromes frontais sobretudo ao comprometimento do córtex dorsolateral ou heteromodal (a convexidade), bem como à área orbitomedial ou paralímbica dos lobos frontais.

Cummings (1993) detalha um pouco mais essa noção, referindo-se não apenas ao córtex, mas a três circuitos correndo em paralelo a partir de diferentes áreas corticais pré-frontais (córtices pré-frontal dorsolateral, orbital lateral e medial frontal/cingular anterior) com projeções específicas para as regiões estriatais, continuando para o globo pálido, depois o tálamo e retornando para a região frontal de origem. Esse autor afirma que uma lesão em qualquer ponto de um desses três circuitos acarretaria uma das três seguintes síndromes, respectivamente:

1. síndrome pré-frontal dorsolateral, com prejuízos específicos na fluência verbal e não verbal, dificuldade na solução de problemas e na mudança de *setting*;
2. síndrome orbitofrontal, caracterizada por desinibição e irritabilidade;
3. síndrome relacionada às regiões frontal medial e do cíngulo anterior, cursando com apatia.

Isso posto, fica claro que as áreas frontais pré-motoras e motoras pré-centrais raras vezes estão relacionadas com as alterações cognitivo-comportamentais da DFT (Brun, 1998) e, portanto, quando forem citados os lobos frontais neste livro, a referência estará sendo usada principalmente em relação às primeiras áreas citadas. Da mesma forma, as áreas temporais relevantes para as manifestações comportamentais da DFT são sobretudo as anteriores, cujo comprometimento é tradicionalmente relacionado à síndrome de Kluver-Bucy, caracterizada no ser humano por hiperoralidade, hábitos alimentares alterados, hipermetamorfose (tendência compulsiva de explorar o entorno, geralmente usando a boca ou o toque) e placidez (Lopez et al., 1995).

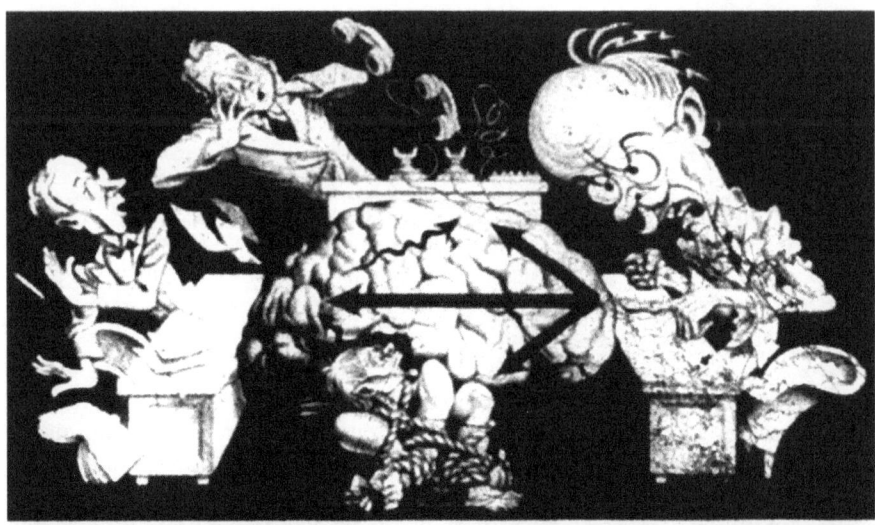

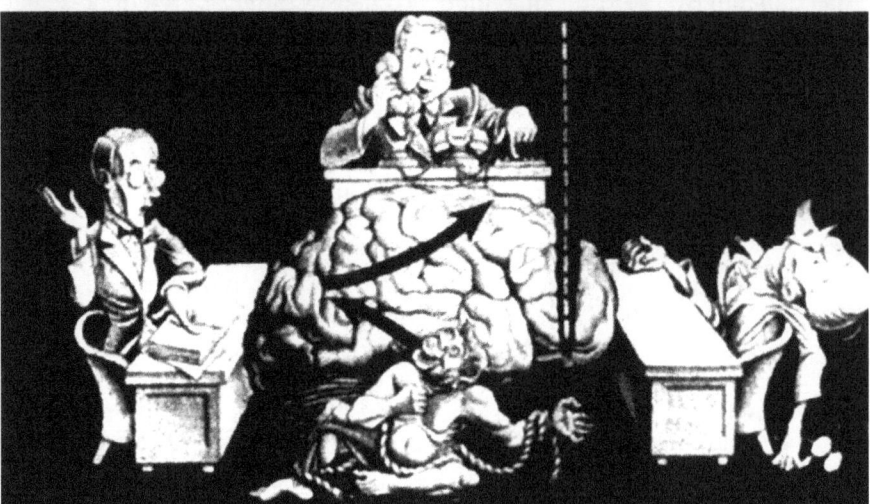

FIGURA 2.5

Litogravura do início do século XX ilustrando a noção já exibida na época de que, em situação fisiológica (primeira parte da figura), o lobo frontal (representado pelo homem com a região frontal avantajada) tem ascendência sobre as áreas sensitivas posteriores (homem com o telefone – áreas auditivas, e homem com óculos e papéis – áreas visuais) e sobre o sistema límbico (representado pelo ser primitivo-instintivo que está contido por amarras). Em uma situação de comprometimento do lobo frontal (na segunda parte da figura, vê-se o representante do lobo frontal "adormecido"), haveria então a liberação das mesmas estruturas anteriormente reprimidas por esse lobo, deixando o controle cerebral à mercê dos instintos (sistema límbico) e dependente das sensações provenientes do ambiente (síndrome de dependência ambiental).
Fonte: Stuss e Benson, 1986.

CAPÍTULO 3

História

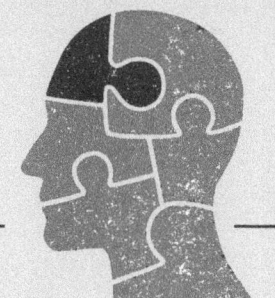

Há mais de 110 anos, o neuropsiquiatra Arnold Pick (Fig. 3.1) foi pioneiro na descrição das doenças degenerativas focais (e sua diferenciação das então denominadas atrofias senis) e buscou tenazmente associações entre atrofias cerebrais circunscritas e sua tradução clínica específica.

Entre 1892 e 1906, trabalhando em Praga, Pick publicou seis casos de demência atípica, caracterizada por atrofia localizada, numa tentativa de entender a relação entre topografia e função cerebrais ("e dessa forma estreitar os laços entre a neuropatologia e a psiquiatria, de tal maneira que a última possa ser aproximada do paradigma médico" – Pick, 1892, 1904). Nesse sentido, Pick queria, segundo Berrios e Porter (1995), chamar atenção para uma forma de atrofia localizada (em oposição à forma difusa) do lobo temporal que poderia ser diagnosticada em vida por estar associada a disfunções de linguagem e praxia. Ainda segundo tais autores (historiadores da Medicina, diga-se de passagem), é difícil para um historiador estabelecer uma conexão entre os dois primeiros relatos de caso (considerados por gerações o *locus classicus* quando se deseja citar as primeiras descrições de casos de doença de Pick) e o que atualmente se entende por essa doença. Isso porque o primeiro paciente descrito por Pick (1892) era portador de demência multi-infarto, afasia e *delirium* e o segundo apresentava atrofia cerebral global, porém com predominância no hemisfério esquerdo. Além disso, na época, ninguém cogitou que Pick tivesse a intenção de descrever uma nova doença. Apenas em 1906, no seu quarto relato, ele descreveu um caso no qual as características que são utilizadas para ilustrar a doença que leva seu nome são apresentadas e, pela primeira vez, menciona os lobos frontais.

O primeiro paciente relatado por Pick chamava-se August H. e havia morrido aos 71 anos de idade. Sua doença iniciara dois anos antes e fora caracterizada por "fraqueza mental" gradual, agressividade, apatia e dificuldade de fala. Os achados neuropatológicos incluíam atrofia difusa do cérebro com acentuada atrofia bitemporal de predomínio à esquerda.

O segundo caso era o de uma paciente chamada Francisca Z., que tinha 59 anos na ocasião em que foi admitida na clínica de Pick, e sua doença aparentemente havia tido início após uma queda, seis anos antes. Ela se tornou apática e monossilábica, bem como começou a apresentar falhas na memória, na articulação da fala, no juízo crítico e na apresentação social depois do incidente. Sua condição continuou a se deteriorar, passou a ter insônia, choro noturno, recusar alimentos, além de demonstrar acentuado descuido pessoal. O sintoma proeminente, segundo Pick (1904), era uma afasia (a paciente não entendia a maior parte das questões que lhe eram colocadas e também apresentava uma forma grave de parafasia). Pick (1904) diagnosticou-a como sendo portadora de demência senil e julgou haver uma atrofia cerebral de predomínio temporal esquerdo, o que foi confirmado pelo estudo anatomopatológico.

Outro paciente, o quarto relatado, chamava-se Josef Vlasak e havia morrido aos 60 anos, tinha história familiar de doença mental e apresentava como sintomas principais: uma afasia "amnéstica" (com habilidade preservada para citar os meses de modo seriado), perda de memória, estereotipia e apraxia. O estudo anatomopatológico mostrava atrofia grave envolvendo os lobos frontais e o lóbulo parietal esquerdo, atrofia leve envolvendo o lóbulo parietal inferior direito, bem como os lobos temporais e occipitais, mas sem atrofia do giro pré-central e dos lóbulos parietais superiores.

Pick não realizou o estudo histopatológico de seus casos. A descrição histológica das inclusões intraneurais (corpúsculos de Pick) e dos neurônios

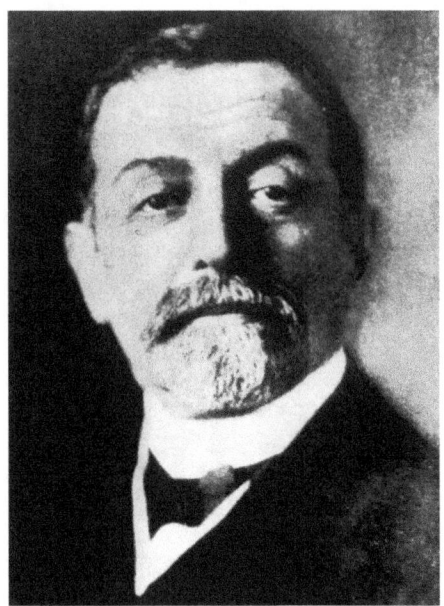

FIGURA 3.1

Arnold Pick (1851-1924).

balonados (células de Pick) e sua associação com atrofia circunscrita foi feita em 1911 por Alzheimer, que ficou intrigado por não observar placas senis e novelos neurofibrilares no cérebro de uma paciente demenciada de nome Therese Muhlich. A descrição de Alzheimer foi confirmada e expandida por Altman, que também notou uma maior vulnerabilidade das camadas neuronais superficiais ao processo degenerativo, além da preservação do hipocampo (mas não do subículo) e da transição brusca das áreas atróficas para as não atróficas. Em verdade, o enfoque que se passou a dar, a partir de então, aos corpúsculos de Pick como sendo marcadores histopatológicos da doença de Pick (e, portanto, requisitados como presença obrigatória na mesma) resultou em uma dicotomia confusa a respeito desse termo (Kertesz; Munoz, 1998a, 1998b), opinião essa também compartilhada por Baldwin e Forstl (1993), como veremos mais adiante.

Onari e Spatz (1926), discípulos de Pick, cunharam o termo doença de Pick. Curt Schneider (1927) popularizou e consagrou a denominação doença de Pick, bem como aprofundou a caracterização clínica da doença, sugerindo que a evolução se dava em três etapas: a primeira representada por alterações de comportamento e do juízo, a segunda, por sintomas localizatórios (p. ex., afasia de Broca) e a terceira, por demência generalizada.

Stertz (1926) forneceu dados clínicos sobre a distinta caracterização de sintomas resultantes de atrofia predominantemente temporal ou frontal. Seus pacientes tiveram um papel fundamental na descrição da doença, pois serviram ao estudo anatomopatológico conduzido por Alzheimer que culminou com a caracterização histopatológica da doença.

Segundo Baldwin e Forstl (1993), nunca houve consenso em relação aos critérios patológicos mínimos necessários para o diagnóstico da doença de Pick e, portanto, esse termo era (e ainda é) entendido de maneiras diferentes, na dependência de quem o abordasse. Para alguns, bastava a constatação macroscópica da atrofia frontotemporal. Para outros, além do achado macroscópico, era necessária a presença de células abalonadas, em nível microscópico. Outros ainda, descreviam a argentofilia e o abalonamento celulares como "quase patognomônicos". Ainda segundo esses autores, a classificação que mais parecia sensata era a que exigia a presença de uma tríade para o diagnóstico, qual seja:

a) demência progressiva;
b) atrofia lobar e
c) presença de corpúsculos de inclusão argentofilícos nos neurônios (corpúsculos de Pick).

Na tentativa de dirimir a confusão em torno do diagnóstico de doença de Pick, Constantinidis, Richard e Tissot (1974) sugeriram três tipos possíveis de achados histopatológicos como fazendo parte dessa doença:

1. tipo A, no qual se verificam os corpúsculos de Pick;
2. tipo B, no qual se observam apenas as células de Pick ou alterações sugestivas da degeneração corticobasal;
3. tipo C, no qual não se detectam alterações histopatológicas específicas.

Na segunda metade do século XX, relatos de atrofia cerebral focal praticamente desapareceram, e até meados da década de 1980 pouco se produziu nesse sentido.

Até meados da década passada, as síndromes clínicas degenerativas relacionadas com atrofia cerebral localizada (o protótipo das quais seria a doença de Pick) eram consideradas raras e sua apresentação indistinguível da observada na doença de Alzheimer (DA). Esses dois aspectos contribuíam muito para seu subdiagnóstico, bem como minavam o interesse que tais quadros pudessem despertar na comunidade científica da época. Ainda hoje, sem dúvida muitos pacientes portadores de quadros degenerativos com atrofia localizada nas regiões frontotemporais são erroneamente diagnosticados como DA (Gustafson, 1987), até porque alguns autores defendem que tais quadros são, na verdade, uma forma de DA localizada.

The Lund and Manchester Groups, em 1994, publicou uma série de quatro artigos baseados em um estudo longitudinal de 158 pacientes com demência em que foi chamada atenção para uma nova entidade nosológica, a qual descreveu de forma clínica e patológica, denominando-a degeneração do lobo frontal tipo não Alzheimer. O primeiro artigo, de autoria de Brun (o neuropatologista do grupo), publicado em 1987, descreveu as características anatomopatológicas de três pacientes. O segundo artigo, de autoria de Gustafson (psiquiatra-chefe do grupo), publicado em 1987, caracterizou clinicamente os mesmos três pacientes referidos por Brun (1987), destacando os sintomas comportamentais (de surgimento na sexta e sétima décadas de vida) como o carro-chefe desse tipo de demência, bem como pontuou os seus principais diagnósticos diferenciais.

Em 1988, o grupo de Manchester, representado por Neary (neurologista-chefe do grupo) e Snowden (neuropsicóloga), publicou, de modo independente do grupo de Lund, uma série de sete casos de demência do tipo frontal, focalizando as características comportamentais, neuropsicológicas e imagenológicas desses pacientes chamando atenção, também para sua prevalência e os altos níveis de subdiagnóstico dessa condição no meio médico (Neary et al., 1988).

Após as contribuições independentes dos dois centros de pesquisa já referidos, muito se evoluiu no entendimento e na abordagem dessa síndrome, o que transparece em sua melhor particularização e consequente distinção de outros quadros degenerativos em geral e da DA em particular. Um passo importante nesse sentido foi o consenso criado, entre esses centros, para a elaboração dos critérios diagnósticos e adoção de um mesmo termo para referência a esse quadro demencial: demência frontotemporal (DFT).

Como desdobramento do renovado interesse pelo tema, outros grupos passaram a se dedicar ao assunto, em alguns casos gerando contribuições que ajudariam a definir melhor os limites da síndrome em seus aspectos clínico--epidemiológicos (Miller et al., 1991) e, em outros, apontando para o desejo de arranjar os mesmos sinais e sintomas em síndromes com nomes diversos, com a justificativa de que os achados histopatológicos abrangem outras áreas além das descritas pelos grupos de Lund e Manchester (The Lund and Manchester Groups, 1994). Nesse último sentido, verificamos que a maior parte dos casos descritos por Knopman e colaboradores (1990) sob a rubrica "demência sem histologia distintiva" (DSHD) podem ser enquadrados como DFT (segundo o próprio Knopman, em uma revisão de 1993), porém sobrariam os demais subgrupos neuropatológicos da DSHD. Seguindo a mesma filosofia (ou seja, de redefinir a síndrome segundo critérios pessoais), Kertesz e Munoz (1998a, 1998b) criticaram o termo demência frontotemporal, argumentando que ele carece de precisão anatômica e de continuidade histórica, já que não faz menção ao nome de Pick (referência obrigatória para o assunto). Como alternativa e em homenagem ao célebre neuropsiquiatra, esses autores defenderam a criação do termo "complexo de Pick", que contemplaria um conjunto de síndromes aparentadas, compartilhando padrões clínicos e uma variedade de padrões histopatológicos, no entanto, mantendo características exclusivas, que as diferenciariam entre si. As síndromes incluídas nessa rubrica são:

- Atrofia cerebral circunscrita
- Doença de Pick
- Atrofia lobar
- Gliose subcortical progressiva
- Degeneração corticodentatonigral
- Doença de Pick generalizada
- Degeneração do lobo frontal
- Afasia progressiva primária
- Degeneração corticobasal
- Síndrome da degeneração corticobasal
- Demência sem histopatologia distintiva
- Demência semântica
- Demência associada ao comprometimento do neurônio motor
- Demência frontotemporal
- Apraxia progressiva primária
- Demência familial inespecífica
- Demência pré-senil atípica

- Encefalopatia espongiforme de longa duração
- Demência disfásica hereditária
- Demência-desinibição-parkinsonismo-amiotrofia

Desde 1986, os maiores especialistas em DFT reúnem-se em um congresso na cidade de Lund (Suécia) e dedicam-se à discussão dos dilemas e das descobertas mais atuais dessa forma de demência (Brun; Gustafson, 2004).

Conforme é possível observar, ainda estamos presenciando os desdobramentos desta história, e o que se conclui do que foi exposto é a necessidade de um novo consenso, não apenas entre os grupos de Lund e Manchester, mas internacional, para que se possa delimitar melhor e uniformizar o objeto de estudo, dirimindo, assim, eventuais discordâncias fomentadas por motivos de vaidade pessoal ou ainda outros menos relevantes.

CAPÍTULO 4

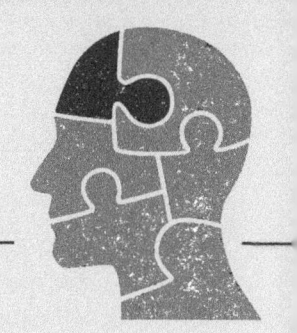

Classificação nosográfica e terminologia

O uso do termo demência frontotemporal (DFT) não é universal (Neary; Snowden; Mann, 2005). Ele foi introduzido pelos grupos de Lund (Suécia) e Manchester (Reino Unido) para referir-se de forma específica à síndrome comportamental progressiva (The Lund and Manchester Groups, 1994). O termo (que tornou ultrapassadas designações como *demência do lobo frontal* e *demência do tipo frontal*) chamou atenção para o fato de que o distúrbio comportamental está invariavelmente associado com atrofia de ambos os lobos frontal e temporanterior. Alguns pacientes também desenvolvem doença do neurônio motor (DNM) (Morita et al., 1987; Neary et al., 1990), designada como síndrome DFT-DNM (Neary et al., 1990).

Critérios diagnósticos clínicos e patológicos da DFT, desenvolvidos pelos grupos de Lund e Manchester (The Lund and Manchester Groups, 1994), apresentaram boa discriminação entre DFT e doença de Alzheimer (Miller et al., 1997b). Não foram fornecidos, entretanto, um guia sobre o número de critérios necessários para o diagnóstico clínico ou a relativa importância (peso) dos sintomas e qualquer definição operacional precisa dos sintomas (Neary; Snowden; Mann, 2005). Além disso, outras síndromes clínicas estão também associadas com a DLFT, determinadas apenas pela distribuição do processo patológico dentro dos lobos frontais e temporais do cérebro, denominadas afasia progressiva (Mesulam,1982; Snowden; Neary; Mann, 2005) e demência semântica (Hodges et al., 1992; Snowden; Goulding; Neary,1989; Snowden; Neary; Mann, 2005).

A afasia progressiva primária não fluente (APP) é um distúrbio predominantemente de linguagem expressiva, na qual graves problemas na recuperação de palavras ocorre no contexto de preservação da compreensão. Essa enfermidade é associada com atrofia assimétrica do hemisfério esquerdo.

Demência semântica (DS) é um distúrbio multimodal do significado, no qual os pacientes perdem as habilidades para nomear e compreender palavras e para reconhecer o significado de objetos, rostos e outros estímulos sensoriais. Essa doença está associada a atrofias bilaterais, em geral assimétricas, do neocórtex médio e temporoinferior.

Alguns pacientes apresentam previsivelmente um quadro clínico misto de DFT, afasia progressiva e demência semântica (Pickering-Brown et al., 2002), e essas diversas síndromes podem ser observadas na mesma família (Basun et al., 1997; Neary; Snowden; Mann, 1993). Devido a DLFTs poderem estar associadas a degeneração dos neurônios bulbares e células do corno anterior da medula espinal, o fato de a DNM, mais comumente associada com DFT (DFT-DNM), também ter sido descrita nas síndromes de demência semântica e afasia progressiva não é surpreendente (Caselli et al., 1993; Catani et al., 2004; Doran; Xuareb; Hodges, 1995).

Critérios clínicos publicados em 1998 (Quadro 4.1) reconheceram a DFT como uma das três principais síndromes clínicas das DLFTs (Neary et al., 1998), sendo as outras protótipos da afasia progressiva não fluente e da demência semântica. Um estudo dos critérios, com base em 34 pacientes com DLFTs diagnosticados patologicamente entre uma série de 433 indivíduos, relatou boa precisão de diagnóstico em vida, com uma sensibilidade de 85% e especificidade de 99% (Knopman et al., 2005).

McKhann e colaboradores (McKhann et al., 2001) sugeriram que, embora esses critérios sejam úteis para a investigação, orientações mais simples são necessárias para médicos generalistas no intuito de facilitar o reconhecimento da DFT e agilizar a intervenção de um centro especializado. Seus critérios simplificados incorporam a afasia progressiva e a demência semântica de DFT e são constituídos pelos seis seguintes:

1. mudança precoce e progressiva de personalidade ou linguagem;
2. distúrbio dos comportamentos social e ocupacional;
3. um curso gradual e progressivo;
4. exclusão de outras causas;
5. presença de déficits na ausência de *delirium*; e
6. exclusão de causas psiquiátricas, como a depressão (McKhann et al., 2001).

A utilidade desses últimos critérios para o médico generalista ainda tem de ser avaliada. Os critérios são tão amplos que são suscetíveis de ter alta sensibilidade, ainda que inevitavelmente à custa da especificidade do diagnóstico. Eles, por exemplo, incluiriam de forma incorreta pacientes com doença de Alzheimer que apresentem a linguagem, em vez de memória, prejudicada. Além disso, o valor heurístico de submersão de síndromes clínicas altamente distintas no âmbito do diagnóstico único de DFT é aberto a questionamentos (Neary et al., 2005).

Alguns pesquisadores têm adotado os termos *DFT-variante frontal* para a síndrome comportamental da DFT e *DFT-variante temporal* para referir a síndrome clínica de demência semântica (Bozeat et al., 2000; Perry; Hodges, 2000). O uso desses termos chama atenção para a ligação entre as duas síndromes e o fato de que elas apenas indicam diferenças na distribuição das alterações patológicas (Hodges et al., 2004; Snowden; Neary; Mann, 2005). Uma potencial fonte de confusão é que não existe uma relação exclusiva ou uma correspondência biunívoca entre síndrome e atrofia. Os pacientes com demência semântica sempre têm atrofia do lobo temporal, mas a presença dessa atrofia não necessariamente indica a síndrome clínica da demência semântica. Pacientes com o distúrbio comportamental da DFT sempre têm atrofia do lobo frontal e do lobo temporal e, em alguns casos, a atrofia do lobo temporal é maior, mesmo na falta óbvia de prejuízo semântico (Snowden; Neary; Mann, 2002). Predominância de atrofia frontal ou temporal, tal como determinado por ressonância magnética do cérebro, não pode, portanto, ser utilizada como um preditor confiável da síndrome clínica, que só pode ser determinada pelo exame neuropsicológico. Como consequência, relatos de DFT-variante temporal denotam diferentes grupos de pacientes, dependendo de se eles são definidos com base em neuroimagem ou exame neuropsicológico (Bozeat et al., 2000; Liu et al., 2004; Rosso et al., 2005).

Neste livro, usamos o termo DFT no sentido original de referência à síndrome comportamental associada à degeneração dos lobos frontal e temporal. Contudo, a comparação de resultados de estudos independentes de DFT é potencialmente confusa por diferenças na definição dos pacientes, como supradescrito. Aqui é usada a designação DLFTs de modo preferencial ao termo doença de Pick porque as alterações histológicas dessa doença (corpúsculos de Pick e neurônios abalonados) são encontradas em apenas uma pequena proporção de casos. Além disso, características típicas da doença de Pick podem ser distribuídas fora dos córtices pré-frontal e temporal (os locais das DLFTs), por exemplo, nos lobos parietais e no córtex pré-motor, levando a apraxia (European Concerted Action on Pick's Disease Consortium, 1998), conforme observado na apraxia progressiva e na degeneração corticobasal.

Desse modo, a DFT está contida no conjunto das degenerações lobares frontotemporais (DLFTs), do qual fazem parte a demência semântica e a afasia progressiva primária. Alguns autores, com base em dados que apontam para uma sobreposição clínica e neuropatológica entre um grupo de síndromes aparentadas, englobam as DLFTs em um grupo ainda mais amplo, denominado "complexo de Pick", que incluiria ainda a degeneração corticobasal, a paralisia supranuclear progressiva entre outras síndromes (Kertesz; Munoz, 2004). Esse conceito de sobreposição vem sendo comprovado geneticamente pelo achado de um espectro similar de patologias associado a diferentes mutações na proteína tau, como também associado a ausência de mutações na tau. A crítica ao uso dos marcadores biológicos como princípio de classificação da DFT recai em sua limitação para abarcar a DFT de forma representativa, posto que a maioria dos casos dessa forma de demência não apresenta patologia relacionada à tau. Outra crítica é que uma classificação baseada na tau atrai para o mesmo constructo diagnóstico muitos distúrbios diferentes, dada a ocorrência ubíqua de alterações dessa proteína em um vasto leque de entidades (Neary; Snowden; Mann, 2005).

No atual estado de arte da nosografia da DFT, portanto, a genética não tem colaborado de forma tão importante como se desejaria na classificação de seus vários subtipos, uma vez que apenas as formas mais raras são reconhecidamente causadas por várias mutações, por exemplo, nos cromossomos 17, 3 e 9, enquanto possíveis mutações são desconhecidas na maioria dos casos de DFT, grande parte deles esporádicos (Neary; Snowden; Mann, 2005).

Os sistemas classificatórios mais amplamente utilizados em psiquiatria nos dias atuais (DSM-IV e CID-10) deixam a desejar quando o assunto é DFT, pois:

a) referem-se apenas à demência de Pick (um subtipo histopatológico da DFT e não sinônimo da mesma);
b) condicionam o déficit cognitivo ao conceito de demência (o que não é verdade para a DFT), em um testemunho da ênfase que é dada ao prejuízo de memória como um critério primário, refletindo a influência da doença de Alzheimer no conceito de demência de forma geral;
c) colocam, de modo subentendido, as alterações comportamentais a reboque das cognitivas.

Na sequência, serão expostas as diretrizes diagnósticas da classificação de transtornos mentais e de comportamento da CID-10 (Organização Mundial de Saúde, 1993) para demência na doença de Pick, já que esse sistema classificatório ainda não encorporou o conceito de DFT (Quadro 4.1).

QUADRO 4.1
Critérios da CID-10 para doença de Pick

Os seguintes aspectos são requisitos para um diagnóstico definitivo:

1. Uma demência progressiva
2. Uma predominância de aspectos do lobo frontal, com euforia, embotamento emocional e rudeza de comportamento social, desinibição e tanto apatia quanto inquietação
3. Manifestações comportamentais, as quais comumente precedem o franco comprometimento da memória

Obs. Os aspectos do lobo frontal são mais marcantes que os dos lobos temporal e parietal, ao contrário da doença de Alzheimer.

Baldwin e Forstl (1993) propuseram critérios diagnósticos para DFT baseados num modelo triaxial (Quadro 4.2).

Lebert (1996) propôs uma entrevista semiestruturada (que deve ser conduzida com o cuidador principal do paciente) composta de quatro diferentes domínios para diagnóstico da DFT nos seus estádios mais iniciais (Quadro. 4.3).

Dentre todos os critérios, todavia, os mais amplamente aceitos para o diagnóstico de DFT são aqueles criados em consenso entre os grupos de Lund e Man-

---

QUADRO 4.2
Critérios diagnósticos segundo Baldwin e Forstl

1. **Eixo clínico:**
   a) ruptura progressiva na conduta social e/ou
   b) mudança insidiosa na personalidade
   c) disfunção circunscrita do lobo frontal na avaliação neuropsicológica
   d) exame neurológico normal ou apenas com a presença de reflexos primitivos

2. **Eixo anatômico:**
   a) anormalidades hemisféricas anteriores no SPECT ou
   b) redução focal do fluxo sanguíneo cerebral regional nos hemisférios frontais à avaliação com escaneamento por inalação de xenônio

3. **Evidência de suporte (mas não essencial):**
   a) idade de início em torno dos 55 anos
   b) história familiar de distúrbio semelhante em um parente de primeiro grau
   c) EEG normal
   d) atrofia seletiva frontal ou frontotemporal na TC ou RMN
   e) apresentação atípica de depressão de início tardio, mania ou psicose

4. **Critérios de exclusão:**
   a) avaliação neuropsicológica sugestiva de déficits hemisféricos posteriores (especialmente disfunção visuoespacial)
   b) anormalidades hemisféricas posteriores ou difusas na neuroimagem dinâmica
   c) anormalidades inespecíficas difusas ou alterações focais discretas no EEG
   d) sinais de localização neurológica

5. **O eixo patológico seria evocado para o diagnóstico de atrofia lobar com DFT, desta maneira:**
   a) atrofia frontal ou frontotemporal ao exame macroscópico do cérebro
   b) perda significativa de grandes neurônios corticais frontais
   c) um dos dois:
      i) células balonadas e corpúsculos de inclusão argirofílicos (DFT, tipo Pick) ou
      ii) degeneração cortical frontal microvacuolar superficial (DFT, tipo inespecífico)
   d) ausência de placas senis e novelos neurofibrilares

Fonte: Baldwin e Forstl, 1993.

> **QUADRO 4.3**
> Critérios diagnósticos segundo Lebert

a) **Descontrole da automonitoração.../I**
  - mudança na preferência alimentar
  - hiperoralidade
  - abuso de álcool
  - desinibição verbal
  - desinibição comportamental
  - irritabilidade
  - descontrole emocional
  - inquietação

b) **Negligência pessoal.../I**
  - descuido na higiene pessoal
  - falta de harmonização do vestuário
  - negligência do vestuário

c) **Comportamento autocentrado.../I**
  - apatia
  - comportamento estereotipado, perseverativo
  - hipocondria
  - desinteresse social

d) **Distúrbios afetivos.../ I**
  - elação
  - tristeza aparente
  - afeto embotado
  - emocionalismo

Nota: a presença de pelo menos um dos sintomas em cada um dos quatro itens é suficiente para obter 1 ponto no escore geral. Um escore maior ou igual a 3 é indicativo de DFT.
Fonte: Lebert, 1996.

chester (The Lund and Manchester Groups, 1994) e depois aperfeiçoados em um concenso internacional (Neary et al., 1998), como exposto no Quadro 4.4.

Nenhum desses guias diagnósticos, entretanto, menciona o número de características clínicas necessárias para o diagnóstico ou esclarece sobre a importância relativa de cada sintoma, bem como não oferece definições operacionais precisas dos sintomas, segundo uma crítica dos próprios idealizadores dessa classificação (Neary; Snowden; Mann, 2005).

Embora esses critérios sejam úteis para pesquisa, McKhann e colaboradores (2001) sugeriram que guias diagnósticos mais simples seriam desejáveis para que clínicos gerais possam reconhecer a DFT de forma mais simples e, por conseguinte, encaminhar tais casos para centros de referência. O sistema que esses autores propõem reúne todos os subtipos clínicos das DLFTs (DFT, afasia progressiva primária e demência semântica) em um mesmo conjunto de critérios, expostos como segue:

- modificações precoces e progressivas da personalidade ou da linguagem;
- comprometimento do funcionamento ocupacional e social;
- curso gradual e progressivo;
- exclusão de outras causas;
- presença de déficits na ausência de *delirium*;
- exclusão de causas psiquiátricas como, por exemplo, depressão.

QUADRO 4.4
Critérios mais aceitos para DFT

---

a) **Características diagnósticas centrais**

1. Distúrbios comportamentais
   - início insidioso e progressão lenta
   - perda precoce dos cuidados pessoais (negligência da higiene pessoal e cuidados de beleza)
   - perda precoce da crítica social (falta de tato social, má conduta, tal como furto em lojas)
   - sinais precoces de desinibição (sexualidade irrestrita, comportamento violento, jocosidade inapropriada, inquietação para andar)
   - rigidez mental e inflexibilidade
   - hiperoralidade (mudanças na dieta, gula, excentricidades alimentares, consumo de álcool/cigarro excessivo, exploração oral de objetos)
   - comportamento estereotipado e perseverativo (tendência a andar a esmo; maneirismos como cantar, dançar, bater palmas; preocupações ritualísticas com limpeza, vestuário, acúmulo de objetos)
   - comportamento de utilização (exploração incontida de objetos no ambiente)
   - distratibilidade, impulsividade e impersistência
   - perda precoce do *insight*, no sentido de não perceber que sua condição alterada é resultante de uma modificação patológica do próprio estado mental

2. Sintomas afetivos
   - depressão, ansiedade, sensibilidade excessiva, ideação suicida, delírio (precoce e efêmero)
   - hipocondria, preocupação somática bizarra (precoce e efêmera)
   - indiferença afetiva (afeto raso e desinteressado, falta de empatia e simpatia, apatia)
   - amimia (inércia, falta de espontaneidade)

3. Distúrbios da linguagem
   - redução progressiva do discurso (economia na expressão verbal e falta de espontaneidade)

(continua)

> **QUADRO 4.4 (continuação)**
> **Critérios mais aceitos para DFT**

- estereotipia de linguagem (repetição de repertório limitado de palavras, frases ou temas)
- ecolalia e perseveração
- mutismo tardio

4. Orientação espacial e praxias preservadas (habilidades intactas para manipular o ambiente)
5. Sinais físicos
   - reflexos primitivos surgem precocemente
   - incontinência esfincteriana precoce
   - acinesia, rigidez e tremor surgem tardiamente
   - pressão arterial baixa e lábil
6. Investigações
   - EEG normal mesmo com evidência clínica de demência
   - neuroimagem (estrutural e/ou funcional): anormalidades predominando nas regiões frontais e/ou temporais
   - neuropsicológico: desempenho profundamente prejudicado na bateria para funções frontais, na ausência de afasia, amnésia ou disfunções perceptivas graves

b) **Características diagnósticas de suporte**
   - início antes dos 65 anos
   - história familiar positiva para distúrbio similar em parente de primeiro grau
   - paralisia bulbar, fraqueza muscular e fasciculações (doença do neurônio motor)

c) **Características diagnósticas excludentes**
   - início abrupto com eventos ictais
   - TCE relacionado ao início do quadro
   - amnésia grave no início
   - desorientação espacial precoce, dificuldade para localizar objetos, perde-se nas cercanias de casa
   - apraxia grave e precoce
   - discurso logoclônico com perda rápida do curso do pensamento
   - mioclonias
   - déficits espinais e bulbares
   - ataxia cerebelar
   - coreoatetose
   - EEG gravemente alterado, de modo precoce
   - neuroimagem com alterações estruturais e/ou funcionais predominantemente pós-centrais; lesões cerebrais multifocais na TC/RMN
   - testes laboratoriais indicando envolvimento cerebral ou doença inflamatória (AIDS, *neurolues*, esclerose múltipla, encefalite por herpes simples)

d) **Características diagnósticas potencialmente excludentes**
   - hipertensão arterial sustentada
   - história típica de alcoolismo crônico
   - história de doença vascular (angina, claudicação)

Fonte: Neary et al., 1998.

Cabe ressaltar, entretanto, que a utilidade desses últimos critérios em clínica geral ainda não foi devidamente testada nem validada. Eles são hiperinclusivos e, por isso, são muito sensíveis, porém pouco específicos. Prova disso é que tais critérios permitirão a provável inclusão de pacientes com doença de Alzheimer apresentando distúrbio de linguagem, mais do que alteração de memória em seu início. Além disso, a postura adotada por esses autores de incluir todas as formas clínicas das DLFTs (DFT, APP e DS) nos mesmos critérios diagnósticos é passível de crítica.

TERMINOLOGIA

O progresso na área das DLFTs tem sido rápido, como é possível atestar pelas rápidas mudanças por que passam sua classificação e terminologia. Resultado disso está na incorporação ao grupo de duas entidades, a DCB e a PSP, agora sob a rubrica DLFTs-t (McKhann et al., 2001).

O termo *demência frontotemporal* (DFT) foi criado para referir especificamente a síndrome comportamental progressiva característica dessa doença, chamando atenção para o fato de que essa síndrome está associada de forma invariável a atrofia, tanto dos lobos frontais quanto dos temporais anteriores (The Lund and Manchester Groups, 1994). O termo especifica, portanto, a topografia presumida e mais notável dessa entidade, enfatizando a patologia, mas não a patogênese da mesma. Tal postura parece a mais adequada, dada a insuficiência atual de dados para formular uma hipótese patogênica da síndrome.

Apesar do termo *demência frontotemporal* ter sido criado em consenso entre os grupos de Lund e Manchester, aqueles que primeiro descreveram essa entidade diagnóstica, essa denominação está longe de ser consistente, já que diferentes grupos conferiram designações diversas, na dependência de como entenderam essa nova entidade e de como ela foi alocada no contexto de uma sistemática classificatória.

De qualquer forma, a designação DFT é genérica, posto que englobaria todos os quadros degenerativos que tivessem predileção por tais regiões. A demência de Pick, por exemplo, é incluída nesse diagnóstico, mas não é sinônima dele, já que poderemos encontrar no anatomopatológico da DFT apenas degeneração neuronal inespecífica e gliose sem os marcadores histológicos distintivos dessa demência (corpúsculos de Pick e células de Pick) (Neary et al., 1988). A relação entre DFT e doença de Pick permanece uma questão aberta e as duas entidades não podem ser diferenciadas utilizando apenas parâmetros clínicos (Gustafson, 1993). Ainda segundo esse autor, até o presente não foram diagnosticadas ambas as entidades na mesma família. A proporção de casos de DFT em relação a doença de Pick é de 4:1.

De acordo com vários autores (Mendez; Cummings, 1997; The Lund and Manchester Groups, 1994), a DFT é constituída por pelo menos três condições:

1. doença de Pick em 20 a 25% dos casos;
2. degeneração do lobo frontal com doença do neurônio motor em 10%;
3. demência do lobo frontal inespecífica nos restantes.

Quanto à terminologia utilizada na descrição de comportamentos da DFT, pode-se dizer em geral que é pouco cuidadosa e confusa, o que dificulta as tentativas de uniformização da linguagem científica e por conseguinte a replicação de dados. Assim, Kertesz, Davidson e Fox (1997) substituem "desinibição" (por considerarem esse termo referente a muitos comportamentos similares) por "irritabilidade", sendo que podemos encontrar desinibição na ausência de irritabilidade e vice-versa, o que atesta a incoerência da troca. Também o termo "personalidade" é vítima da falta de especificidade de alguns autores, como bem assinalam Fairburn e Hope (1988), ocasionando a confusão de algumas formas de alteração de comportamento com alteração de personalidade (p. ex., o que na verdade são episódios de agressividade isolados despertados esporadicamente por estímulos ambientais mal-interpretados, podem ser confundidos com uma personalidade paranoide).

CAPÍTULO 5

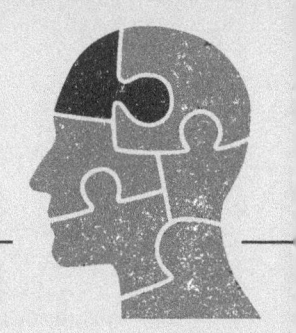

Epidemiologia e história natural

EPIDEMIOLOGIA E DEMOGRAFIA

Os principais centros que estudam a DFT (Manchester, UCLA, Lund) a consideram uma demência comum (Hodges; Miller, 2001).

Estudos epidemiológicos de prevalência da DFT ainda são raros, e aqueles disponíveis apresentam várias limitações metodológicas (Amouyel; Richard,1996; Neary; Snowden; Mann, 2005; Pasquier; Delacourte, 1998).

Em um desses estudos, conduzido na área de Cambridge (Reino Unido), foram diagnosticados clinicamente 17 pacientes com DFT e avaliada a prevalência local em 15 casos por 100 mil habitantes, em pessoas entre 45 e 64 anos (Ratnavalli et al., 2002). Essa alta prevalência fez com que os autores do estudo estimassem a DFT como sendo tão prevalente quanto a doença de Alzheimer (DA) quando se considera a faixa etária abaixo dos 60 anos.

Dados provenientes de outros centros, entretanto, não confirmaram essa impressão. Outro estudo europeu, por exemplo, desta vez originário da Holanda, diagnosticou 245 pacientes com DFT e registrou uma prevalência muito menor: 3-6 por 100 mil entre as idades de 50 e 59 anos, aumentando para 9,4 por 100 mil na faixa de 60 a 69 anos e declinando para 3,8 por 100 mil na faixa entre 70 e 79 anos (Rosso et al., 2003). Em Lund (Suécia), de 400 portadores de demência atendidos consecutivamente e submetidos a necropsia, 36 (9%) apresentaram DFT e 168 (42%), doença de Alzheimer (Gustafson, 1993). Em outro estudo (Neary et al., 1988), em Manchester (Reino Unido), foram incluídos pacientes abaixo de 65 anos, entre os quais foi constatada DFT em 147 e DA em 498 (razão de 1:3). Essa razão caiu para 1:1,7 quando considerados apenas pacientes que iniciaram a demência antes dos 50 anos (69 com DA *versus* 40 com DFT).

Um outro estudo, com metodologia diferente dos anteriores, propôs-se a identificar casos de DFT em asilos para doentes na Holanda (um país de 15 milhões de habitantes, aproximadamente a mesma população da cidade de São Paulo), onde foram diagnosticados 74 casos, sendo que 38% apresentavam um parente em primeiro grau também afetado (Stevens et al., 1998).

Autores japoneses estabeleceram uma razão entre o número de casos de DFT e o número de casos de DA de 1:4 (Ikeda et al., 2004).

A degeneração lobar frontotemporal, ainda que subdiagnosticada, é considerada por alguns autores a terceira causa mais comum de demência cortical, sendo superada em frequência apenas pela DA e pela demência com corpos de Lewy (Neary et al., 1998). Já Englund (2000) a classifica como a segunda maior família/tipo de demência degenerativa depois da DA, suplantando então a demência com corpos de Lewy. Lavenu e colaboradores (1999) acham mais confortável deixá-la como a segunda forma mais frequente de demência degenerativa pré-senil, mesmo porque a demência com corpos de Lewy quase não incide nesse grupamento etário.

A DFT parece contribuir para 20% das formas pré-senis de demência devido à atrofia cerebral primária (Brun, 1987; Neary et al.,1988; Snowden; Neary; Mann, 1996). Alguns autores (Kertesz; Munoz, 1998a), talvez por descuido, ao mencionarem a mesma porcentagem, omitem a palavra *pré-senil* e então afirmam que a DFT contribui para 20% de todas as causas de demência, aumentando, é claro, sua importância no cenário das doenças degenerativas. Esses mesmos autores, aliás, quando se referem ao "complexo de Pick", colocam-no como representando 25% das demências degenerativas. Entretanto, os números dos grupos de Lund e Manchester não são coincidentes com os desses últimos autores, pois mencionam a DFT como 9% de todas as causas de demência. De qualquer forma, considerando-se uma percentagem ou outra, a DFT representa a segunda forma mais comum de demência primariamente degenerativa no grupo pré-senil, perdendo apenas para a DA (Gustafson, 1987, 1993; Neary et al., 1988; Neary; Snowden; Mann, 1993).

No congresso de Lund de 2004, foi determinado que a DFT constitui causa de demência mais comum do que se imaginava (Brun; Gustafson, 2004). Um importante estudo de revisão a coloca como a terceira causa mais importante de demência no grupo de pacientes abaixo de 65 anos, com uma taxa de aproximadamente metade daquela encontrada para a doença de Alzheimer (que seria a causa mais comum de demência pré-senil) e similar à encontrada para demência vascular, sugerindo que, para cada sete pacientes com demência pré-senil, um apresentaria DFT (Harvey, 2001). No Brasil, conduzimos um levantamento que englobou pacientes com demência senil e pré-senil e encontramos 12,8% dos pacientes com essa forma de demência (Caixeta, 2003); exatamente a mesma porcentagem encontrada no Japão em um estudo com o mesmo desenho do nosso (com base em atendimento ambulatorial hospitalar, sem limite de idade), porém utilizando maior número de pacientes (330 casos, sendo 215 com DA e 42 com DLFTs; destes, 22 com DFT, 15 com demência semântica e 5 com afasia progressiva primária).

Uma explicação plausível para a baixa frequência de DFT encontrada em alguns estudos (Fujihara et al., 2004) pode estar relacionada ao local onde esses pacientes foram recrutados. Como a DFT cursa predominantemente com alterações do comportamento (desinibição, apatia, hipersexualidade, entre outras), tais pacientes são encaminhados de preferência a serviços psiquiátricos, e não neurológicos. Nesses últimos, eles são encaminhados para avaliação de queixas cognitivas, o que pode criar um viés de seleção, não contemplando casos de DFT cuja sintomatologia seja mais comportamental (a maior parte dos casos). Esse é outro aspecto que pode levar ao subdiagnóstico de casos de DFT, ou seja, a importância dada às alterações cognitivas para o diagnóstico de demência, em detrimento das alterações de comportamento (Caixeta, 2004). Outra explicação para as variadas taxas encontradas nos diversos centros está associada aos diferentes coortes, tamanhos de amostra e critérios usados para o diagnóstico. Estudos prévios mostraram que 50% dos pacientes com doença de Pick tinham comprometimento assimétrico, com maior envolvimento do lado esquerdo, enquanto apenas 20% apresentavam maior envolvimento do lado direito. A menor porcentagem de envolvimento do lobo frontal direito pode refletir o fato de que pacientes com esse tipo de apresentação e demonstrando maior quantidade de alterações psiquiátricas são por isso institucionalizados com mais frequência em hospitais psiquiátricos sem que recebam uma avaliação neurológica. Entretanto, aqueles com comprometimento predominante no lobo frontal esquerdo apresentam mais alterações de linguagem (afasia) e por isso são mais avaliados por neurologistas (Hodges; Miller, 2001).

Quanto à demografia, a preponderância do sexo feminino observada na DA não parece uma característica da DFT, que atinge de igual modo ambos os sexos (Gustafson, 1987; Neary et al., 1988; 1990; Rosso et al., 2003). A DFT é essencialmente uma demência pré-senil, a maior parte dos casos situada entre os 45 e 65 anos (a média está localizada na sexta década), porém existem relatos de casos iniciando em idades mais extremas: aos 21 e 85 anos (Gislason et al., 2003; Rosso et al., 2003; Snowden; Neary; Mann, 1996, 2002). A idade de início nos casos familiares e esporádicos não difere de forma significativa (Piguet et al., 2004). Curiosamente, os casos com início precoce foram esporádicos (Jacob, 1999; Snowden; Neary; Mann, 2002). A duração mediana da doença desde o início até a morte é de 6 a 8 anos, com um intervalo que varia de 2 a 20 anos (Hodges et al., 2003; Snowden; Neary; Mann, 2002). A presença de anormalidades neurológicas está associada a uma curta sobrevida (Grasbeck et al., 2003). A DFT-DNM está relacionada a uma sobrevida média de apenas três anos (Hodges et al., 2003; Neary et al., 1990; Snowden; Neary; Mann, 2002).

Uma história familiar de demência em parentes de primeiro grau em 50% dos casos tem sido relatada pelos grupos de Lund (Gustafson, 1987) e Manchester (Neary et al., 1988).

HISTÓRIA NATURAL DA DEMÊNCIA FRONTOTEMPORAL

Quais as queixas iniciais entre cuidadores e pacientes com demência frontotemporal?

O surgimento da demência frontotemporal (DFT) nem sempre é claro, sendo que alguns pacientes desenvolvem sintomas afetivos muitos anos antes do aparecimento sintomatológico que caracteriza o quadro. É difícil, portanto, determinar com precisão seu início (Minthon; Edvinsson; Gustafson, 1997), até porque muitos dos sintomas inaugurais do processo (depressão, comportamentos repetitivos, desinibição) podem ser confundidos com outros quadros psiquiátricos, ou pode, ainda, haver resistência da família em admitir que as modificações observadas no paciente não são fenômenos efêmeros ou secundários a estressores psicossociais.

Um estudo holandês com 21 portadores de DFT constatou que a maioria deles não apresentava qualquer queixa cognitiva ou comportamental (mas sim queixas somáticas) na primeira visita ao médico. Um quarto dos pacientes apresentava queixas de memória. As queixas dos cuidadores diferiam das queixas dos pacientes e concentravam-se basicamente nos sintomas cognitivos. O não reconhecimento dos sintomas iniciais em alguns casos pode contribuir para atraso no diagnóstico, diante do que se torna útil a utilização de entrevistas estruturadas enfocando o comportamento nos casos de demência (Pijnenburg et al., 2004).

A idade de início dos sintomas, quando comparados casos familiares e esporádicos, não parece ser muito diferente (Piguet et al., 2004).

A duração da DFT desde seu início até a morte é variável, podendo durar de 2 a 20 anos, com uma duração média de 6 a 8 anos. Nos seus estádios mais tardios, surgem sintomas denotativos de comprometimento estriatal, tais como acinesia e rigidez (Hodges et al., 2003; Snowden; Neary; Mann, 1996), importando dizer que a presença de sinais neurológicos está associada a evolução mais rápida e menor sobrevida (Grasbeck et al., 2003).

Muitos dos pacientes com DFT associada ao comprometimento do neurônio motor têm um curso rapidamente progressivo, com uma sobrevivência média de três anos e com uma morte precoce em consequência de disfagia (Hodges et al., 2003; Kertesz; Munoz, 1998a; Neary et al., 1990; Snowden; Neary; Mann, 1996).

Basun e colaboradores (1997) relataram sobre quatro pacientes de uma mesma família com DFT ligada ao cromossomo 17 e cuja evolução para óbito foi muito acelerada (a duração média da doença foi de três anos).

Na DFT, algumas funções cerebrais se deterioram de maneira progressiva, talvez acompanhando *par e passu* a também progressiva morte neuronal das regiões frontotemporais, daí resultando um indivíduo preservado em certo sentido e comprometido em outro (como em um *mosaico psicopatológi-*

co), fato que dificulta as tentativas de categorização absoluta das alterações de comportamento, bem como de sua classificação como um fenômeno *tudo ou nada*. Como exemplo, podemos ter um paciente que apresente crítica em relação a determinado dado da realidade, mas não em relação a outro, em uma avaliação transversal em certo momento de sua evolução e percebermos que, em um estádio mais avançado da doença, se encontra globalmente sem qualquer crítica. Sendo assim, seria de esperar, em um primeiro estádio da DFT, pacientes com alguma crítica de seu estado mórbido (como acontece com a DA), em vez de uma total falta de *insight*, como costuma ocorrer desde o início desses quadros. Estudos mais aprofundados sobre esse aspecto são necessários para o melhor entendimento desse fato.

Em um estudo observacional interessado na história natural da DFT em comparação com a DA, autores franceses arregimentaram 552 portadores de DFT e de DA. Quarenta e nove pacientes foram perdidos no seguimento de três anos. Os com DFT eram mais jovens, tinham história familiar de transtornos psiquiátricos mais frequentes, exibiam maior atraso entre o início dos sintomas e a primeira visita ao médico, bem como apresentavam maiores escores no Miniexame do Estado Mental (MEEM), quando comparados aos portadores de DA. O declínio anual médio dos escores do MEEM foi bem maior na DA. Os pacientes com DA foram institucionalizados (em um centro de memória, no caso) com mais frequência que aqueles com DFT. Taxas de sobrevivência não foram muito diferentes entre as duas formas de demência, mesmo quando ajustada para diversas variáveis (sexo, idade e MEEM na primeira visita, escolaridade). Pacientes com DFT frequentemente apresentaram mortes súbitas, sem causa aparente. Sem considerar o diagnóstico da forma de demência, quanto mais precoce era a primeira visita ao médico, maior a sobrevida, indicando que cuidados médicos precoces aumentam a expectativa de vida desses pacientes (Pasquier; Richard; Lebert, 2004).

Achados contraditórios aos expostos foram encontrados em estudo multicêntrico norte-americano com 70 portadores de DFT e 70 de DA, acompanhados de modo longitudinal e equiparados para idade, escolaridade e MEEM no início e confirmados por autópsia no final do estudo. Foi encontrada uma evolução mais rápida (e, portanto, menor expectativa de vida) e maligna nos pacientes com DFT, que apresentaram declínio cognitivo (perda anual nos escores do MEEM) e funcional anuais maiores que os observados nos indivíduos com DA (Rascovsky et al., 2005).

CAPÍTULO **6**

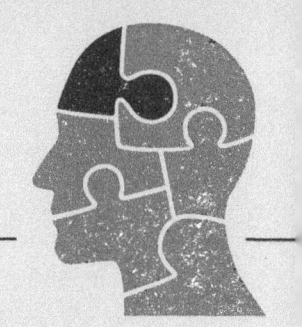

Genética

De acordo com alguns estudos, 50% dos casos de DFT têm história familiar positiva para a síndrome (The Lund and Manchester Groups, 1994), deixando entrever, já de início, um papel relevante para a genética na origem desses quadros. Casos esporádicos, no entanto, também são frequentes, sugerindo uma taxa alta de mutações espontâneas ou então a presença de modos de herança alternativos (Wilhelmsen; Clark, 1997).

A demência frontotemporal (DFT) pode ou não ser familiar. A forma familiar é quase indistinta, em termos clínicos, da não familiar, com surgimento ao redor da quinta ou sexta décadas de vida e caracterizada especialmente por alterações de personalidade (sobretudo em direção a apatia ou, em outro extremo, desinibição) acompanhadas por outras manifestações comportamentais, como, por exemplo, síndrome de Klüver-Bucy, comportamentos repetitivos e sinal do espelho, em um contexto de relativa preservação, por anos, de várias funções cognitivas (entre elas, a memória e as funções visuoespaciais). A duração da DFT familiar pode variar de 2 a 35 anos, existindo uma variação de até 15 anos, mesmo entre membros da mesma família.

Entre as formas familiares está a DFT com parkinsonismo associada ao cromossomo 17 (DFTPs-17), referida como sendo um distúrbio autossômico dominante causado, em sua grande maioria (até o momento, aproximadamente 40 famílias), por mutações no gene da proteína *tau* (proteína que se acredita estar envolvida na estabilização dos microtúbulos, na polarização e integridade dos neurônios), conforme Hong e colaboradores (1998).

Pela primeira vez, em 1998, pesquisas mostraram que a DFT familiar estava ligada a um lócus do cromossomo 17, associada, então, a mutações no gene que codifica a proteína tau (Hutton et al., 1998; Poorkaj et al., 1998). Desde então, outras famílias e mutações na tau foram identificadas: em torno de 35 diferentes mutações em aproximadamente 100 famílias no total. As mutações na tau podem ser classificadas de acordo com a forma como seu efeito primário é exercido: no nível da tradução proteica ou no entrelaçamento alternativo do RNA da tau envolvendo o éxon 10 ou em ambos.

Agora faremos uma exposição breve revisando o significado da proteína em genética molecular.

GENÉTICA MOLECULAR

Tau, também conhecida como proteína tau associada ao microtúbulo (MAPT), está envolvida na regulação da montagem e desmontagem dos microtúbulos (citoesqueleto do neurônio), bem como no transporte de proteínas e organelas. Nos adultos saudáveis, seis isoformas de tau são produzidas. Três delas têm três regiões de acoplagem (conhecidas como 3R tau), e as outras têm quatro repetições (conhecidas como 4R tau). Se uma ou mais das várias isoformas deixarem de funcionar, ou se existir um desequilíbrio nas diversas variantes, a formação dos microtúbulos torna-se mais difícil, e a estabilidade dos já formados (ou seja, do citoesqueleto neuronal) torna-se comprometida. O excesso de tau ou a tau não utilizada pode se acumular em resíduos não digeríveis e inclusões que asfixiam a célula, levando a disfunção do neurônio e morte.

Muitas das mutações tau existem como mutações do tipo *missense*, nas regiões codificantes do éxon 1 (R5H, R5L), éxon 9 (K257T, I260V, L266V, G272V), éxon 11 (L315R, S320F, K317M), éxon 12 (Q336R, V337M, E342V, K369I) e éxon 13 (G389R, R406W) (Hayashi et al., 2002; Hogg et al., 2003; Hutton et al., 1998; Kobayashi et al., 2003; Lippa et al., 2000; Murrell et al., 1999; Neumann et al., 2001; Pickering-Brown et al., 2004; Pickering-Brown et al., 2000; Poorkaj et al., 1998; Rizzini et al., 2000; Rizzu et al., 1999; Rosso; Van Swieten, 2002). Essas alterações genéticas afetam todas as isoformas tau, gerando proteínas mutantes que deixam de promover a montagem do microtúbulo ou facilitar o transporte axonal (Hasegawa; Smith; Goedert, 1998; Hayashi et al., 2002; Hogg et al., 2003; Murrell et al., 1999; Rizzini et al., 2000; Rizzu et al., 1999). Algumas das mutações também aumentam a propensão dos mutantes tau a autoagregação em inclusões neurofibrilares ou corpos de Pick compostos por uma mistura de 3R e 4R tau (Hasegawa; Smith; Goedert, 1998; Hayashi et al., 2002; Hogg et al., 2003; Neumann et al., 2001; Rizzini et al., 2000; Pickering-Brown et al., 2004).

Outras mutações tau residem próximo ao local de junção do íntron que segue o entrelaçamento alternativo do éxon 10 ou no próprio éxon 10 (Clark et al., 1998; D'Souza et al., 1999; Goedert et al., 1999; Hutton et al., 1998; Iijima et al., 1999; Iseki et al., 2001; Kobayashi et al., 2003; Miyamoto et al., 2001; Pastor et al., 2001; Pickering-Brown et al., 2002; Poorkaj et al., 1998; Rizzu et al., 1999; Sperfeld et al., 1999; Spillantini; Bird; Ghetti, 1998; Spillantini; Van Swieten; Goedert, 2000; Stanford et al., 2000; Tolnay et al., 2000; Yasuda et al., 2000). Essas mutações desestabilizam essa região, conduzindo a um desequilíbrio ou supressão de isoformas tau, comprometendo assim a função e ligação do microtúbulo. Isso resulta em acumulação de excesso de tau formado em neurofibrilas compostas de 4R tau (D'Souza et al., 1999; Hutton et al., 1998; Spillantini; Bird; Ghetti, 1998). Inversamente, a mutação _K280 destrói a função de promotores *splice* de uma região e os resultados na abolição de todas as transcrições do conteúdo éxon 10 (D'Souza et al., 1999).

GENÉTICA CLÍNICA

A *Linkage* no cromossomo 9 de várias famílias compartilhando clinicamente um fenótipo de DFT-DNM tem sido reivindicada por alguns pesquisadores (Hosler et al., 2000), mas não confirmada por outros (Ostojic et al., 2003). A *Linkage* no cromossomo 3p11-12 tem sido relatada em uma família dinamarquesa, mostrando DFT com atrofia frontotemporal, perda neuronal e gliose (Gydesen et al., 2000). A DFT tem sido associada a miopatia por inclusão de corpúsculos e doença de Paget, uma doença dominante mapeada nos cromossomos 9p21.1-12 e causada por uma proteína mutante contendo valosina (Kovach et al., 2001; Schröder et al., 2005; Watts et al., 2004). Tem sido descritos uma combinação de perturbações do comportamento e de linguagem e o exame neuropatológico revelando atrofia lobar frontotemporal, gliose cortical e subcortical e corpúsculos de inclusão intranuclear contendo peptídeos de valosina e ubiquitina no córtex cerebral, mas poupando os giros denteados hipocampais.

Mutações autossômicas dominantes no gene presenilina-1 (PSEN1) estão geralmente associadas com início precoce da doença de Alzheimer familiar. No entanto, em muitos casos, sinais no lobo frontal são proeminentes no âmbito da constelação dos mais típicos sintomas da doença de Alzheimer. Duas mutações em PSEN1 com destacados sinais de comprometimento do lobo frontal têm sido recentemente relatadas (Dermaut et al., 2004; Halliday et al., 2005). Um paciente tinha uma mutação em M146L com corpúsculos de Pick e placas típicas da doença de Alzheimer (Halliday et al., 2005), e outro tinha uma mutação em G183V e apenas corpúsculos de Pick (Dermaut et al., 2004). Nenhum dos casos mostrou emaranhados neurofibrilares típicos da doença de Alzheimer.

Vários polimorfismos na tau estão em completo desequilíbrio na *linkage* e formam haplótipos estendidos, H1e H2 (Baker et al., 1999). H1 tem sido amplamente associado com paralisia supranuclear progressiva e degeneração corticobasal (Baker et al., 1999; Houlden et al., 2001). Haplótipos tau e, talvez, de forma específica o genótipo tau H1H1, podem promover disfunção da tau levando tanto a emaranhados neurofibrilares de 4R tau da paralisia supranuclear progressiva e degeneração corticobasal quanto a DFT com características típicas de Pick, na qual os corpúsculos de Pick são em geral compostos de 3R tau, mas também de 4R tau, em alguns casos.

Apesar da apolipoproteína E (APOE) 4 representar um alelo que é um fator de risco bem-estabelecido para a doença de Alzheimer familiar esporádica e de início tardio, a presença desse alelo de modo habitual não parece aumentar o risco de desenvolvimento de DLFT (Pickering-Brown et al., 2000; Riemenschneider et al., 2002). Contudo, há indícios de que o alelo 4 possa aumentar seletivamente o risco de DLFTs nos homens (Srinivasan et al., 2006). Muitos pacientes com esse alelo têm (por vezes proeminente) deposição de placas amiloides quando a doença inicia após a idade de 65 anos ou sua duração é longa e de início tardio (Mann et al., 2001).

FENÓTIPOS CLÍNICOS

O fenótipo clínico em casos familiares de DFT é geralmente semelhante ao dos casos esporádicos (Boeve et al., 2005; Pickering-Brown et al., 2002). Há relatos de pacientes com mutações tau (tanto os com mutações tipo *missense*, levando a alterações do tipo histológico da doença de Pick, quanto aqueles com mutações que afetam a junção do éxon 10, levando a alterações do tipo emaranhado) que apresentam as mudanças comportamentais da DFT combinadas com perda da compreensão e anomia da demência semântica. As diferenças no fenótipo clínico, com apresentações neurológicas lembrando a paralisia supranuclear progressiva ou degeneração corticobasal, têm sido relatadas (Pastor et al., 2001; Spillantini; Van Swieten; Goedert, 2000; Stanford et al., 2000). Entretanto, não está claro em que medida vieses ocasionados por especialistas dão origem a diferenças fenotípicas aparentes ou se representam verdadeiras diferenças dos efeitos de modificadores genéticos (Kobayashi, 2004).

Apesar das diferentes características histológicas associadas à DFT, é provável que todas compartilhem uma cascata neurodegenerativa. Mutações tau devastam a capacidade dos neurônios de organizar a montagem e desmontagem dos microtúbulos e, por isso, perturbam de forma crucial o transporte axonal. Genes e proteínas envolvidos na produção de características DLFT-U ou demência sem características histológicas distintivas poderiam também afetar negativamente a função fundamental do citoesqueleto, convergindo sobre o mesmo problema fisiológico e gerando assim uma desordem clínica semelhante.

O achado mais comum nos casos de DFT que apresentam patologia da *tau* parece consistir em uma mutação no P301L, localizada no éxon 10 que está incluído em quatro repetições isoformes do gene da proteína *tau*. Esses achados são altamente sugestivos de que a disfunção na *tau* cause degeneração no SNC. A maior parte dos casos de DFT, porém, não evidenciam tauopatias, e isso inclui os casos do grupo de Lund (que detêm a maior casuística de DFT), nos quais não foi encontrado sequer um paciente com tauopatia, bem como vários casos de DFT familiar.

O papel das tauopatias na patogenia das formas não familiares da DFT ainda não está definido. Alguns autores defendem que a mutação no gene da proteína *tau* não contribui no aparecimento da maioria dos casos esporádicos dessa doença. Acredita-se que a patologia da *tau* não constitua um fator de risco tão importante para a DFT quanto para a paralisia supranuclear progressiva, por exemplo, uma doença degenerativa que também envolve circuitárias frontossubcorticais como ocorre na DFT, mas que apresenta extensiva tauopatia.

Em resumo, as correlações fenótipo-genótipo na DFT ainda estão em um estádio muito elementar. A diversidade de mecanismos patogênicos envolvidos pode talvez explicar a grande variabilidade de características clínicas e neuropatológicas verificadas nas diferentes famílias portadoras de DFTPs-17. Algumas relações entre genótipos específicos gerando fenótipos também específicos começam a surgir. Assim, tem sido observado que a mutação mais comum (P301L) se relaciona a uma apresentação mais típica da DFT, porém com idades de início da doença muito variáveis, e podem ser constatadas alterações importantes e precoces da memória. Além disso, sintomas parkinsonianos proeminentes e precoces (lembrando até a paralisia supranuclear progressiva) têm sido encontrados quando a mutação é no N279K; uma evolução muito protraída tem sido localizada na mutação do R406W; a presença de sintomas psicóticos graves e precoces, na mutação do V337M; amiotrofia, na mutação do E+10 e corpúsculos de Pick clássicos verificados na mutação do G389R. Estudos com ratos transgênicos que expressam a tauopatia com mutação no P301L (a mesma das DFTPs-17) e que desenvolvem distúrbios comportamentais e motores progressivos poderão no futuro esclarecer alguns dos mecanismos patogênicos envolvidos nessas degenerações lobares frontotemporais.

Como já referido, a DFT tem sido ligada ao cromossomo 17q21-22 em diversos trabalhos com famílias de portadores desse tipo de demência (Wilhelmsen, 1997). Essa, aliás, é a região cromossômica para a proteína tau. Existe uma tendência a classificar esses casos como demências ligadas ao cromossomo 17 (um diagnóstico genético e, portanto, de limitada utilidade para clínicos e patologistas), a qual contemplaria, além da DFT, as seguintes síndromes (Wilhelmsen; Clark, 1997):

- Complexo desinibição-demência-parkinsonismo-amiotrofia
- Gliose subcortical progressiva familiar
- Degeneração pálido-ponto-nigral
- Doença de Pick hereditária
- Demência disfásica hereditária

Nos últimos três anos, tem-se identificado os genes causadores das DLFTs com ubiquitina positiva. São eles: o gene que contém a proteína valosina (VCP), no cromossomo 9p21-p12 (Watts et al., 2004); o da proteína 2B ou CHMP2B, no cromossomo 3p13 (Skibinski et al., 2005) e o recentemente descoberto gene da progranulina (PGRN), no cromossomo 17q21-22 (Baker et al., 2006). A localização do PGRN foi a mais intrigante, uma vez que proporcionou uma explicação para a curiosa coincidência a respeito da presença de dois importantes genes ligados com um mesmo fenótipo de doença no cromossomo 17q21-22.

CAPÍTULO 7

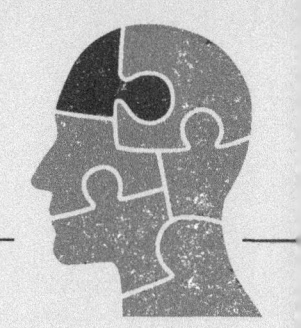

Quadro clínico e sinais físicos

SINTOMAS COMPORTAMENTAIS

As alterações de comportamento na DFT são de surgimento mais precoce do que as cognitivas, assim como mais frequentes, proeminentes e variadas (Cummings et al., 1996; Gustafson, 1987, 1993; Neary et al., 1988, 1990). Além disso, são a maior fonte de estresse para os cuidadores de pacientes com demência (Rabins; Mace; Lucas, 1982) e geralmente o motivo que propicia a ida do paciente ao médico e também sua institucionalização (Sanford, 1975; Steele et al., 1990). Apesar disso, o estudo das alterações de comportamento nas demências ainda é negligenciado, sendo a maior parte dos trabalhos dedicada às alterações cognitivas, até porque existe a crença de que a existência das primeiras é secundária e condicionada à presença das segundas, uma falácia apontada por Cummings e colaboradores (1996) e por Fairburn e Hope (1988).

Alteração de personalidade

Segundo Johnson (1959 apud Miller et al., 1997a), as características de personalidade encontradas na doença cerebral orgânica seriam exageros, caricaturas de características preexistentes (um indivíduo previamente reservado e parcimonioso, por exemplo, se tornaria avaro e paranoide). Entretanto, Blumer e Benson (1977) advogam que o oposto também pode ocorrer, isto é, a inversão dos hábitos pessoais prévios (um indivíduo quieto e cauteloso, por exemplo, pode se tornar arruaceiro e imprudente). Lebert, Pasquier e Petit (1995), todavia, ao estudarem 19 pacientes com DFT, não verificaram correlação entre os traços de personalidade pré-mórbidos e aqueles secundários ao processo patológico e, portanto, encontraram uma terceira possibilidade para a transformação da personalidade nesses indivíduos: aquela que não representa o exagero nem a inversão diametralmente oposta das características pré-mórbidas de personalidade. Isso posto, fica claro que é a alteração, e não as características específicas da personalidade, que sugere a doença cerebral orgânica.

De acordo com Blumer e Benson (1977), dois tipos de alterações de personalidade podem ocorrer como consequência do comprometimento da convexidade pré-frontal ou da região orbitofrontal, respectivamente:

1. em direção a apatia e indiferença (*pseudodepressão*), sendo que esses pacientes parecem ter perdido toda a iniciativa, respondendo às diversas contingências do ambiente de maneira automática e
2. em direção a infantilidade e euforia (*pseudopsicopatia*), sendo que tais indivíduos são caracterizados pela falta de tato e de restrições adultas, podendo se apresentar de modo rude, irritável, jocoso, hipercinético, promíscuo, além de com frequência lhes faltar virtudes sociais. O mosaico entre os dois tipos seria mais comum do que os tipos puros.

Visto que a DFT compromete também as regiões temporais anteriores, podemos encontrar desde as fases iniciais (além das alterações supradescritas e relacionadas às regiões frontais) mudanças de personalidade relacionadas à síndrome de Kluver-Bucy: sexualidade exacerbada, hipermetamorfose (tendência compulsiva a explorar o ambiente, que lembra o comportamento de utilização descrito por Lhermitte, 1986b), alterações de humor e comportamento exploratório oral pervasivo (Cummings; Duchen, 1981).

As alterações de personalidade são os sintomas proeminentes e em geral as manifestações inaugurais da DFT, podendo anteceder os déficits intelectuais em até sete anos (Kalfer e Cummings, 1995; Miller et al., 1991).

Comportamentos antissociais são muito frequentes e precoces na DFT (10 de 22 pacientes em um estudo de Miller et al.,1997a), embora a violência física seja relativamente rara, segundo Snowden, Neary e Mann (1996). Gustafson (1993) afirmou que DFT pode levar a atos de violência, comportamento ofensivo, roubo em lojas e aumento no consumo de álcool, enquanto Neary e colaboradores (1990) descreveram exemplos de roubo e desinibição sexual. Miller e colaboradores (1997a) encontraram ainda: assalto à mão armada, resistência à voz de prisão, discurso ofensivo e inapropriado, micção e masturbação públicas, acidentes automobilísticos em decorrência de direção perigosa e conduta antiética no trabalho. Segundo esses últimos autores, tais comportamentos não podem ser explicados por prejuízos cognitivos.

A dificuldade no controle e na modulação das emoções (também de surgimento precoce na DFT) aparece sob a forma de mudanças rápidas de humor, risos imotivados, crises repentinas de choro incontido e muitas vezes descontextualizado e expressão chorosa; sintomas que, após algum tempo, irão desembocar em hipomimia (Gustafson, 1993) ou indiferença emocional (Snowden; Neary; Mann, 1996). Alguns pacientes se apresentam com elação do humor (quadro muitas vezes indistinguível de um estado maníaco ou hipomaníaco) e fazem comentários cáusticos, às vezes, inapropriadamente jocosos, o que se convencionou chamar de *witzelsucht* (Lebert, 1996; Gustafson, 1993).

Um outro aspecto importante na caracterização das alterações de personalidade é a constatação de muitos parentes de que esses pacientes se tornaram mais autocentrados, egocêntricos, desinteressados da família e desenvolveram dificuldade em empatizar com os outros (Gustafson, 1993). Esse sintoma talvez se relacione a apatia mais do que um *mergulho* na própria vida mental (posto que esta se encontra muito empobrecida, além de fenomenologicamente este não parecer o movimento experimentado por tais pacientes).

Alterações nos hábitos alimentares

Ganho de peso, hiperoralidade, preferência por carboidratos e doces, perda de interesse por carne e vegetais, interesse por alimentos nunca antes experimentados e aumento do consumo de álcool, são todos manifestações precoces da DFT. A coprofagia, entretanto, geralmente é uma manifestação mais tardia (Snowden; Neary; Mann, 1996). Segundo esses autores, alguns pacientes apresentam episódios de *binge eating* (consumo de grande quantidade de calorias, de modo compulsivo, em poucos minutos); porém, uma vez removido o estímulo visual alimentar, não mais procuram pelo alimento, configurando um quadro comportamental vinculado, dependente do ambiente, o qual será descrito com maior riqueza de detalhes no tópico Síndrome de dependência ambiental, comportamento de utilização e comportamento de imitação.

Em um estudo conduzido por Miller e colaboradores (1995) em 14 pacientes com DFT, comparados com o mesmo número de pacientes com DA, constatou-se que as alterações do comportamento alimentar estão mais presentes na primeira do que na segunda. A frequência de algumas destas foi a seguinte:

a) ganho de peso (64% dos indivíduos com DFT contra 7% dos com DA);
b) preferência por carboidratos (79% na DFT contra 0% na DA).

Algumas dessas alterações (ganho de peso, hiperfagia, modificação de preferências alimentares) são semelhantes às características da síndrome de Klüver-Bucy (Cummings; Duchen, 1981) e, portanto, podem encontrar sua causa na disfunção das regiões temporais anteriores. Uma outra causa possível para esses sintomas seria, de acordo com Miller e colaboradores (1995), a redução da serotonina tanto frontal quanto subcortical, porém, esses mesmos autores acham improvável a participação de apenas um neurotransmissor na gênese desses distúrbios.

Comportamento sexual

Comportamento sexual alterado é um sintoma comum e precoce na DFT (Miller et al., 1995), sendo que geralmente aponta para uma diminuição da atividade sexual que pode coexistir, no entanto, com aumento da produção verbal relacionada a temas dessa natureza. Não é incomum encontrar tais pacientes reportando aspectos de sua intimidade sexual a desconhecidos ou fazendo comentários sexuais inapropriados sobre estranhos, bem como distribuindo gracejos a quem quer que lhes cruze o caminho, causando constrangimento em seus cuidadores. Onanismo em lugares públicos é descrito, sendo porém incomum. Delírios de cunho erótico (erotomania) podem ocorrer na DFT (caso da paciente MJS, que será descrito mais adiante), quase sempre em pacientes desinibidos.

Comportamentos repetitivos

Os comportamentos repetitivos são precoces e têm uma prevalência alta na DFT, em torno de 78% segundo uma revisão histórica conduzida por Ames e colaboradores (1994). Esses comportamentos englobam uma ampla variedade de fenômenos: estereotipias, maneirismos, ecolalias, ecopraxias, palilalias, perseverações, compulsões, atos ritualísticos. Snowden, Neary e Mann (1996) propõem-se a classificá-los em diferentes dimensões ao longo das quais tais comportamentos seriam situados como dimensão simples-complexa, dimensão compulsiva/não compulsiva e dimensão de comportamentos gerados internamente e comportamentos em resposta ao ambiente.

Na dimensão simples-complexa, as repetições podem ocorrer desde um nível muito elementar, envolvendo apenas uma única ação repetida (p. ex., bater palmas) até um nível mais elaborado, em que vários comportamentos repetitivos se encadeiam em um período de tempo mais prolongado (p. ex., uma rotina diária na qual o paciente recolhe as roupas do varal, depois as dobra e a seguir as estende no varal novamente, todos os dias no mesmo horário). Entre esses dois extremos, temos comportamentos que envolvem sequências mais breves e menos complexas (p. ex., apagar as luzes da casa).

Na dimensão compulsiva/não compulsiva, os comportamentos repetitivos podem estar atrelados a rotinas rígidas carregadas de elementos de ordem e simetria, podendo gerar agitação/ansiedade caso sejam reprimidos (comportamentos compulsivos). Existem, entretanto, muitos comportamentos repetitivos que não se apresentam dessa forma e que são gerados automaticamente (perseverações motoras e verbais, ecolalia, ecopraxia), além de não desencadearem reações de ansiedade ou resistência no paciente caso sejam reprimidos por uma outra pessoa (comportamentos não compulsivos).

Dimensão de comportamentos gerados internamente e comportamentos em resposta ao ambiente. Nesta, os comportamentos gerados internamente ocorrem sem intervenção de *gatilhos* externos e são indiferentes ao contexto social/ambiental (p. ex., a paciente MJS, cuja história será mencionada mais adiante, dá pequenos tapinhas na mesa, de modo aleatório e sem relação alguma com o ambiente ao redor). Outros comportamentos, porém, ocorrem em resposta a um estímulo externo e, portanto, podemos observar uma correspondência direta entre o estímulo e a resposta que ele elicita (exemplos clássicos são a ecolalia e ecopraxia).

Os autores dessa classificação ressaltam que um mesmo comportamento pode pertencer a mais de uma rubrica e, sendo assim, elas não são mutuamente exclusivas (p. ex., dar tapinhas na mesa enquadra-se nos comportamentos simples – da dimensão simples vs. complexa – assim como recai sobre a categoria *gerados internamente* – da dimensão gerados internamente vs. gerados em resposta ao ambiente).

Ainda sobre a taxonomia de comportamentos repetitivos, Sandson e Albert (1987) classificaram as perseverações em três tipos distintos, de acordo com características neuroanatômicas, neuropsicológicas e neurofarmacológicas relacionadas à dominância cerebral. São elas:

a) contínua, que se refere a perseveração motora elementar e se associa a dano hemisférico direito e depleção de noradrenalina;
b) recorrente, que diz respeito a repetição (no contexto de um *setting* estabelecido) de uma resposta prévia a um novo estímulo e que se relaciona com pacientes afásicos com lesões temporais ou parietais do hemisfério esquerdo, podendo também estar associada a níveis diminuídos de acetilcolina no cérebro;
c) centrada no *setting*, que se relaciona com manutenção inapropriada de uma mesma categoria de atividade, sendo mais comum em pacientes com disfunção de sistemas frontais, em particular quando estão envolvidas projeções dopaminérgicas mesolímbicas.

Tonkonogy, Smith e Barreira (1994) relataram um caso de doença de Pick cuja manifestação inicial era principalmente constituída por uma síndrome indistinguível de um transtorno obsessivo-compulsivo (preenchendo até os critérios diagnósticos para tal categoria, segundo o DSM-III-R), que teve início aos 34 anos. O único achado radiológico nessa ocasião era o de uma atrofia isolada de núcleo caudado, diante do que os autores sugeriram um possível papel para a atrofia de núcleo caudado no desenvolvimento de sintomas obsessivo-compulsivos da doença de Pick, os quais, segundo eles, são de aparecimento precoce na doença. Ames e colaboradores (1994) também compartilham dessa visão, acrescentando que a alta frequência com que os núcleos caudados são comprometidos nos pacientes com degenerações frontais pode explicar a alta prevalência de sintomas obsessivo-compulsivos nesses distúrbios, assim como explicaria a baixa prevalência destes em pacientes com outros tipos de lesões frontais não acompanhadas de lesões em núcleos caudados (p. ex., acidentes vasculares cerebrais, tumores e traumas confinados às regiões frontais). Stip (1995), no entanto, questiona tal relação clínico-patológica, descrevendo um caso de DFT com semelhante sintomatologia obsessivo-compulsiva, mas sem alterações imagenológicas sugestivas de atrofia de núcleos caudados. Além disso, esse paciente não apresentava sintomas extrapiramidais (como também a maior parte dos pacientes com DFT nos estádios iniciais, quando apresentam comportamentos obsessivo--compulsivos), o que seria de se esperar como resultado do comprometimento dos núcleos caudados.

Comportamentos repetitivos podem ser o resultado de diferentes mecanismos patogênicos; assim, aqueles comportamentos mais complexos podem corresponder a planos motores aberrantes, enquanto os mais elementares podem estar relacionados a programas motores desinibidos (Ames et al., 1994).

É paradoxal que tais comportamentos obsessivo-compulsivos ocorram em portadores de DFT, pois funções como ordenação e categorização encontram-se seriamente comprometidas nesses pacientes, e, contudo, eles apresentam de forma espontânea comportamentos nos quais esses componentes funcionais estão presentes, ainda que de modo estereotipado, empobrecido, limitado e descontextualizado. Os indivíduos com transtorno obsessivo-compulsivo apresentam um padrão de hiperperfusão orbitofrontal no SPECT cerebral (Rubin et al., 1992) diferente daquele encontrado na DFT. Esse padrão é apontado como o substrato neural para a resistência diante dos pensamentos intrusivos desses pacientes, e a prova disso é que o padrão desaparece após tratamento (Insel, 1992). O motivo para uma tal disparidade é que a tentativa de contenção do sintoma obsessivo presente no TOC, e provavelmente responsável pela hiperperfusão frontal, não existe na DFT (porque esses indivíduos não experimentam desconforto psicológico e ansiedade quando diante dos sintomas obsessivos e nem tentam se contrapor a eles: não são egodistônicos como no TOC). Sendo assim, é razoável encontrarmos apenas hipoperfusão frontal nesses pacientes, já que seus lobos frontais se encontram danificados e, portanto, incapazes de oferecer contenção às ideias obsessivas como o fariam os lobos frontais relativamente íntegros dos portadores de TOC diante das obsessões que podem ser mediadas em sua origem pelo núcleo caudado comprometido. As regiões orbitofrontais são as prováveis responsáveis por fenômenos de natureza obsessivo-compulsiva.

Uma outra contradição, desta vez apontada por Snowden, Neary e Mann (1996), é o fato de que pacientes com DFT podem perseverar e mostrar dificuldade para mudar de *setting*, de um lado e, no entanto, mostrar impersistência em tarefas, de outro.

Na Tabela 7.1, apresentamos dados produzidos por nosso grupo relativos aos comportamentos repetitivos em uma amostra de 10 portadores de DFT (Caixeta; Nitrini, 1998).

TABELA 7.1
Relação de comportamentos repetitivos em 10 pacientes com DFT

Caso	Sexo	Idade	Tipo clínico	MEEM	Comportamento repetitivo
1	F	60	Desinibido	29	Fala de modo estereotipado e revirbegerante: "não tenho roupa"
2	M	64	Desinibido	0	Ecolalia, verbigeração e comportamento de utilização
3	M	57	Desinibido	0	Ecopraxia e comportamento de utilização
4	M	68	Desinibido	21	Perseveração e comportamento de utilização
5	M	71	Desinibido	24	Fala algumas frases feitas em diversos idiomas, e estereotipias
6	F	65	Apático	28	Desliga o gás, apaga as luzes e fecha as torneiras, de modo descontextualizado, várias vezes
7	M	71	Apático	24	Abalos "espirituais" por todo o corpo, várias vezes ao dia
8	F	65	Desinibido	11	Mede em palmos o comprimento de tudo o que encontra diante de si. Canta o mesmo fragmento da mesma canção
9	M	70	Apático	29	Confere várias vezes se trancou a porta ao sair de casa; perseveração
10	F	52	Apático	28	Perseveração

Fonte: Caixeta e Nitrini, 1998.

De acordo com nossos achados, o espectro de comportamentos repetitivos é amplo, variando dos mais simples (perseverações, estereotipias, ecolalia) aos mais complexos (rituais, compulsões). É necessária melhor delimitação de comportamentos repetitivos, uma vez que alguns tipos (p. ex., comportamento de utilização e repetição) não tradicionalmente incluídos entre aqueles podem ser considerados como tais, posto que se repetem toda vez que um dado estímulo ambiental os desencadeia. Alguns comportamentos (p. ex., apagar a luz, fechar a torneira da pia) tornam-se inadequados porque não estão contextualizados, isto é, a luz não é apagada *porque* custa caro o desperdício de energia, mas sem motivo. A contextualização de nossos atos é de responsabilidade sobretudo das regiões pré-frontais, e provavelmente por isso encontremos esses comportamentos carentes de um nexo racional em nossos pacientes frontalizados.

Síndrome de dependência ambiental, comportamento de utilização e comportamento de imitação

A apresentação visual/tátil de um objeto a um paciente com lesão frontal dá ensejo a um comportamento caracterizado pela apreensão e utilização desse objeto, independentemente da congruência desta atitude com o contexto social em que se insere (mediante a apresentação de uma escova de cabelos, por exemplo, o paciente reage como se estivesse a pentear seus cabelos, mesmo sendo calvo e não tendo recebido qualquer solicitação por parte do examinador). Tal comportamento foi denominado, por Lhermitte (1993), como comportamento de utilização. O mesmo autor descreveu um outro comportamento correlato, denominado comportamento de imitação, que consiste na reprodução de gestos e palavras que o examinador produz em frente ao paciente sem que lhe dê quaisquer instruções nesse sentido. A síndrome de dependência ambiental refere-se a uma apresentação mais elaborada do comportamento de utilização em que o paciente se comporta em um ambiente não familiar como se fosse parte do mesmo, realizando tarefas que são ditadas não pelo seu papel, mas pelas pistas que o ambiente providencia. Lhermitte (1993, 1986a, 1986b) sugeriu uma hipótese fisiopatológica para esse fenômeno: as informações sensoriais vindas do mundo exterior são recebidas por áreas adjacentes aos lobos parietais, os quais as organizam e as associam a um significado que as complementa, preparando assim a resposta do paciente; então, os lobos parietais criam uma relação de dependência entre o indivíduo e os estímulos ambientais que lhe chegam. Os lobos frontais, por sua vez, envolvem funções que permitem ao indivíduo se desligar do entorno, emprestando-lhe maior independência à medida que pode modular e inibir o condicionamento ambiental que os lobos parietais determinam. Em condições normais, o equilíbrio entre essas duas regiões cerebrais é tal que a maior ou menor dependência do sujeito em relação ao ambiente é uma função da qualidade e quantidade do estímulo ambiental em relação à atividade mental interna. Isso posto, podemos dizer que o dano das regiões frontais faz com que a atividade parietal sobredetermine o comportamento, tornando-o mais dependente dos estímulos ambientais.

Lhermitte (1993, 1986a, 1986b) associou tais comportamentos com lesões cerebrais situadas nas regiões frontais mediobasais, bem como qualificou-os como frequentes. De Renzi, Cavalleri, Facchini (1996), entretanto, não compartilham desses achados, situando as lesões nas regiões frontais mediolaterais como as prováveis responsáveis por tais comportamentos, bem como qualificando-as como pouco frequentes. Também Snowden, Neary e Mann (1996) qualificam o comportamento de utilização como infrequente em sua casuística de pacientes com DFT, porém chamam atenção para a possibilidade de que esses comportamentos estejam sendo subdiagnosticados a favor de outras alterações de comportamento. Assim, por exemplo, um paciente que come um pacote inteiro de biscoitos geralmente é classificado como tendo alteração do apetite, quando na verdade manifesta um comportamento de utilização (a visão de alimentos está atrelada ao comportamento de comê-los). Esses últimos autores associam o comportamento de utilização ao subtipo clínico desinibido da DFT.

Sintomas psicóticos

Sintomas psicóticos (delírios e alucinações) podem ocorrer na DFT, porém, segundo Gustafson (1987, 1993), não são frequentes, sobretudo quando se referem às alucinações.

Lopez e colaboradores (1996), estudando sintomas psicóticos em 20 pacientes com DFT e em 40 com DA, concluíram que os sintomas psicóticos são mais frequentes na DA, até porque nenhum paciente com DFT dessa amostra apresentou alucinações.

Barber, Snowden e Craufurd (1995), em um estudo retrospectivo em que utilizavam uma entrevista semiestruturada para colher informações de parentes próximos de pacientes que morreram e cujo tipo de demência (apenas DFT ou DA) foi verificado pelo estudo anatomopatológico (o entrevistado não tinha acesso ao diagnóstico), constataram que a presença de alucinações desestimula o diagnóstico de DFT, visto que nenhum dos 21 pacientes portadores de DFT dessa amostra apresentou o sintoma.

Nitrini e Rosemberg (1998), estudando três casos de DFT-NM (confirmados por exame anatomopatológico) que apresentavam alucinações auditivas, hipotetizaram que o comprometimento dos neurônios supragranulares das lâminas corticais mais superficiais (achado histopatológico clássico da DFT, como será visto mais adiante) possa dar origem a alguma forma de desinibição dos neurônios das camadas infragranulares. Diante disso, as projeções corticocorticais de retroativação, originárias dessas últimas camadas, podem retroativar excessivamente os córtices associativos, dando ensejo a fenômenos de liberação que, nesses casos, seriam alucinações.

Confabulações

A confabulação é um outro sintoma que com frequência tem sido omitido mesmo das descrições clínicas mais detalhadas da DFT e que pode ocorrer tanto nessa forma de demência quanto na DA. Confabulações podem ser definidas como enxertos de memórias que podem ser falsas em seu conteúdo ou mal colocadas no contexto (ainda que verdadeiras) e evocadas ou interpretadas de maneira inapropriada (Stuss et al., 1978). A confabulação espontânea refere-se a memórias errôneas persistentes e não estimuladas, enquanto a provocada ou momentânea faz alusão às intrusões ou distorções produzidas quando a memória está sendo testada, como, por exemplo, em uma bateria neuropsicológica (Kopelman, 1987). Diversos autores têm associado a confabulação espontânea a evidências clínicas, neuroimagenológicas e neuropsicológicas de comprometimento frontal (Kapur; Coughlan, 1980; Stuss et al., 1978). Sob outro aspecto, a confabulação tem sido progressivamente dissociada do comprometimento primário da memória límbica, uma vez que alguns estudos têm demonstrado que ela não diminui à medida que os escores dos testes de memória aumentam (Stuss et al., 1978), mas diminui quando os escores dos testes frontais melhoram (Kapur; Coughlan, 1980).

Síndrome de Klüver-Bucy

Associada a lesões dos polos temporais, caracterizada por hiperoralidade (hiperfagia e tendência compulsiva a levar objetos à boca), hipermetamorfose (compulsão para examinar os objetos de um ambiente novo), placidez e hipersexualidade. Não necessariamente todos os constituintes da síndrome convivem em um mesmo paciente ou se apresentam com a mesma assiduidade. Os distúrbios alimentares, por exemplo, aparecem de modo muito mais frequente que a desinibição sexual.

Síndrome de Othelo

Referência à Othelo, ilustre personagem da obra de Shakespeare que, tomado por ciúme doentio, assassina sua amada. A síndrome refere-se ao ciúme patológico, em que o paciente delira que seu parceiro(a) o(a) esteja traindo(a) com uma pessoa específica, geralmente conhecida pelo(a) paciente, ou de forma difusa por várias outras pessoas. Exemplo dessa síndrome pode ser observado em nossa paciente ECT no Capítulo 8.

Reação catastrófica de Goldstein

Reação de ansiedade intensa e desproporcionada diante de estímulos banais (p. ex., temos um paciente que reage à limpeza e à ordem de seu quarto com intensa agitação psicomotora, agressividade física e verbal). Exemplo concreto dessa síndrome pode ser observado em nossa paciente ECT no Capítulo 8.

Síndrome de Godot

Ansiedade antecipatória patológica apresentada pelos pacientes diante de eventos/compromissos futuros, como acontece com pacientes que ficam atemorizados minutos, horas ou dias antes da consulta médica, sem motivo aparente. Exemplo dessa síndrome pode ser observado em nossa paciente ECT no Capítulo 8.

Síndrome de Diógenes

Uma cena típica que deve ser familiar a muitos médicos, assistentes sociais, enfermeiros em distritos de saúde e cidadãos comuns é a de uma pessoa reclusa, morando sozinha em uma casa imunda e dilapidada. A casa é bagunçada com lixo e infestada de parasitas. Excremento e comida em decomposição são esparramados pelo chão e o odor exalado é insuportável para todos, exceto para o habitante que simplesmente não se preocupa com a situação. Essa síndrome é encarada como um colapso social e caracterizada por extrema autonegligência, descuido doméstico e abandono social; com frequência é acompanhada por colecionismo compulsivo, silogomania (Fig. 7.1), e ausência de preocupação sobre a condição de vida dessa pessoa. Essa síndrome invariavelmente deixa uma impressão duradoura nos clínicos que a tratam, não apenas devido ao vívido impacto aos sentidos, mas também porque é uma síndrome bastante desafiadora para o manejo. O paciente muitas vezes doa todos os seus pertences e passa a viver como um mendigo (Beauchet et al., 2002).

Síndrome de Clérambault

Também chamada de erotomania, isto é, a crença delirante de que outra pessoa, com quem o paciente tem pouco ou nenhum contato, está apaixonada por ele; o pretenso apaixonado em geral é alguma personalidade pública proeminente, de *status* social muito maior e inacessível. Exemplo dessa síndrome pode ser visto na paciente MJS, descrita no Capítulo 18.

Delírio de pobreza

Crença de não possuir recursos financeiros suficientes para a própria sobrevivência.

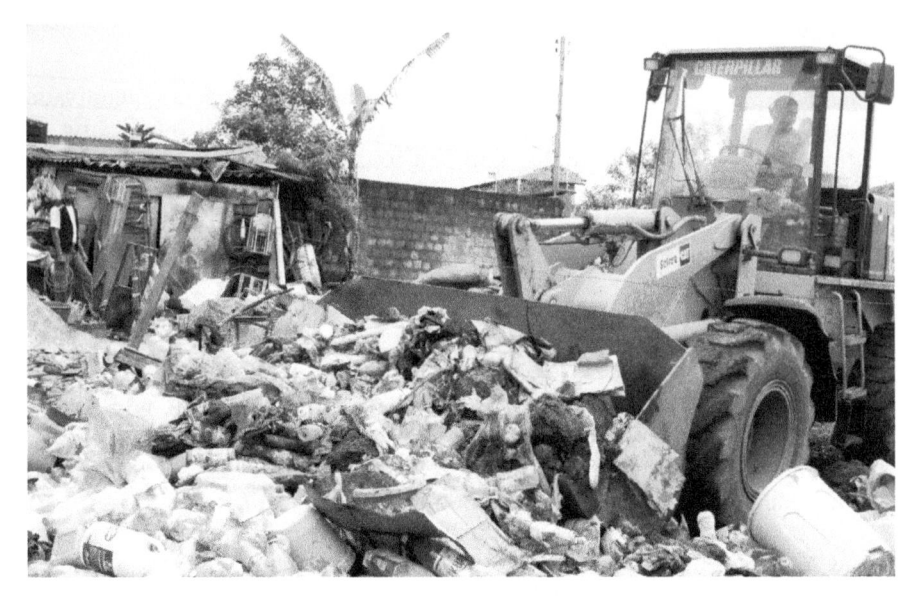

FIGURA 7.1

Lixo acumulado sendo retirado da residência de um paciente com DFT e síndrome de Diógenes (colecionismo acentuado).

Delírio de abandono

Crença de que será abandonado pela família ou deixado em um asilo.

Crença de que a casa onde vive não é sua verdadeira residência

Alguns pacientes apresentam a convicção de que a casa onde estão não corresponde à casa onde moram, mesmo que os familiares argumentem o contrário.

Hóspedes fantasmas

Crença ou alucinação de que hóspedes estranhos, que não são bem-vindos, estão morando em sua casa.

Delírio de roubo

Crença de que seus pertences estão sendo roubados.

Sintomas nunca antes descritos na demência frontotemporal

O primeiro comportamento nunca antes descrito na DFT foi denominado *comportamento de ordenação* e é caracterizado por uma compulsão em ordenar, de modo muito obsessivo, objetos colocados na frente do paciente, sobre a mesa, sem que se dê qualquer ordem para manipulá-los (e mesmo quando o examinador o avisa de que não deve mexer nos objetos). Como característica desse comportamento, o paciente tende a *organizar* o material, sistematizando papéis previamente bagunçados de uma maneira rígida, empilhando o material, medindo seu tamanho no intuito de colocar os maiores embaixo dos menores, observando se as pontas estão sobrepostas (Caixeta, 2007).

O segundo comportamento (*comportamento de aglutinação*) consiste em uma compulsão em aglutinar objetos colocados em sua frente, usando alguma forma de categorização (p. ex., quando são apresentadas canetas de diferentes cores, bem como pedaços de madeira em diferentes formas geométricas, tamanhos e cores). A característica desse comportamento é que o paciente tende a agrupar os objetos de acordo com alguma categoria que lhes

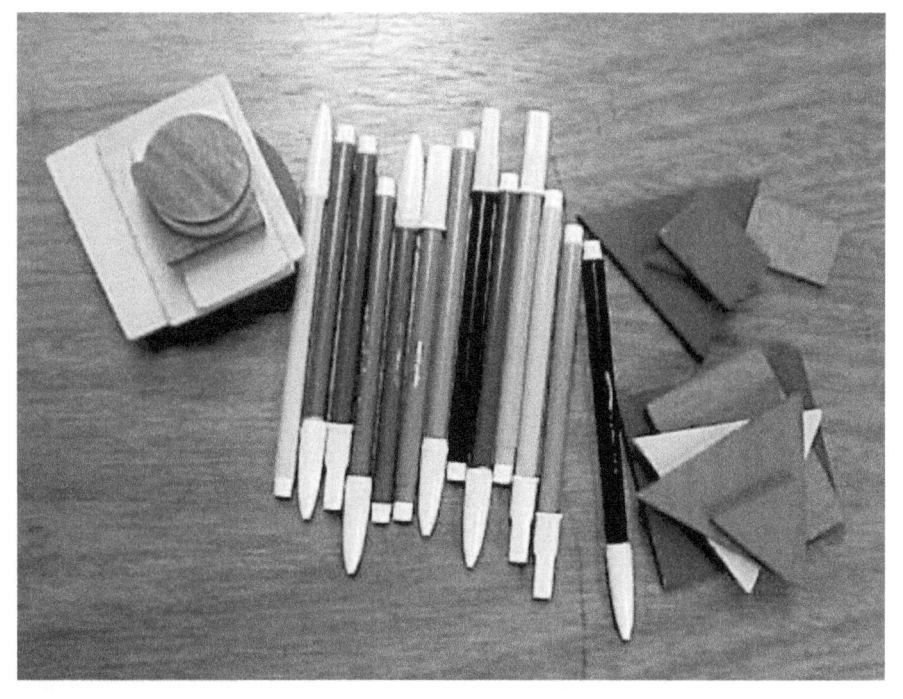

FIGURA 7.2

Comportamento de aglutinação e de ordenação em paciente com DFT.

seja mais saliente (cor, tamanho e/ou forma, dependendo de cada indivíduo) (Caixeta, 2007).

Não parece existir uma correlação dos comportamentos de ordenação e de aglutinação com o comportamento de utilização, até porque naqueles não se observa a utilização dos objetos como conceituado neste.

A disfunção executiva parece explicar apenas em parte os comportamentos de ordenação e de aglutinação (a impulsividade, a descontextualização e a irrelevância do ato), porém não explicaria a compulsão de ordenar (pelo contrário, seria de esperar, pela disfunção executiva, uma desorganização) (Ridderinkhof et al., 2004).

Esses comportamentos podem ser observados espontaneamente em alguns pacientes no momento de suas refeições, quando dispõem a comida no prato de forma muito organizada e por categorias (cores ou tipos de alimentos). Os comportamentos de ordenação e de aglutinação podem explicar também comportamentos como a siligomania, encontrados na população de pacientes hipofrontalizados (Anderson; Damasio, 2005; Mataix-Cols et al., 2004).

SINTOMAS COGNITIVOS

Alterações de linguagem

A linguagem é um instrumento de intercâmbio social. Para tanto, exige que os interlocutores façam inferências a respeito do conhecimento prévio um do outro, bem como monitorem o *feedback* verbal e não verbal para se certificarem de que as proposições almejadas tenham sido contempladas de modo conveniente (Snowden; Griffiths; Neary, 1996). Em princípio, então, podemos afirmar que os pacientes com DFT terão dificuldades para usar a linguagem, posto que quebram regras convencionais de interação social (p. ex., alternância de fala), além de não nivelarem o conteúdo de suas falas com o conhecimento prévio do interlocutor (p. ex., um indivíduo que conversa em português com um estrangeiro que desconhece essa língua, sem se dar conta do erro implícito nessa atitude) (Griffiths, 1996). A linguagem, para esses pacientes, parece ter perdido seu papel social. Aqueles com uma síndrome predominantemente apática não mostram interesse pela comunicação com os outros, enquanto os desinibidos não têm seu discurso governado pelo objetivo da comunicação, além de apresentarem uma produção desalinhada e desregrada, produto de desencadeadores internos e externos aleatórios.

Uma característica típica da DFT é a progressiva redução do *output* verbal, que irá passar por uma linguagem lacônica, monossilábica, para depois culminar no mutismo total. Essa perda da linguagem expressiva por vezes é denominada "dissolução da linguagem" pelos autores franceses (Delay; Neveu; Desclaux, 1944) ou "perda da espontaneidade e da capacidade geradora de fala" pelo grupo de Manchester (Snowden; Neary, 1993). Muitas vezes, principalmente diante de perguntas muito abertas, os pacientes respondem "não sei", em um testemunho da economia de esforço que caracteriza esse distúrbio. Gustafson (1987), entretanto, refere que algum aumento no *output* verbal também pode ser notado em alguns pacientes nas fases iniciais da DFT.

Produções verbais repetitivas são muito comuns na DFT. Em um estudo de 19 portadores de DFT conduzido por Snowden e Neary (1993), foi encontrada uma porcentagem de perseverações de respostas verbais em 100% dos pacientes, estereotipias verbais em 47% e ecolalia também em 47% da casuística. Segundo Gustafson (1993), o cortejo sintomático caracterizado por **Palilalia, Ecolalia, Mutismo** e **Amimia** (a chamada síndrome "PEMA" de Guiraud) é típico da DFT, porém raro na DA.

Dificuldades de organização temporal da linguagem na DFT (que podem ser detectadas com a utilização de alguns testes neuropsicológicos) são descritas em uma paciente observada por Snowden, Griffiths e Neary (1996), a qual apresentava uma dificuldade importante ao tentar rearranjar palavras escritas para formar uma sentença, assim como era incapaz de associar sentenças com uma conjunção apropriada.

Síndromes de falso reconhecimento

As síndromes de falso reconhecimento estão entre os sintomas mais frequentes na demência de Alzheimer (Rubin; Drevets; Burke, 1988), porém não há dados sobre sua prevalência na DFT. Ainda segundo Rubin, Drevets e Burke (1988), essas síndromes podem ser classificadas em três subgrupos:

1. confusão acerca da presença ou identidade de pessoas na casa (varia desde a clássica síndrome de Capgras até imaginar a presença de inquilinos virtuais hospedados em casa);
2. confusão acerca do reconhecimento de si mesmo (p. ex., não se reconhece no espelho);
3. confusão acerca da televisão (atribuição de presença concreta para as imagens da TV).

Burns, Jacoby e Levy (1990) acrescentaram um quarto subgrupo:

4. confusão acerca de um amigo ou parente ser outra pessoa (p. ex., confundir a esposa com a filha).

Segundo Rubin, Drevets e Burke (1988), tais síndromes também envolvem sistemas delirantes e possivelmente alucinações, porém carecem de outras características que as aproximem mais da definição de delírio e de alucinação, além de se associarem com mais frequência a outros subgrupos de falsos reconhecimentos do que a outras formas de delírios ou alucinações e, portanto, costumam ser discutidas em separado. Mendez, Martin e Smyth (1992), também preocupados em distinguir as síndromes de falso reconhecimento de outras que possam sugerir parentesco, estabeleceram a diferença entre aquelas e *prosopagnosia* (um déficit visuoespacial relacionado a patologia occiptotemporal, no qual faces não são reconhecidas de forma visual, mas o são por meio de outras características do indivíduo, como, por exemplo, a voz, diferindo do que acontece nas síndromes de falso reconhecimento, nas quais muitas vezes aquela entidade é identificada como fisionomicamente parecida com quem de fato ela é, mas não reconhecida como de fato sendo). Vários autores (Drevets; Rubin, 1989; Forstl; Burns; Jacoby, 1991; Molchan; Martinez; Lawlor, 1990) identificaram comprometimento de regiões frontais nesses pacientes (de modo geral com maior responsabilidade do lobo frontal direito), fazendo uso de estudos tomográficos. Diante disso, foi sugerido um mecanismo etiológico para tais disfunções, com base na desconexão das funções mnésticas e afetivas do sistema límbico e lobo temporal das funções interpretativas e de julgamento dos lobos frontais (Joseph apud Molchan et al., 1995).

Sinal do espelho

Uma forma particular de falso reconhecimento, que se refere a identificação errônea da própria imagem refletida em um espelho, atribuindo-lhe uma outra identidade, geralmente a de um parente próximo (fenômeno denominado "sinal do espelho"), tem sido descrita na DFT (Caixeta, 2001).

Alguns autores (Phillips; Howard; David, 1996) consideram o sinal do espelho um "delírio de incapacidade de autorreconhecimento" e outros, por extensão, o definem como uma forma da síndrome de Capgras (crença de que alguém familiar foi substituído por um impostor ou sósia) dirigida para a própria imagem (Feinberg, 1997). Outros autores, entretanto, ainda que reconheçam sistemas delirantes (os pacientes são refratários a qualquer tentativa de correção do fenômeno e têm convicção da veracidade do mesmo) e até alucinatórios (alguns pacientes dizem ouvir respostas da imagem refletida quando lhe são dirigidas perguntas) nesse fenômeno, atestam enorme dificuldade em enquadrá-lo seja como um delírio seja como uma alucinação dada a falta de elementos para preencher uma definição dessa natureza; por isso, o estudam como um capítulo à parte (Burns; Jacoby; Levy, 1990; Rubin; Drevets; Burke, 1988). Mendez, Martin e Smyth (1992) também o diferenciam da prosopagnosia.

Kahn (1925 apud Jung; Solomon, 1993) foi o primeiro a descrever o sinal do espelho na doença de Pick, classificando-o como infrequente nessa condição. Outros autores (Sjogren et al., 1952 apud Jung; Solomon,1993), sempre a título de curiosidade apenas e sem se aprofundarem nesse achado, também identificaram esse sinal na doença de Pick, mas não na DA, utilizando essa observação, aliás, como elemento de auxílio no diagnóstico diferencial dessas duas formas de demência. Vários outros autores (Burns; Jacoby; Levy, 1990; Forstl; Burns; Jacoby, 1991; Mendez; Martin; Smyth, 1992; Rubin; Drevets; Burke, 1988) não confirmaram essa impressão, atestando a presença do sinal do espelho na DA, ainda que considerando a raridade do fenômeno nessa forma de demência. Assim, Rubin, Drevets e Burke (1988) detectaram o sinal em apenas 7% de seus pacientes, e Forstl, Burns e Jacoby (1991) observaram-no em 5,4% de sua casuística.

Prejuízo do *insight*

Insight (literalmente, *visão interna*) é um constructo complexo que tem suas raízes plantadas e se nutrindo de outros constructos tais como consciência, introspecção, *self*. Segundo Schwartz (1998), *insight* se trata de um constructo multidimensional que ocorre em um *continuum* e, portanto, pode ser usado em uma perspectiva mais ampla (como uma forma de autoconhecimento, conforme Marková; Berrios,1992) ou mais estrita (como a consciência de ter um transtorno mental conforme Marková; Berrios, 1995) ou mesmo psicanalítica (Freud, 1969). Em todas essas formas de ver a questão paira, embutida, a noção da incapacidade de o sujeito passar a fazer a transição natural de olhar para si mesmo *de dentro* para olhar-se *de fora*, através dos olhos do mundo. Para fins de pesquisa clínica, tem sido utilizado o constructo em sua perspectiva mais estrita, ou seja, *insight* como consciência de ser portador de um transtorno mental, acrescido do conhecimento das consequências que ele gera (p. ex., necessidade de acompanhamento em serviços especializados ou de hospitalização) e da necessidade de tratamento (Amador et al., 1991). Assim sendo, é possível concluir que *insight* se refere a um estado mental (Marková; Berrios, 1992) que envolve o reconhecimento da própria personalidade, da própria condição mórbida e de eventos vitais passados ou atuais diretamente relacionados com a referida condição (David, 1990).

Sua ausência é uma característica reconhecida com unanimidade na DFT (Gustafson, 1987,1993; Kertesz, 1998; Neary et al., 1988; Neary; Snowden; Mann, 1983; Pasquier; Lebert; Scheltens, 1996), sendo que a presença precoce de prejuízo no *insight* faz parte até mesmo dos critérios diagnósticos da DFT (Neary et al., 1998), o que dá ideia da importância desse sintoma para a caracterização dessa forma de demência. Além disso, em um estudo de detecção de sintomas por meio de dados colhidos na anamnese de pacientes com DFT levado a cabo por Kertesz, Davidson e Fox (1997), verificou-se que o sintoma mais frequente da doença é a falta de *insight*, presente em 88% dos

12 pacientes estudados (não foi dado enfoque especial a esse sintoma nesse estudo, diga-se de passagem). Esses achados deixam entrever que, apesar de muito frequente, não constitui um fenômeno universal entre os portadores de DFT, segundo esses autores. Já Neary e colaboradores (1990) afirmam que os pacientes com essa doença apresentam invariavelmente comprometimento do *insight*, porém, também, não se estendem em maiores considerações a respeito.

Apesar dessas referências, o prejuízo do *insight* na DFT não tem sido examinado de maneira sistemática. O pouco aprofundamento nessa área conduz a uma concepção simplista desse sintoma como sendo um fenômeno tudo-ou-nada, classificável no âmbito de uma abordagem categorial (p. ex., como no estudo de Kertesz, Davidson e Fox (1997) mencionado antes), em vez de entendê-lo como um constructo multidimensional que ocorre em um *continuum*, como sugerem alguns autores que estudam esse fenômeno na esquizofrenia (Amador; David, 1998; Schwartz, 1998).

Apenas dois estudos (publicados como resumos de poster) endereçam de forma específica a anosognosia (constructo utilizado de forma errada como equivalente à falta de *insight*) na DFT, em comparação com o mesmo sintoma na DA, porém com conclusões totalmente diversas entre si: um deles concluindo que a anosognosia é mais frequente na DFT (Mendez; Cummings, 1997), enquanto o outro conclui que o fenômeno é proeminente na DA (Usman, 1997). Ambos não focalizam a anosognosia como um constructo multidimensional, mas apenas como "falta de consciência sobre a doença" (considerando-o, portanto, um fenômeno tudo-ou-nada), não permitindo por conseguinte quantificar a intensidade do transtorno, além de evidenciar outras limitações metodológicas (o primeiro estudo não utiliza uma escala específica para a avaliação, e a amostra do segundo estudo é de apenas três pacientes com DFT e nove com DA).

Ao contrário do que ocorre com a DFT, o estudo do *insight* na DA tem recebido constante e crescente atenção, embora resultados conflitantes no que concerne a frequência do déficit de *insight*, associação deste com outros déficits cognitivos, variáveis demográficas e disfunção frontal ainda ocorram (Derouesné et al., 1999; Mullen; Howard, 1996; Ott; Noto; Fogel, 1996), o que justifica a necessidade de novos trabalhos nessa área que possam dirimir esses pontos de controvérsia.

O uso do conceito de *insight* na literatura científica implica uma bifurcação entre o conhecimento de si mesmo (ao qual o constructo se refere) e o conhecimento do mundo exterior (Sackeim, 1998). Um outro constructo relacionado à cognição, no entanto, é capaz de integrar essas duas instâncias de conhecimento num único "corpo", e, portanto, abarcaria o conceito de *insight*: a teoria da mente (Premack; Woodruff, 1978). Segundo esses autores, criadores do termo, a teoria da mente se refere à capacidade de reconhecer o estado mental (desejos, intenções e crenças) dos outros, bem como o próprio.

Em outras palavras, diz respeito a um sistema de inferências e metarrepresentações do indivíduo acerca de si e de seu mundo. Povinelli e Preuss (1995) associam essa habilidade (que é recente no contexto da filogênese) à também recente expansão das regiões pré-frontais, as quais forneceriam de maneira mais apropriada o substrato anatômico para a referida capacidade (uma das mais sofisticadas da espécie humana), uma vez que os sistemas frontais têm sido tradicionalmente relacionados ao caráter autorreflexivo e gerador de *insight* do pensamento humano (Stuss; Benson, 1986). Estudos com portadores de autismo infantil dão suporte a essa associação, posto que nessa entidade (em que a disfunção frontal é sugerida pelos comportamentos antissociais, pelas estereotipias e perseverações) o prejuízo em tarefas que requerem o uso da teoria da mente é evidente (Baron-Cohen; Leslie; Frith, 1985). Em um protocolo conduzido por Baron-Cohen e colaboradores (1994), no qual indivíduos normais realizavam tarefas que requeriam a utilização dessa teoria, foi constatada a ativação de estruturas orbitais pré-frontais, o que também ajuda a reforçar a associação entre aquela habilidade e essas regiões do córtex cerebral. Esse mesmo autor (Baron-Cohen, 1996) cunhou o termo cegueira mental em referência à dificuldade apresentada pelos autistas em *teorizar* a respeito do estado mental dos outros e de si mesmo, isto é, dificuldade na *teoria* da mente.

Anosognosia refere-se à incapacidade do paciente de perceber os próprios déficts, parecendo portanto um conceito que pode ser superposto à noção de comprometimento do *insight*. Logo, como ocorre no caso da falta de *insight*, a anosognosia é uma alteração cognitiva comum na DA (Starkstein et al., 1997) e também na DFT, porém menos estudada nesta, apesar da íntima relação entre esse déficit e o comprometimento frontal (geralmente frontal direito), conforme sugerido nos estudos que utilizam avaliação neuropsicológica ou SPECT (Starkstein et al., 1997) em portadores de DA com anosognosia.

Pacientes com DFT não demonstram frustração ou estresse diante das próprias dificuldades em circunstâncias sociais, ocupacionais ou de testagem neuropsicológica, assim como não demonstram empatia ou simpatia pelas outras pessoas (Snowden; Neary; Mann, 1996).

SINTOMAS COMPORTAMENTAIS *VERSUS* SINTOMAS COGNITIVOS

A diferenciação entre sintomas comportamentais e cognitivos é arbitrária, e muitas vezes nos deparamos com sintomas que se localizam na fronteira entre essas duas categorias, incorporando elementos de ambas.

Alguns dos comportamentos apresentados por pacientes com DFT podem ocorrer em razão de déficts cognitivos que ocasionam alterações como:

a) Reação catastrófica de Goldstein (provavelmente secundária a dificuldade em lidar com a elaboração de perdas e limitações que se apresentam quando o paciente se encontra diante de algum problema ou obstáculo).
b) Síndrome de Godot (alguns autores consideram essa forma de ansiedade antecipatória resultante de um declínio mnêmico – o paciente, por exemplo, não se recorda da resposta que obteve ao questionar seu cuidador sobre o dia da consulta médica e repete a mesma pergunta com um nível elevado de ansiedade).
c) Síndrome de Othelo ou delírio de ciúme, relacionado com distúrbios cognitivos (Enoch; Trethowan, 1979).
d) Inflexibilidade cognitiva (dificuldade em manipular formulações conceituais para solucionar novos problemas), que é manifestada no comportamento por perseverações, estereotipias e falta de iniciativa.
e) Indiferença afetiva em relação às limitações que a doença impõe, provavelmente secundária a anosognosia (Ott; Noto; Fogel, 1996; Ratey, 1995).

SINAIS FÍSICOS E NEUROLÓGICOS

Alterações sistêmicas, como redução dos níveis pressóricos, já foram várias vezes associadas à DFT, mas nunca explicadas. Uma característica adicional, com alta especificidade para DFT, embora com baixa sensibilidade, é uma resposta alterada a estímulos sensoriais. Isso inclui tanto a redução da resposta a dor (Bathgate et al., 2001; Snowden et al., 2001), atribuída a uma diminuição nos componentes motivacionais e afetivos da dor (Scherder; Sergeant; Swaab, 2003), quanto a hipersensibilidade para estímulos neutros (Bathgate et al., 2001; Snowden et al., 2001). Mudanças nos hábitos alimentares (hiperfagia, caprichos alimentares, preferência por carboidratos e doces) também podem ser consideradas sintomas físicos gerais nessa doença (Bathgate et al., 2001; Bozeat et al., 2000; Ikeda et al., 2004; Liu et al., 2004; Miller et al., 1995; Rosen et al., 2002b; Snowden et al., 2001; Snowden; Neary, 1999).

A DFT costuma ser associada a uma ausência de sinais neurológicos precoces; no entanto, reflexos primitivos e sinais estriatais de acinesia e rigidez emergem com a progressão da doença (Snowden; Neary, 1999). Perda muscular ocorre em poucos pacientes que desenvolvem DNM. Mioclonia, fraqueza corticospinal e ataxia estão ausentes.

CAPÍTULO 8

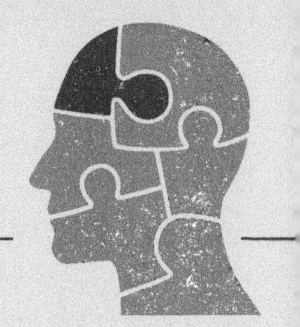

Subtipos clínicos da demência frontotemporal

Visto que os lobos frontais e temporais são os mais comprometidos na demência frontotemporal (DFT) (Brun, 1987; Brun, 1993; Mann; South, 1993) e que o funcionamento da personalidade é classicamente associado a tais áreas (Blumer; Benson, 1977), nada mais lógico do que constatar que as alterações de personalidade são relatadas por muitos autores como sendo as mais precoces e frequentes nessa forma de demência (Jung; Solomon, 1993).

Em que pese o fato de os pacientes com DFT compartilharem os *sintomas-chave* que são mais importantes na caracterização da síndrome (alteração de personalidade, comprometimento do *insight*, perda do *tato* social, prejuízo das funções executivas), eles estão longe de constituir um grupo homogêneo. Três grandes subgrupos clínicos podem ser identificados (Caixeta; Nitrini, 2001; Snowden; Neary; Mann, 1996):

1. Tipo desinibido
2. Tipo apático
3. Tipo estereotípico

É interessante notar, no entanto, que tais subgrupos não são completamente puros, existindo sobreposição de sintomatologia, sobretudo nas fases mais tardias da doença, quando não é incomum encontrarmos, por exemplo, pacientes com quadros desinibidos, porém com um fundo apático (Caixeta; Nitrini, 2001). Essas duas possibilidades tão extremas podem emergir e oscilar no mesmo paciente, em diferentes ocasiões, porém, em geral, os pacientes tendem a se polarizar em uma delas (Neary et al., 1990). Levy e colaboradores (1996) constataram que 21 de seus 22 pacientes com DFT apresentavam apatia, a qual estava presente até em 14 dos 15 pacientes desinibidos dessa mesma amostra, embora esses pacientes apresentassem níveis de apatia menos intensos quando comparados aos que não demonstravam desinibição.

OUTROS SUBTIPOS CLÍNICOS

A divisão em grupos clínicos da DFT, entretanto, não pode ser resumida nesses três representantes. Mais recentemente, tem-se falado muito em outras apresentações particulares, de acordo com o envolvimento preferencial de determinada região frontal ou temporal. Foi assim que surgiram descrições sobre as formas clínicas que têm maior predileção pelo envolvimento do *lobo frontal direito* e consequente manifestação de sintomas mais associados a essa topografia: atitudes antissociais, agressividade, comportamentos aberrantes e maior quantidade de alterações de comportamento em geral, comparando às síndromes que afetam mais o lobo frontal esquerdo (Miller et al., 1993, 1995, 1997b). Esse padrão vale também para demência semântica.

Outras apresentações clínicas despontam ainda com características adicionais ao quadro básico associado ao comprometimento frontotemporal. Por exemplo, existem casos de DFT que, além dos sintomas clássicos relacionados às alterações de personalidade e de comportamento, apresentam também *sintomas parkinsonianos associados à DFT-17* ou *doença do neurônio motor associada à DFT-DNM*. Quando a DFT é acompanhada por sinais de parkinsonismo, a apresentação é como na degeneração corticobasal, com rigidez e apraxia progressivas e assimétricas, sempre acompanhadas por afasia. Quando a DFT é acompanhada por sintomas ligados ao comprometimento do neurônio motor, surpreenderemos sinais bulbares como disfagia, disfonia, fasciculações e atrofia da língua.

A seguir, descreveremos cada subgrupo mais detidamente, bem como os ilustraremos com relatos de casos de pacientes extraídos de nosso arquivo pessoal.

TIPO DESINIBIDO E SINTOMAS POSITIVOS NA DEMÊNCIA FRONTOTEMPORAL

A síndrome de desinibição constitui uma apresentação clínica frequente na DFT (Gustafson, 1987; Kertesz; Munoz, 1998a, 1998b; Miller et al., 1991; Neary et al., 1988; Snowden; Neary; Mann, 1996). Segundo Levy, Miller e Cummings (1998), um terço dos pacientes com DFT desenvolve um afeto que pode ser descrito como eufórico, mas que pode não ser acompanhado de emoção genuína.

De acordo com Starkstein e Robinson (1997), a síndrome de desinibição constitui uma de muitas fenomenologias possíveis: desinibição motora (hiperatividade, pressão de discurso, necessidade reduzida de sono), dos instintos (hipersexualidade, hiperfagia, explosões de agressividade), emocional (euforia, elação, irritabilidade), intelectual (delírios megalomaníacos e paranoides, fuga de ideias) e/ou sensorial (alucinações auditivas e visuais).

Esse quadro pode ser confundido com mania ou hipomania dos pacientes portadores do transtorno afetivo bipolar; contudo, na DFT falta a criatividade, o preciosismo, a megalomania dos pacientes bipolares.

Nos exames de imagem funcional, esses pacientes geralmente mostram hipoperfusão das regiões orbitofrontais.

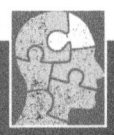

CASO CLÍNICO I

Aos 52 anos, MC, dona de casa semianalfabeta, passou a apresentar alterações de comportamento de forma progressiva. Seus filhos começaram a perceber que sua personalidade havia mudado quando deixou de mostrar contentamento ou qualquer outra emoção com suas visitas, ficando indiferente com a chegada deles.

Gradualmente, foi se tornando inadequada, escondendo comida embaixo da cama, impulsiva, agressiva com os netos (menos tolerante que antes), apresentando prejuízo no *insight*, elação do humor, hiperoralidade (começa a consumir bebidas alcoólicas, coloca objetos do lixo na boca), descuido da higiene pessoal, pressão de discurso, discurso desconexo, desinibição (conversa com estranhos sem receios, tira a roupa em locais públicos, demonstra não saber como se portar em situações sociais), com tendência compulsiva a andar a esmo, insônia, risos imotivados, usando o vaso sanitário para lavar as mãos e beber água. De forma concomitante, exagerava na quantidade de comida que cozinhava, confundia o filho com o marido e vice-versa, queria levar utensílios para a mãe já falecida. Aos 62 anos, "virou criança" (palavras do filho), com incontinência urinária, manipulando o conteúdo das lixeiras e recolhendo restos alimentares e produtos não comestíveis para consumi-los. Confundia sabão com rapadura e comia tudo que lhe fosse apresentado. Tinha compulsão por manipular os objetos quando colocada em um recinto não familiar. Reduziu de modo progressivo a produção verbal. Ao ouvir alguma criança chorando, tirava o peito para amamentá-la (comportamento de utilização). Confabulava (geralmente utilizando elementos relacionados a sua vida passada na zona rural) ao ser questionada a respeito de seus atos. Apresenta vários comportamentos repetitivos: como manipular as pontas de suas vestes como se as tivesse dobrando, contar os objetos que manipula, faz várias visitas ao banheiro (sem motivo aparente).

Foi atendida primeiro em um serviço de psiquiatria, onde recebeu o diagnóstico de DA de início tardio.

Até um ano atrás saía sozinha de casa e achava o caminho de volta sem problemas.

Exame neurológico – Apresentou reflexos primitivos exaltados (nasopalpebral, oroorbicular, masseteriano). Preensão presente (++/4+). Paratonia presente, bilateralmente. Discinesia orolingual presente (provavelmente secundária ao uso de neurolépticos). Hipermetamorfose (comportamento de exploração compulsiva de novos ambientes) presente.

Avaliação neuropsicológica – O escore no Miniexame do Estado Mental (MEEM) caiu de 3 pontos (acertou apenas a nomeação do relógio e da caneta e dobrou a folha de

(continua)

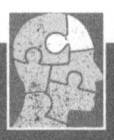

> **CASO CLÍNICO I (continuação)**
>
> papel ao meio) em abril de 1998 para 1 (junho de 1998) e zero (dezembro de 1998). Dificuldade de controle mental (não conseguiu posicionar os meses do ano em uma ordem inversa). No VOSP (teste que avalia habilidades visuoespaciais), pôde realizar apenas a bateria de contagem de manchas. Varredura perfeita de todas as pranchas. Conseguiu contar de forma correta o número de manchas em quase todas as pranchas; porém, em três, perseverava a contagem e recontava manchas que já havia contado (quando solicitada a realizar novamente a tarefa, fazia com correção). Muitas respostas impulsivas (respondia de maneira aleatória e às vezes perseverando na resposta anterior, sem nem mesmo olhar as pranchas), diante do que era solicitado uma nova resposta, auxiliando na focalização da atenção, quando então acertava a contagem. Não reconheceu fotos de pessoas famosas (Papa, Roberto Carlos, Fernando Henrique Cardoso, Pelé), porém o marido, de mesmo nível cultural, também não o fez. Reconheceu fotos de si mesma, tanto recentes quanto antigas. Dificuldade grave de abstração e sequenciação.

SUBTIPO APÁTICO E SINTOMAS NEGATIVOS NA DEMÊNCIA FRONTOTEMPORAL

Apatia é conceitualmente relacionada a falta de motivação e emoção e é definida como um estado primário de ausência de sentimentos, emoções, interesses ou engajamento, desde que não seja atribuível a comprometimento do sensório, déficit intelectual, nem estresse emocional (Marin, 1990). Ainda segundo esse autor, e congruente à definição por ele elaborada, a "verdadeira apatia" não é apenas um sintoma, mas uma síndrome *per se* que deve ser diferenciada da síndrome depressiva: apesar de a falta de motivação constituir sintoma constante nas duas síndromes, na apatia ela não é acompanhada por disforia nem sintomas vegetativos, como ocorre na síndrome depressiva (Marin; Firinci Ogullari; Biedrzycki, 1993). A existência de portadores de apenas uma síndrome apática, não acompanhada de uma depressiva, pode ter motivado o surgimento de termos como *depretio sine depretione* ou "depressão mascarada" (Blumenthal, 1980).

Parecem existir controvérsias sobre o substrato neurobiológico preciso da apatia, posto que as opiniões de diferentes autores não são completamente concordantes, ainda que as localizações relacionadas gravitem quase sempre em torno das áreas pré-frontais. Robison e Bradley (1984) consideram-na relacionada sobretudo a lesões nas porções mais anteriores do hemisfério cerebral direito, enquanto Cummings e colaboradores (1994) a relacionam com lesões mesiais frontais. Em um estudo de revisão da síndrome frontal realizado por

Paradiso e colaboradores (1999) em vítimas de traumatismos craniencefálicos com lesões únicas e bem circunscritas foi constatado que a apatia está muito mais relacionada a lesões frontais dorsolaterais do que mesiais. A apresentação apática na DFT é tradicionalmente associada ao comprometimento do córtex frontal dorsolateral (Brun, 1987, 1993; Gustafson, 1987, 1993; Neary et al., 1988, 1990; Neary; Snowden, 1997; Snowden; Neary; Mann, 1996).

É incontestável a importância do estudo da apatia na DFT, uma vez que essa é uma das apresentações clínicas possíveis nessa entidade (Gustafson, 1987; Kertesz; Munoz, 1998a, 1998b; Miller et al., 1991; Neary et al., 1998; Snowden et al., 1996). Levy, Miller e Cummings (1998) afirmam que a apatia está quase sempre presente na DFT e pode se tornar progressivamente mais grave à medida que a doença avança.

A apatia pode ser classificada também como *sintoma negativo*. Essa terminologia já há muito vem sendo empregada quando se deseja fazer referência a sintomas que retratam a perda de uma função (alogia, discurso empobrecido, isolamento social, abulia, etc.), em contraposição aos assim chamados *sintomas positivos*, que se referem a comportamentos gerados em excesso e inoportunamente (agitação psicomotora, jocosidade, delírios, alucinações, etc.). Embora possa ser considerada simplista e reducionista, essa classificação tem se mostrado útil para predizer o curso da doença, a resposta aos antipsicóticos e a associação com padrões cognitivos específicos, como podemos observar na literatura sobre esquizofrenia, que é, sem dúvida alguma, uma das que mais utilizam essa terminologia (Andreasen, 1985). Essa classificação, entretanto, não se restringe à esquizofrenia, até porque se refere a sintomas e não a categorias nosológicas, e portanto podemos presenciar seu uso também quando o assunto é alcoolismo (Rosse et al., 1997) ou doenças degenerativas, como a DA (Doody et al., 1995) e a DFT (Kertesz; Davidson; Fox, 1997; Kertesz, 1998). No caso dessa última, em que a classificação foi desenhada de forma específica para a DFT, temos 12 sintomas negativos (apatia, falta de espontaneidade, indiferença emocional, inflexibilidade, concretude, perseveração, negligência pessoal, distrabilidade [desorganização], inatenção, perda de *insight*, logopenia e apraxia verbal) e 12 positivos (desinibição [irritabilidade], jocosidade, julgamento pobre [imprudência], inadequação [social], impulsividade, inquietação [euforia], agressividade, hiperoralidade, hipersexualidade, comportamento de utilização, incontinência esfincteriana, fenômeno da mão estrangeira).

A distinção entre sintomas negativos e positivos é fundamentada não apenas em aspectos clínicos, mas também neuroanatômicos. Em termos neuroanatômicos e neuroquímicos, os sintomas negativos têm sido relacionados a uma hipoatividade mesocortical, enquanto os positivos têm sido ligados a uma hiperatividade mesolímbica (Weinberger, 1987).

Este subgrupo apresenta um padrão de comportamento que, em muitos sentidos, é oposto ao antes descrito na desinibição. Ainda comparando esses dois subgrupos, observamos que o diagnóstico deste tende a ser feito de maneira mais tardia que o dos pacientes desinibidos, uma vez que as famílias demonstram mais tolerância aos comportamentos apáticos do que aos desinibidos (e por isso procuram auxílio médico mais precocemente quando diante deles), além de que estes são mais chamativos, despertando a atenção dos familiares para a possibilidade de estarem presenciando um processo mórbido.

Os pacientes apáticos caracterizam-se pela perda progressiva dos interesses que apresentavam antes da doença, tornando-se mais isolados, econômicos em suas manifestações verbais e emocionais e, ainda, mentalmente lentos. Este é o subgrupo que mais apresenta perseverações, sejam verbais ou motoras, como também alterações da prosódia. Com muita frequência, esses pacientes são diagnosticados como deprimidos, porém a confusão costuma diminuir quando percebemos que a apatia carece de alguns elementos psicopatológicos muito importantes para um diagnóstico fenomenológico típico de depressão, quais sejam:

a) o colorido negativista, por vezes catastrófico, que o paciente deprimido empresta ao seu discurso;
b) ideação suicida.

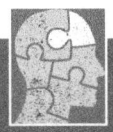

CASO CLÍNICO II

WCE, 69 anos, branca, casada, secretária aposentada, ensino médio.
Aos 63 anos, começou a apresentar alterações de comportamento e linguagem caracterizadas por apatia crescente e perseverações de frases e ideias.

Cerca de um ano depois, surge uma dificuldade progressiva para falar, com redução da produção verbal, bem como bradilalia, disprosódia e latência para respostas muito aumentada. De modo concomitante, tornou-se mais lenta e indiferente à realização dos afazeres domésticos, apresentando traços obsessivos relacionados à limpeza da casa (recolher partículas ínfimas de sujeira do chão) que conviviam contraditoriamente com descuido da higiene pessoal. Engajou-se em comportamentos repetitivos do tipo: apagar as luzes da casa, desligar o gás. Exagerava na maquiagem (perseveração?). Algumas vezes abordava desconhecidos para conversar. Passou a apresentar risos imotivados e pueris.

Aos 65 anos, surgem incontinência urinária e fecal. O quadro agravou-se progressivamente, e a paciente se tornou cada vez mais dependente de cuidadores, mesmo para as necessidades mais elementares. A redução da produção verbal evoluiu para mutismo total.

SPECT (16/8/94) – Déficit perfusional nos lobos frontais e parietais anteriores, bilateralmente, sendo mais acentuado à esquerda.

(continua)

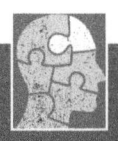

CASO CLÍNICO II (continuação)

TC (26/11/93) – Sinais de atrofia frontotemporal, bilateralmente.

Avaliação cognitiva
MEEM – 23/30

Avaliação neuropsicológica
Orientada temporalmente, lentificação psicomotora.

Avaliação fonoaudiológica
Redução da fluência verbal. Disprosódia. Bradilalia.

TIPO ESTEREOTÍPICO

Este subgrupo é caracterizado por comportamentos repetitivos que abrangem grande parte do quadro clínico, além de em geral exibirem sintomas extrapiramidais mesmo em estádios relativamente iniciais da DFT. Este subtipo está relacionado às alterações estriatais e temporais, mais do que às corticais frontais.

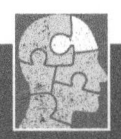

CASO CLÍNICO III

ECT, 61 anos (22/9/36), branca, casada, professora primária aposentada, destra.
Os dados da história foram fornecidos pelo esposo e cuidador da paciente.

Aos 56 anos, começou a apresentar alterações de comportamento caracterizadas por suspeita em relação à fidelidade do marido (achava que ele tinha filhos com outra mulher), irritabilidade, mostrando desafeição gratuita por pessoas que lhe eram apresentadas, indispondo-se frequentemente com as vizinhas (tais comportamentos não chegavam a ser delírios persecutórios). Em concomitância, apresentava ora inquietação motora ora apatia (a primeira era mais comum), insônia, angústia, ansiedade, vociferava sem motivo. Nessa ocasião, fora feito diagnóstico de depressão por um psiquiatra, que lhe receitou diferentes antidepressivos (imipramina, sertralina) em momentos diversos (o cuidador

(continua)

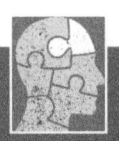

CASO CLÍNICO III (continuação)

não se lembra do período nem das doses em que cada antidepressivo foi usado). A paciente ficou mais calma com a medicação, porém não apresentou qualquer outra melhoria.

Aos 58 anos aproximadamente, inicia discurso estereotipado, no qual interrogava o marido a respeito das mesmas questões: "Que comida eu faço no almoço, o que eu vou fazer?" Ou então: "Que roupa eu vou usar, que vestido eu vou pôr ?" A seguir reverbigerava até 10 vezes em sequência: "Eu não tenho roupa, eu não tenho roupa...". Quando questionada por que dizia isso (já que estava com o guarda-roupa lotado), respondia de modo reverbigerante: "Eu estou assim porque não tenho roupa, eu não tenho roupa,...". Antes da doença, jamais questionara o marido a respeito dos pontos expostos acima.

De forma progressiva, foi se tornando mais apática (várias horas deitada na cama, mesmo durante o dia), abolindo atividades que antes lhe davam muito prazer (assistir à TV, leitura), isolando-se socialmente, com reações catastróficas de Goldstein (intensa e desproporcional agitação psicomotora diante de problemas banais, como, por exemplo, quando soube que a empregada iria tirar férias). Desenvolveu síndrome de Godot (excessiva preocupação antecipatória com acontecimentos futuros, por exemplo, com a visita mensal ao médico), perda da espontaneidade, descuido com a higiene pessoal e com os afazeres domésticos, e redução da ingestão alimentar; tornou-se muito "indecisa" ("dizia que iria para determinado lugar, mas pouco depois desistia" – sic) e dependente dos outros para ordenar atividades básicas ("Vamos fazer janta hoje?", pergunta ao marido, além de solicitar-lhe ajuda inúmeras vezes ao dia), deixou de ser "briguenta" (sic), tornando-se mais dócil.

Há um ano, começou a apresentar choro imotivado, com mímica de sofrimento (quando interrogada por que chora, responde estereotipadamente: "Porque não tenho roupa e não sei o que vai acontecer comigo"). Às vezes, a paciente refere estar com "moleza" ("Eu não sei raciocinar") e "depressão", apesar de não saber o que seja depressão (parece mais estar repetindo o que lhe foi dito por alguém) e nega outros sintomas depressivos (ideias de menos valia, culpa, suicídio). O marido e a paciente não referem queixas de memória, desorientação, confusão de nomes ou pessoas.

Seu psiquiatra a encaminhou para nosso serviço com a hipótese de DFT, uma vez que apresenta sintomas que não são completamente contemplados pelo diagnóstico de depressão, bem como evolução deteriorante (nunca voltou a apresentar o nível de funcionamento sociocognitivo-comportamental pré-mórbido) e ausência de resposta satisfatória ao uso de antidepressivos.

ECT é portadora de bócio tireoidiano multinodular e diabete há 10 anos (usa insulina há três anos), sua pressão arterial é instável.

Evolução – Foi diagnosticado um nódulo tireoidiano frio (T3, T4, TSH e anticorpos antitireoidianos normais) e programada uma tireoidectomia parcial. Nesse ínterim, foi introduzida fluoxetina, até 80 mg/dia, por três meses, e trocada a tioridazina, 150 mg/ dia, por risperidona, até 6 mg/dia, já há sete meses, sendo apresentada boa tolerância, com poucos efeitos

(continua)

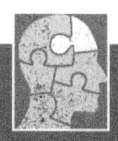

CASO CLÍNICO III (continuação)

colaterais (roda denteada leve e tremores finos de extremidades), mas sem qualquer benefício para a paciente. Seu MEEM evoluiu de 29 pontos (out. de 1997) para 28 pontos em 1998.

Exame neurológico – Axiais da face exaltados. *Grasping* esboçado bilateralmente. Palmo-mentual presente bilateralmente.

Anosognosia – Parcial.

Comportamento frente ao espelho – Reconhece-se com facilidade.

Comportamento de utilização/imitação – Presentes, de grau moderado, não espontâneos.

TCC (out. de 97) – Sinais sugestivos de atrofia temporoanterior bilateral mais acentuada à esquerda.

RM (out. de 97) – Resultado semelhante ao da TCC.

Avaliação neuropsicológica – Durante as avaliações, ECT avisava constantemente que queria ir embora, bem como dizia estar com medo em razão da ansiedade de desempenho. Chorou no decorrer da testagem e dizia: "Eu não sei fazer nada".

Quanto aos processos atencionais, verificou-se adequada reprodução gráfica de desenhos alternados; todavia, o *span* atencional para repetição direta de dígitos estava deficitário em virtude de adição, omissão ou troca de números na resposta fornecida.

O controle mental estava oscilante, independentemente de estimulação verbal ou visual. Conseguiu desempenho adequado na tarefa que requeria lidar com material bem conhecido em sua profissão (p. ex., dizer as letras do alfabeto). O mesmo ocorreu com a sequência de números por meio de adequada varredura visual. A repetição de dígitos em ordem inversa e a fluência verbal para a categoria nomes de pessoas situou-se na faixa média-inferior. No entanto, verificou-se que a fluência verbal para as categorias ampla (nomes de animais) ou restrita (letras do alfabeto), assim como lidar de forma alternada com duas variáveis (Teste de Trilhas B) estavam deficitários.

Sobre o controle inibitório, observamos que a paciente necessita de um tempo para se habituar com a tarefa (mesmo que ela vá se tornando mais complexa) para responder um tanto melhor. Foram constatadas perdas do *setting* que foram automaticamente corrigidas por ela, denotando certo prejuízo na automonitoração.

Embora preservada a capacidade de formular conceitos abstratos, não consegue manter controle sobre a tarefa de maneira apropriada. A quantidade de erros (mesmo com orientação externa) não chega a ser significativa, mas ocorrem perdas de *setting* que impedem melhor desempenho.

As funções motoras estão prejudicadas: apresentou dificuldade de alternância simultânea bimanual, além de contaminações do movimento antes executado no exigido em determinado momento (perseverações).

(continua)

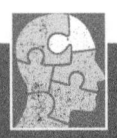

CASO CLÍNICO III (continuação)

Quanto às funções visuais, tem adequada percepção de figuras claramente desenhadas, em silhueta, rabiscadas ou mesmo pontilhadas e sobrepostas. Contudo, a análise e a síntese visuais, bem como a organização lógico-temporal de estímulos visuais, estão no limite inferior da normalidade, apontando algum prejuízo nessa área.

A praxia construtiva está adequada para cópia de figura tridimensional conhecida (cubo de Necker) e para reprodução espontânea de desenhos sob comando, respeitando a programação e a tridimensão. A transposição de modelo no plano bi para o tridimensional só se torna normal se não levarmos o tempo em consideração, por lentidão na execução, além de falta de engajamento para a atividade específica.

No quesito memória, os déficits são proeminentes quando requerida evocação de estímulos visuais; isso faz com que não se beneficie da repetição do estímulo por ocorrerem erros na leitura da *gestalt* apresentada pelas figuras. A memória verbal para evocação e o processo de aprendizagem audio-verbal estão um pouco mais preservados. Os resultados foram de médio a inferior na maior parte do teste.

Vale salientar que a fixação dos estímulos verbais está normal e a dos estímulos visuais fica prejudicada pela ocorrência de falsos reconhecimentos.

As funções cognitivas superiores que envolvem abstração verbal estão preservadas, e as que envolvem organização prática nos atos sociais diários tiveram resultados de médio a superior.

A eficiência intelectual estimada situa-se no momento na faixa média da população, com boa preservação da capacidade semântica.

Avaliação fonoaudiológica – Quanto à linguagem, verificamos oscilação na fluência verbal, com dificuldade em responder para categoria restrita (conforme já mencionado). A nomeação por confronto visual está prejudicada pela existência de paragnosias visuais (Boston). A capacidade de denominar palavras se encontra bastante preservada e é um bom índice do nível prévio da paciente (Vocabulário do WAIS-R).

CAPÍTULO 9

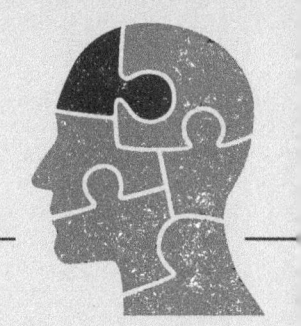

Diagnósticos diferenciais da demência frontotemporal

O diagnóstico diferencial entre a demência frontotemporal (DFT) e outras formas de demência é um capítulo fundamental quando se pretende:

a) detectar formas tratáveis de demência que possam mimetizar a DFT;
b) programar estratégias terapêuticas paliativas, de acordo com descobertas científicas recentes, indicativas de novas abordagens que poderão servir apenas para a DFT, mas não para outras formas de demência;
c) arregimentar grupos *puros* (casuísticas de pacientes que compartilhem um mesmo diagnóstico) para estudar determinados aspectos de formas específicas de demência.

A DFT tem sido subdiagnosticada sobretudo em favor de dois outros diagnósticos: doença de Alzheimer (DA) e transtornos psiquiátricos (Hénon; Jonker, 1996), porém praticamente todas as condições mórbidas que de alguma forma comprometam as regiões frontotemporais poderão mimetizar os sintomas presentes na DFT. Um leque amplo de doenças do SNC, das infecciosas até as psiquiátricas, passando pelas tumorais, traumáticas, metabólicas, vasculares, priônicas e degenerativas, podem oferecer dificuldade na formulação correta do diagnóstico de DFT. Abaixo estão relacionadas as principais delas (Quadro 9.1).

DEMÊNCIA FRONTOTEMPORAL *VERSUS* DOENÇA DE ALZHEIMER

Dentre todos os diagnósticos diferenciais da DFT, a DA é a que oferece maior dificuldade, não porque compartilhe muitas características clínicas com aquela, mas por ter prevalência e também proeminência clínica, o que atrai para essa rubrica outras formas de demência, entre as quais a DFT (Snowden; Neary; Mann, 1996). Ainda na atualidade, autores como Ulrich (1993) ci-

QUADRO 9.1
Principais diagnósticos diferenciais da DFT

DEGENERATIVAS	DA, degeneração corticobasal, gliose subcortical progressiva, demência com corpos de Lewy
PSIQUIÁTRICAS	Depressão, esquizofrenia, transtorno afetivo bipolar, parafrenia, síndrome de Diógenes, síndrome de Cotard
METABÓLICAS	Alcoolismo, deficiência de vitamina B12
VASCULARES	Demência vascular
PRIÔNICAS	Doença de Creutzfeldt-Jakob
INFECCIOSAS	*Neurolues*, doença de Lyme, neuroAIDS
TUMORAIS	Meningiomas, gliomas frontais
TRAUMÁTICAS	Traumatismos craniencefálicos (TCEs) frontotemporais
GENÉTICAS	Erros inatos do metabolismo de início tardio, doença de Fahr
OUTRAS	Síndrome de Fahr

tam a impossibilidade de diferenciar, usando parâmetros puramente clínicos, as duas formas de demência (ou, com mais exatidão no caso desse autor, a doença de Pick e a DA), o que é contestado de forma intensa pelos autores mais importantes e atualizados da área (Gustafson, 1987, 1993; Gustafson; Nilsson, 1982; Miller et al., 1991; Neary et al., 1988; Neary; Snowden, 1996; Pasquier; Lebert; Scheltens, 1996).

As principais diferenças clínicas entre a DFT e a DA podem ser visualizadas na Tabela 9.1. Essas diferenças nem sempre se mostram tão nítidas, uma vez que a DA nos seus estádios mais avançados pode se estender das regiões têmporo-parieto-occipitais para áreas mais anteriores do córtex pré-frontal, mimetizando portanto características clínicas da DFT. Além disso, apresentações predominantemente (mas não exclusivamente) frontais da DA têm sido relatadas em cerca de 5% dos casos, mesmo nos estádios iniciais da doença (Binetti et al., 1996; Johnson et al., 1999), o que pode confundir ainda mais o diagnóstico diferencial entre as duas entidades. O comprometimento frontal na DA tem sido associado a uma evolução mais rápida e deteriorante do que a constatada naqueles pacientes sem tal comprometimento (Foster et al., 2000; Mann et al., 1992).

Segundo Levy e colaboradores (1996), pacientes com DFT apresentam níveis menores de intensidade da depressão quando comparados a portado-

TABELA 9.1
Principais diferenças clínicas entre DFT e DA

		DFT	DA
HISTÓRIA		Mudança de personalidade no início do quadro e isolamento social	Amnésia no início do quadro, desorientação espacial e distúrbio de linguagem
HISTÓRIA FAMILIAR		Positiva em 50% dos casos	Geralmente negativa
SINAIS FÍSICOS		Reflexos primitivos são precoces	Rigidez, acinesia, mioclonias
EEG		Normal	Anormal (traçado lentificado)
SPECT		Hipoperfusão anterior	Hipoperfusão posterior
COMPORTAMENTO		Inadequação social *Insight* precocemente alterado Dificuldade de empatizar	Adequação social *Insight* tardiamente alterado Capacidade de empatizar preservada
LINGUAGEM			
	Fala espontânea	Produção reduzida Sem iniciativa de conversação Respostas com o mínimo esforço	Produção irregular Sentenças incompletas Perda do trem de pensamento Dificuldade para encontrar palavras e circunlocuções
		Concretude Ecolalia Perseveração, estereotipias verbais Prosódia comprometida Hipofonia Violação das regras de interação social Mutismo inexorável em fases intermediárias e tardias	Parafasias literais Parafasias verbais Trivialidades sociais Prosódia preservada Logoclonia Respeito às regras de interação social Mutismo não é inexorável e quando ocorre é em fases mais tardias
	Compreensão	Desempenho variável	Prejudicada especialmente para frases com sintaxe complexa, termos espaciais
	Repetição	Desempenho variável	Reduzida
	Nomeação	Desempenho variável Não buscam ativamente as palavras	Erros fonológicos Desempenho prejudicado Esforçam-se para encontrar as palavras
	Leitura	Erros semânticos	Erros semânticos e fonêmicos
	Escrita	Relativamente preservada	Prejudicada. Erros fonológicos Dificuldade em seguir a linha

(continua)

TABELA 9.1 (continuação)
Principais diferenças clínicas entre DFT e DA

	DFT	DA
Escrita	Perseverações	Erros ortográficos. Redações espacialmente desalinhadas
HABILIDADES ESPACIAIS	Preservadas	Alteradas precocemente
MEMÓRIA	Alterações inconsistentes/ flutuantes	Alterações pervasivas

Fonte: Baseada em Snowden, Neary e Mann, 1996.

res de DA. Todavia, quando se fala em frequência de depressão maior (em vez de sua intensidade) nas duas formas de demência, os resultados são outros. Lopez e colaboradores (1996), por exemplo, constataram, em um estudo com 20 portadores de DFT e 40 de DA, que a depressão maior é significativamente mais frequente na DFT.

Kalfer e colaboradores (1997), estudando o corpo caloso, o espaço liquórico pericaloso e a relação entre ambos pela RM de pacientes com DA, DFT e controles normais, concluíram que a morfometria cerebral da linha média é capaz de distinguir os dois tipos de demência, sendo que os pacientes com DFT possuem a região do corpo caloso anterior mais reduzida e o líquido cerebrospinal pericaloso anterior aumentado, o que não ocorre com o grupo portador de DA.

A lateralidade nos exames de neuroimagem constitui outro elemento que pode auxiliar no diagnóstico diferencial entre DFT e DA. Em um estudo que se dedicou aos achados de lateralidade em casos confirmados (neuropatologicamente) dessas enfermidades, foi constatada maior lateralização de aspectos clínicos, neuropsicológicos, neuroimagenológicos e neuropatológicos na DLFT do que na DA (Lipton et al., 2004).

Conforme já mencionado, elemento especialmente complicador do diagnóstico diferencial entre DA e DFT é a existência de casos de DA (5% do total) que se apresentam com um quadro clínico e patológico com predomínio frontal (alterações de personalidade precoces com labilidade emocional, euforia, riso inadequado e perda de *insight*), mas que de forma óbvia compartilham sintomas sugestivos de DA, como dispraxia, disgnosia e disfasia (Brun; Gustafson, 1991).

A seguir, encontra-se relatado um caso de DA de predomínio frontotemporal proveniente de nosso serviço em Goiânia, que foi selecionado no intuito de ilustrar as dificuldades inerentes ao diagnóstico diferencial entre essas duas doenças.

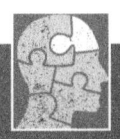

CASO CLÍNICO I

FRP, 73 anos, branco, sexo masculino, viúvo, juiz aposentado, destro.

História clínica
As alterações cognitivas do paciente, como desorientação espacial (perdia-se com frequência na cidade, mesmo em trajetos anteriormente familiares), alterações de memória evidentes acompanhadas de confabulações (dizia que tinha estado na Bahia, nos EUA, o que de fato não ocorreu), dificuldade no reconhecimento de cheiros (p. ex., café), iniciaram-se, ou pelo menos tornaram-se mais exuberantes, em 2003. Nessa ocasião, aposentou-se porque "estava cansado de trabalhar", um sintoma de sua apatia e falta de interesse em atividades que antes apreciava.

Em 2004, ficou algum tempo desaparecido de casa, em Goiânia, e, quando encontrado em um posto de gasolina, acreditava estar em outra cidade. No início de 2005, foi novamente internado porque estava bebendo demais (hiperoralidade?). Após essa data, nunca mais voltou a consumir bebida alcoólica. Dão-lhe guaraná dizendo que se trata de cerveja e ele não oferece contestação. Mesmo completamente abstêmio há vários meses, seu quadro clínico continua evoluindo com piora progressiva, atestando que o uso de álcool não pode ser responsabilizado pela síndrome demencial apresentada.

Já em 2005, além do comprometimento da capacidade para registrar novas informações, tem mostrado também alteração da memória para fatos antigos (não se recorda de alguns lugares onde trabalhou, posições que assumia, fisionomia de pessoas há muito conhecidas). Repete as mesmas histórias, como se estivesse esquecido que já as havia contado. Paga mais de uma vez pelo mesmo serviço que lhe prestam e apresenta dificuldades para manusear o dinheiro (confunde trocos, bem como o valor das coisas). Não se recorda de compromissos firmados, datas comemorativas. Não é capaz de entender e discutir os acontecimentos sociais e políticos mais recentes. Confunde o modo de usar as medicações prescritas.

O paciente está perdendo a autocrítica paulatinamente, a ponto de não perceber seu estado mórbido, as limitações que advêm do mesmo, refletindo na resistência em aceitar os comentários de seus filhos sobre fatos do dia a dia que revelam suas perdas cognitivas. Ocorre até de ficar irritado nesses momentos, sentindo-se como se estivessem "exagerando" a respeito de seu estado clínico atual.

Usa medicações para memória desde 2004: anticolinérgicos (Rivastigmina 6 mg de 12 em 12 horas) e inibidores do glutamato (Memantina 10 mg de 12 em 12 horas), sem benefícios expressivos.

Antecedentes
Em 1993, antes dos sintomas cognitivos terem se manifestado de forma mais exuberante, FRP já apresentava episódios isolados de alteração de memória (confabulações) e do comportamento (hiperoralidade, como sugerida pelo aumento da ingestão alcoólica de início tardio, além de ter se tornado mais jocoso e crítico nos comentários sobre algumas pessoas), sem que isso interferisse de forma mais consistente em sua adaptação funcional,

(continua)

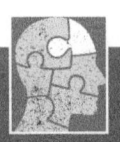

CASO CLÍNICO I (continuação)

seja no trabalho seja na família. Em 1994, foi diagnosticado e tratado (com sertralina), pelo dr. João Alberto Campos, após um episódio depressivo.

Entre os antecedentes familiares dignos de nota, cabe dizer que a mãe do paciente começou a apresentar doença neuropsiquiátrica aos 45 anos, com sintomas psicóticos e perda cognitiva. Também um irmão apresentava transtorno psiquiátrico e foi encaminhado a várias internações por essa causa.

Exame clínico
O paciente teve boa apresentação e atitude cooperativa e gentil durante o exame.
No exame físico geral, não foram observadas alterações relevantes. FRP apresentou-se em bom estado geral, eutrófico, com pressão arterial de 130x60.
No exame neurológico, apresentou apenas exaltação dos reflexos axiais da face.
No exame neuropsicológico, foram evidenciadas dificuldades em diversos domínios cognitivos. Já na situação de entrevista, foram observadas dificuldades com a memória do dia a dia. Seu escore no miniexame do estado mental foi de apenas 22 pontos (o ponto de corte para pessoas com escolaridade acima de oito anos é 24 pontos), tendo perdido pontuação na orientação espacial, temporal, memória de evocação e na praxia. No desenho do relógio, errou o posicionamento do ponteiro para os minutos.
No questionário de atividades funcionais de Pfeffer, obteve pontuação de 16 pontos, indicando, portanto, comprometimento grave nas atividades da vida diária.

Exames subsidiários
Os exames laboratoriais que constam do protocolo de demências para pesquisa de causas reversíveis de comprometimento cognitivo foram todos realizados. Não foi detectada qualquer causa reversível para o déficit cognitivo apresentado.
Foi submetido também a exames de imagem cerebral, tanto estrutural como funcional. O primeiro exame (ressonância magnética do encéfalo), realizado em 04/11/04, evidenciou atrofia cerebral difusa, sendo maior em topografia de lobos frontais e temporais anteriores bilateralmente. O segundo exame (SPECT), realizado em 11/03/05, evidenciou hipoperfusão difusa, sendo mais evidente em lobos frontais, gânglios da base e tálamos.

Comentários
A história clínica revela evolução progressiva com piora paulatina do quadro clínico, sugerindo fortemente a presença de uma doença degenerativa encefálica. É notória a perda gradual de aquisições cognitivas que, nas fases pré-mórbidas, exibia nos domínios da memória, orientação temporal e espacial, funções executivas de juízo, autocrítica, planejamento, prospecção, sequenciamento, controle mental e linguagem.
O escore baixo no MEEM (22 pontos) sugere a presença de demência, reforçada pela alta pontuação no questionário funcional de Pfeffer (16 pontos), indicando incapacitação funcional grave para o exercício das atividades rotineiras.

(continua)

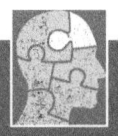

> **CASO CLÍNICO I (continuação)**
>
> Os exames laboratoriais afastaram a possibilidade de uma causa reversível para sua demência, enquanto os de neuroimagem atestaram a presença de perda de tecido encefálico (atrofia cerebral) além do esperado para a idade do paciente, ressaltando a impressão de doença degenerativa em curso.
> O fato de não ter apresentado sintomas de crise colinérgica mesmo com doses altas de rivastigmina substancia o diagnóstico de doença de Alzheimer, uma vez que portadores de DFT, em geral, apresentam efeitos colaterais colinérgicos intensos mesmo com baixas doses de anticolinesterásicos, dado que o déficit de acetilcolina não faz parte da fisiopatologia da DFT.
> A idade de início dos sintomas é típica da DA, mas não da DFT, que habitualmente tem início na meia-idade. A evolução gradual inclina-se para DA, pois os pacientes com DFT tendem a apresentar evolução mais acelerada. A conservação do comportamento social, manifestada pela adequação durante a consulta (ainda que algumas vezes estivesse jocoso) sugere mais DA que DFT, visto que nesta o tato e a adequação social se encontram bastante comprometidos desde as fases iniciais da doença.
> Os exames de neuroimagem são particularmente indicativos de dano focal frontotemporal neste paciente, tornando menos provável, em uma avaliação impulsiva e menos cuidadosa, a possibilidade de doença de Alzheimer. Os exames são bastante sugestivos do que se costuma relatar na doença de Pick, com comprometimento predominando na região temporal, até mesmo com atrofia de hipocampos, porém de forma assimétrica, e também com atrofia frontal.

DEMÊNCIA FRONTOTEMPORAL *VERSUS* DEGENERAÇÃO CORTICOBASAL

A classificação nosográfica da degeneração corticobasal (DCB) ainda é objeto de disputa. Enquanto alguns autores (Kertesz; Munoz, 1998a, 1998b) a encaixam no chamado "complexo de Pick" (grupo que inclui diversas formas de demência – demência frontotemporal, doença de Pick, demência semântica, paralisia supranuclear progressiva, demência frontotemporal ligada ao cromossoma 17, entre outras – as quais compartilham algumas características clínicas, neuropatológicas e genéticas), outros (Caselli, 1996) colocam-na sob a rubrica de "síndromes degenerativas corticais assimétricas e focais" (grupo que também inclui a demência semântica, doença de Pick, afasia progressiva primária, demência frontotemporal, atrofia cortical posterior, apraxia progressiva e prosopagnosia progressiva). Outros ainda, preferem situá-la no capítulo dos distúrbios do movimento (Watts; Koller, 1997).

Mais recentemente, com o avanço das técnicas de biologia molecular, a degeneração corticobasal vem sendo classificada como uma síndrome do grupo das *tauopatias*, isto é, um grupo de síndromes associadas que têm em comum o metabolismo alterado da proteína tau (como, por exemplo, as degenerações lobares frontotemporais, a paralisia supranuclear progressiva, a degeneração palidopontonigral e alguns casos de doença de Alzheimer, entre outros) (Cummings, 2003).

A atrofia cortical frontoparietal encontrada na DCB é geralmente assimétrica, envolvendo o córtex perirolândico. Com frequência, as regiões mais superiores do córtex frontoparietal estão mais envolvidas, porém os giros frontais mais rostrais, médios e inferiores podem também estar comprometidos (Dickson et al., 2000). O córtex insular e do cíngulo podem evidenciar comprometimento variável. O córtex temporal em geral é poupado, o que auxilia no diagnóstico que a diferencia da doença de Pick. Nesta, o comprometimento é mais frontotemporal, enquanto na DCB é mais frontoparietal (Morris, 1997).

A degeneração corticobasal pode se apresentar com comprometimento frontal disexecutivo, bem como envolver vias frontossubcorticais (que medeiam aspectos cognitivos, emotivos e de função motora), ocasionando sintomas como: depressão, apatia, irritabilidade, desinibição, agitação e comportamento motor aberrante como, por exemplo, tendência a andar a esmo (Jendroska et al., 1995; Lang et al, 1994; Litvan; Cummings; Mega, 1998), os quais fazem lembrar os encontrados na DFT. A ocorrência, entretanto, de sintomas como distonia, mioclonia, tremor de ação, distúrbios sensoriais corticais e de uma síndrome rígido-acinética associada à apraxia assimétrica torna menos provável a confusão entre ambas, posto que tais sintomas são raros na DFT. Também o perfil neuropsicológico mais sugestivo de um comprometimento subcortical na DCB (Neary, 1994), em contraste com o que se encontra na DFT, auxilia no diagnóstico diferencial.

No nível histopatológico, existe coincidência de achados entre a doença de Pick e a degeneração corticobasal no sentido de que esta apresenta neurônios balonados com um aspecto muito parecido com o das "células de Pick", porém com uma distribuição diferente da observada na doença de Pick, já que naquela há predileção pelas regiões rolândicas e parietais. A atrofia nessa degeneração está concentrada nos giros pré e pós-central, regiões que são preservadas na DFT (Morris, 1997).

DEMÊNCIA FRONTOTEMPORAL *VERSUS* GLIOSE SUBCORTICAL PROGRESSIVA

A gliose subcortical progressiva, assim como a demência frontotemporal (DFT), é uma forma de demência pré-senil que se apresenta com alterações de comportamento e se assemelha tanto com essa que, quem a descreveu (Neumann, 1949), em seu primeiro relato da síndrome, acreditava se tratar de uma forma separada de doença de Pick. Muitas características, no entanto, diferem as duas síndromes: surgimento precoce de sinais neurológicos focais como, por exemplo, distúrbios de marcha; EEG com ondas teta inespecíficas; no exame histopatológico, as lesões estendem-se ao tálamo e às olivas inferiores, bem como para a substância cinzenta da medula, o que nunca foi observado na DFT. Segundo Hénon e Jonker (1996), as diferenças mais exuberantes, porém, recaem sobre:

a) a discrepância entre o comprometimento grave da substância branca com relativa preservação do córtex frontal subjacente e
b) a gliose proeminente das lâminas corticais profundas (diferindo da DFT, na qual temos maior comprometimento das camadas corticais mais superficiais [I a III]).

DEMÊNCIA FRONTOTEMPORAL *VERSUS* DEMÊNCIA COM CORPOS DE LEWY

Uma outra forma de demência que ultimamente tem recebido crescente atenção apresenta sintomas que podem ser confundidos com os manifestados pela DFT e é denominada demência com corpos de Lewy (Harrison e McKeith, 1995; Hely et al., 1996; McKeith et al., 1995).

Embora sinais de comprometimento frontal (sobretudo prejuízo nas funções executivas e déficits envolvendo circuitária frontossubcortical) possam ocorrer nessa demência (Engelhardt et al., 1998), bem como flutuações no desempenho em ocasiões diferentes de testagem neuropsicológica (como pode acontecer na DFT – Snowden, 1994), ela não oferece muito desafio no diagnóstico diferencial com a DFT. Isso porque a tríade sintomatológica característica da DFT (prejuízo cognitivo/demência + parkinsonismo + sintomas psiquiátricos [alucinações, delírios, confusão mental]) apenas raras vezes é encontrada na demência com corpos de Lewy, sendo importante ressaltar que sintomas parkinsonianos e prejuízo cognitivo ocorrem de forma tardia na evolução da DFT, justamente o contrário do que se observa na demência com corpos de Lewy.

DEMÊNCIA FRONTOTEMPORAL *VERSUS* PARALISIA SUPRANUCLEAR PROGRESSIVA

A paralisia supranuclear progressiva (também conhecida como síndrome de Steele-Richardson-Olszewski), assim como a DFT, é uma forma de demência predominantemente pré-senil e que se apresenta com disfunção disexecutiva, mas também com lentificação do processamento de informações relacionado ao comprometimento da circuitária frontoestriatal que é, por sua vez, secundário ao processo degenerativo situado nas regiões pré-frontais e dos gânglios da base. As alterações de comportamento mais frequentes estão relacionadas à apatia, porém desinibição, agitação e ansiedade podem ocorrer (Litvan et al., 1996). Assim como na DFT, o padrão cintilográfico obtido pelo SPECT é de uma hipoperfusão frontal (Neary et al., 1987), ainda que seja interpretada como uma deaferentação nessas regiões secundária à proeminente alteração patológica subcortical adjacente (Burn; Sawle; Brooks, 1994).

Colocado dessa maneira, fica claro que a DFT e a paralisia supranuclear progressiva compartilham muitas características; no entanto, a exuberante e precoce presença de sintomas parkinsonianos, como parte fundamental do quadro desta, e o perfil neuropsicológico lembrando mais uma forma de demência "subcortical" (Snowden, 1994) representam um bom "divisor de águas" entre essas duas moléstias degenerativas.

DEMÊNCIA FRONTOTEMPORAL *VERSUS* DEMÊNCIA VASCULAR

Sintomas indicativos de comprometimento frontal, tais como: mudanças de personalidade, alterações do comportamento, ausência de crítica/*insight* são utilizados na diferenciação da DFT de outras síndromes (p. ex., com a síndrome parietal da DA ou com a síndrome subcortical da demência de Huntington ou, ainda, com uma síndrome global que pode estar presente na demência vascular). Contudo, algumas formas de demência (e, aqui, daremos ênfase à demência vascular) podem mimetizar sintomas frontais, bem como quaisquer outros, na dependência da topografia em que a enfermidade vascular incide, gerando assim dificuldades na diferenciação com outras formas de demência em geral e com a DFT em particular. Brun, Sawle e Brooks (1987), por exemplo, relatam a presença de infartos talâmicos bilaterais em um paciente, ocasionando um quadro clínico indistinguível da DFT.

Sjogren, Wallin e Edman (1997), porém, defendem que a diferenciação entre ambas pode ser efetuada utilizando somente parâmetros clínicos (características sintomatológicas). Para tanto, selecionaram um grupo de portadores de demência vascular com uma síndrome frontal dominante e os compararam clinicamente com um grupo de DFT, em dois momentos distintos: no início do processo demencial (usando para isso a entrevista com informantes) e na ocasião da investigação clínica. No início do processo demencial, os sintomas perda de memória, confusão, início súbito do quadro e sinais neurológicos inespecíficos foram bem mais frequentes no grupo de demência vascular, enquanto na ocasião da investigação clínica, os sintomas: falta de crítica social e presença de reflexos primitivos foram mais observadas no grupo de DFT e presença de déficits visuoespaciais mais encontrada no grupo de demência vascular.

Uma dificuldade em particular surge quando encontramos alterações inespecíficas da substância branca frontal na RM do encéfalo de pacientes com DFT, os chamados "infartos seletivos e incompletos da substância branca" (do inglês SIWI – *Selective Incomplete White matter Infarctions*), que podem ser confundidos com doença de Binswanger (Englund; Brun,1987).

A seguir está representado um quadro comparativo com as características clínicas de ambas as degenerações (Tab. 9.2).

TABELA 9.2
Comparação entre as características clínicas de DFT e demência vascular

	DFT	Demência vascular
HISTÓRIA	Mudança de personalidade Boa saúde física	Declínio físico e mental Fatores de risco para doença vascular
EXAME NEUROLÓGICO	Reflexos primitivos são precoces Rigidez e acinesia são tardios	Paralisia pseudobulbar precoce Ataxia Sinais localizatórios
LINGUAGEM	Redução da produção verbal Mutismo tardio	Disartria
FUNÇÃO VISUOESPACIAL	Preservada	Preservada
MEMÓRIA	Alterações inconsistentes Desempenho semelhante na recuperação imediata e tardia Discreta suscetibilidade a fatores de interferência Respostas econômicas Algum benefício com o fornecimento de estratégias de aprendizagem Algum benefício com a oferta de alternativas de múltipla escolha Reconhecimento variável *Span* de memória imediata variável	Alterações consistentes Desempenho semelhante na recuperação imediata e tardia Proeminente suscetibilidade a fatores de interferência Respostas desorganizadas Beneficiam-se bastante com o fornecimento de estratégias de aprendizagem Beneficiam-se bastante com a oferta de alternativas de múltipla escolha Reconhecimento relativamente preservado *Span* de memória imediata intacto
COMPORTAMENTO	Mostram pouco esforço mental Indiferentes Inapropriados	Lentificados Interessados Apropriados
EEG	Normal	Ondas lentas inespecíficas
SPECT	Hipoperfusão anterior	Hipoperfusão multifocal

Fonte: Snowden, Neary e Mann, 1996.

DEMÊNCIA FRONTOTEMPORAL *VERSUS* DOENÇAS PRIÔNICAS

As doenças priônicas constituem um grupo ímpar entre as doenças neurodegenerativas pelo fato de serem causadas por um acúmulo de proteína priônica anormal no SNC, proteína que é resultante de uma mutação gênica no cromossomo 20 (Prusiner, 1991). A doença de Creutzfeldt-Jakob (DCJ), a forma mais frequente entre as doenças priônicas no ser humano, tem uma evolução bastante rápida na maior parte dos casos (Collinge; Palmer, 1993), o que já de início auxilia no diagnóstico diferencial com a DFT, a qual costuma apresentar uma evolução mais protraída. Silva (1998), no entanto, estudando uma família com vários portadores de DCJ, constatou que sua casuística apresentava uma expectativa de vida maior que a média relatada na literatura; além disso, seus pacientes apresentavam um quadro clínico muito parecido com o encontrado na DFT: alterações de comportamento e de personalidade como elementos principais e geralmente inauguradores do quadro clínico. Portanto, uma evolução mais protraída, quadro clínico e achados histopatológicos (morte neuronal com gliose e espongiose) em alguma medida compatíveis com a DFT, podem se tornar elementos complicadores do diagnóstico diferencial entre as duas doenças. O eletroencefalograma (EEG) na DCJ está, entretanto, invariavelmente alterado (padrão periódico de 1 a 2 hz). Da mesma forma, o comprometimento cerebelar (com ataxia, dismetria e nistagmo) é frequente na DCJ e ausente na DFT. Mioclonias são muito mais comuns na DCJ que na DFT.

DEMÊNCIA FRONTOTEMPORAL *VERSUS* ALCOOLISMO

Em alguns casos, torna-se difícil estabelecer se o alcoolismo é consequência ou causa do quadro comportamental observado. Isso porque sabemos que a hiperoralidade, que pode se apresentar como um aumento na ingestão de álcool, é um dos sintomas manifestados pela DFT (e, portanto, secundário a atrofia frontotemporal). No entanto, sabemos também que a dependência alcoólica crônica pode acarretar perda neuronal significativa no córtex frontal, traduzida por atrofia observada no exame anatomopatológico (Lishman, 1995), bem como na neuroimagem (Nicolás et al., 1993), e essa atrofia pode ser correlacionada com a presença de sintomas negativos e "hipofrontalidade" nesses pacientes (como apontado por Rosse et al., 1997), o que colaboraria para a conformação de um quadro muito parecido com o que observamos na DFT. Snowden, Neary e Mann (1996) defendem que uma história clínica cuidadosa costuma ser suficiente para esclarecer se o consumo abusivo de álcool é anterior ou posterior à eclosão da doença. A presença de complicações neurológicas do alcoolismo (neuropatias, ataxia cerebelar, etc.) e também de consequências sistêmicas sobre o fígado e o tubo digestivo contrastam com a boa condição física em geral apresentada pelo paciente com DFT.

DEMÊNCIA FRONTOTEMPORAL *VERSUS* ESQUIZOFRENIA

A DFT e a esquizofrenia compartilham muitos sintomas, principalmente quando nos referimos à mudança de personalidade e aos sintomas negativos (apatia/redução da volição, achatamento afetivo, alogia, anedonia, inatenção, isolamento social, falta de *insight*) de ambas (Caixeta; Nitrini, 1998), já que os chamados sintomas positivos da esquizofrenia (alucinações, delírios) não são comuns na DFT, ainda que possam ocorrer em alguns casos (Gustafson, 1987, 1993). Além disso, a esquizofrenia tem nas regiões frontais o substrato anatômico mais provável para explicar sua fisiopatologia (Buchsbaum, 1990; Lewis, 1995; Weinberger, 1988), assim como é comum o mau desempenho dos pacientes esquizofrênicos nos testes neuropsicológicos que avaliam predominantemente os sistemas frontais (Elliott et al., 1995).

A neuroimagem estrutural (TC e RMN) também pode coincidir nas duas degenerações, uma vez que, se, por um lado, pacientes esquizofrênicos podem apresentar algum grau de atrofia frontal (como em regra ocorre na DFT), por outro, pacientes com DFT podem apresentar exames normais (como acontece com frequência na esquizofrenia), sobretudo no início do quadro. A neuroimagem funcional (SPECT e PET) da mesma forma pode ser coincidente, já que pacientes esquizofrênicos apresentando hipoperfusão frontal não é um achado incomum.

Gregory, Mckena e Hodges (1998) comparam em seu estudo uma forma particular de esquizofrenia, a esquizofrenia simples (a qual não requer a presença de alucinações nem delírios para seu diagnóstico), com a DFT, ressaltando que, se existem muitos argumentos para a superposição entre tais diagnósticos (já citados), existem também para sua diferenciação (idade de início mais precoce e evolução que tende a se estabilizar em um platô na esquizofrenia; achados histopatológicos divergentes – gliose na DFT, mas não na esquizofrenia).

Gallarda e colaboradores (1996), por meio de um relato de caso de "demência precoce" (demência em uma jovem de 24 anos), discutem os pontos em comum de duas possibilidades diagnósticas: doença de Pick juvenil e esquizofrenia hebefrênico-catatônica, destacando aspectos comuns e diferenciadores entre as duas doenças (Tabela 9.3).

DEMÊNCIA FRONTOTEMPORAL *VERSUS* DEPRESSÃO

Ao lado da DA, a depressão constitui um dos diagnósticos diferenciais mais importantes ao se considerar um paciente com possível/provável DFT, não só porque compartilham muitos sintomas, mas também pela possibilidade de comorbidade com a mesma, principalmente nas fases mais precoces da DFT, quando é mais claro (e, portanto, mais fácil) o diagnóstico de depressão.

TABELA 9.3
Sintomas comuns e diferenciadores da doença de Pick e da esquizofrenia hebefrênico-catatônica

	Sintomas comuns	Sintomas diferenciadores
DISTÚRBIOS DA LINGUAGEM	Mutismo Pobreza de discurso Estereotipias verbais Perseverações verbais Ecolalia Tangencialidade	Anomias e respostas antinômicas, bem como erros sintáticos e gramaticais (na doença de Pick)
DISTÚRBIOS DO COMPORTAMENTO	Apragmatismo Apatia Indiferença Descuido pessoal Deterioração das relações sociais Maneirismos, estereotipias	Estupor, catatonia e negativismo (na esquizofrenia) Gracejos inapropriados (na doença de Pick)
SINTOMAS PRODUTIVOS	Ideias delirantes de conteúdo persecutório	Alucinações e ilusões (na esquizofrenia)
DISTÚRBIOS DO AFETO	Indiferença afetiva Depressão associada Disforia	Mória (na doença de Pick)
DISTÚRBIOS DO INSTINTO	Onanismo Comportamento sexual Aberrante	Síndrome de Klüver-Bucy / Atos delinquenciais (na doença de Pick)

Fonte: Gallarda et al., 1996.

Nessas fases, aliás, a depressão pode ser tratada de modo eficaz (Miller et al., 1991), o que pode confundir aqueles que utilizam o teste terapêutico para seu diagnóstico, retardando muito o diagnóstico da DFT associada a depressão. Sintomas como abulia, isolamento social, perda de interesse ou prazer, aumento/redução do apetite, aumento/redução do peso corporal, insônia/hipersonia, agitação/retardo psicomotor, perda de energia, habilidade reduzida para pensar ou se concentrar podem ser encontrados em ambas as categorias diagnósticas. Blumer e Benson (1977), entretanto, chamam atenção para a necessidade de refinamento da abordagem psicopatológica de tais sintomas (aparentemente semelhantes) ao afirmar:

> A apatia de um paciente com uma lesão do lobo frontal pode ser diagnosticada como um retardo psicomotor de um paciente deprimido. Mas a ideação de um paciente de lobo frontal com apatia é a indiferença vazia, enquanto o paciente deprimido revela uma preocupação mórbida com pensamentos perturbadores.

A DFT preenche com facilidade critérios diagnósticos para depressão segundo o DSM-IV (American Psychiatry Association, 1994) e a CID-10 (1993), em especial quando não se detectam elementos sugestivos de "organicidade" (condição *sine qua non* para o diagnóstico de depressão de acordo com esses manuais), o que não é incomum no estádios iniciais da DFT, visto que o exame físico desses pacientes costuma ser normal, bem como a investigação laboratorial, o EEG e, em alguns casos, até mesmo os exames de neuroimagem estrutural (TC e RMN). Contribuindo mais ainda para a confusão diagnóstica, alguns pacientes deprimidos apresentam hipometabolismo/hipoperfusão frontal no PET/SPECT (Mayberg, 1994; Soares; Mann, 1997) que, no entanto, é reversível com o tratamento farmacológico, o que não ocorre na DFT.

A relação entre DFT e depressão não para por aí. Luatè e colaboradores (1994), em um estudo longitudinal com distímicos, concluíram que muitos deles caminhavam para um quadro compatível com DFT e que essa evolução nefasta era antigamente denominada "demência vesânica" pelos psiquiatras franceses, sendo atribuída à impossibilidade de tratar os distúrbios afetivos de maneira adequada naquela época. Esses autores hipotetizaram que a fisiopatologia em questão estaria relacionada a uma diásquise (causando uma deaferentação funcional reversível das regiões frontais) encontrada nos quadros distímicos e que, com o tempo, se tornaria irreversível, levando a uma deaferentação estrutural (permanente, portanto) dessas regiões e, por conseguinte, à hipofrontalidade. Nesse sentido, então, a depressão seria um sintoma prodrômico da DFT.

DEMÊNCIA FRONTOTEMPORAL *VERSUS* TRANSTORNO AFETIVO BIPOLAR

O termo demência vesânica podia também ser usado no início do século XX para se referir à evolução nefasta de outros quadros psicóticos funcionais (transtorno afetivo bipolar, inclusive) para demência (Berrios, 1996). Muitos dos pacientes incluídos sob essa rubrica podiam apresentar, na verdade, sintomas afetivos inaugurando uma DFT, principalmente no caso de se tratar de um quadro de transtorno afetivo bipolar de início tardio.

Pacientes com DFT cujo quadro clínico é dominado por uma síndrome de desinibição podem preencher com facilidade os critérios da CID-10 (Organização Mundial de Saúde, 1993) e do DSM-IV (American Psychiatry Association, 1994) para episódio maníaco. Como os critérios são muito parecidos entre as duas classificações, mencionaremos apenas os que constam no DSM-IV (Quadro 9.2).

Muitas características, no entanto, existem para diferençar a mania de um paciente portador de um transtorno afetivo bipolar da desinibição de um paciente com DFT.

> **QUADRO 9.2**
> Critérios para episódio maníaco conforme DSM-IV

a) Um período distinto de humor anormal e persistentemente elevado, expansivo ou irritável, com duração mínima de 1 semana (ou qualquer duração, se a hospitalização se fizer necessária).
b) Durante o período de perturbação do humor, três (ou mais) dos seguintes sintomas persistiram (quatro, se o humor é apenas irritável) e estiverem presentes em um grau significativo:

(1) autoestima inflada ou grandiosidade
(2) redução da necessidade de sono (p. ex., sente-se refeito depois de apenas 3 horas de sono)
(3) mais loquaz que o habitual ou pressão por falar;
(4) fuga de ideias ou experiência subjetiva de que os pensamentos estão correndo
(5) distratibilidade (i. e., a atenção é desviada com excessiva facilidade por estímulos externos insignificantes ou irrelevantes)
(6) aumento da atividade dirigida a objetivos (socialmente, no trabalho, na escola ou sexualmente) ou agitação psicomotora
(7) envolvimento excessivo em atividades prazerosas com um alto potencial para consequências dolorosas (p. ex., envolvimento em surtos incontidos de compras, indiscrições sexuais ou investimentos financeiros insensatos)

c) Os sintomas não satisfazem os critérios para episódio misto.
d) A perturbação do humor é suficientemente grave a ponto de causar prejuízo acentuado no funcionamento ocupacional, nas atividades sociais ou relacionamentos costumeiros com os outros, ou de exigir a hospitalização, como um meio de evitar danos a si mesmo e a terceiros, ou existem características psicóticas.
e) Os sintomas não se devem aos efeitos fisiológicos diretos de uma substância (p. ex., uma droga de abuso, um medicamento ou outro tratamento) ou de uma condição médica geral (p.ex., hipertireoidismo).

Fonte: American Psychiatry Association, 1994.

Em relação a esse transtorno, o diagnóstico diferencial não oferece grande desafio, pois é necessária a ocorrência de pelo menos dois episódios afetivos, o que dificilmente ocorrerá na DFT, a qual não evolui por fases. Existe, contudo, a possibilidade de que um paciente portador de um quadro a princípio dominado por desinibição (e diagnosticado como estando em um episódio maníaco) evolua para um quadro dominado por apatia (diagnosticada como episódio depressivo), o que, aliás, ocorre com muita frequência na DFT, permitindo assim o diagnóstico de transtorno afetivo bipolar.

Visto que o exame físico, os exames laboratoriais, o EEG e o líquido cerebrospinal estão sempre normais na DFT, bem como os exames de neuroimagem podem não mostrar alterações (sobretudo nas fases mais iniciais da

DFT), podemos não identificar a causa orgânica subjacente à síndrome e, por isso, qualificá-la como "funcional".

DEMÊNCIA FRONTOTEMPORAL *VERSUS* PARAFRENIA

Muitos pacientes com DFT são diagnosticados como tendo psicose de início tardio (Miller et al., 1998).

A parafrenia incide predominantemente sobre a mesma faixa etária em que incide a DFT. Caracteriza-se pela ocorrência de sintomas delirantes (os quais podem aparecer na DFT), diante dos quais o indivíduo não demonstra qualquer *insight*. Esses pacientes podem apresentar sintomas depressivos, dando-lhes uma apresentação apática, além da possibilidade de haver uma hipoperfusão seletiva das regiões frontais no SPECT (Miller et al., 1991), o que confunde ainda mais o diagnóstico diferencial.

Na parafrenia, entretanto, a personalidade do paciente encontra-se em geral preservada, e o quadro é estável, não ocorrendo deterioração, o que pode ser útil para diferenciar as duas síndromes.

DEMÊNCIA FRONTOTEMPORAL *VERSUS* SÍNDROME DE DIÓGENES

A incidência anual da síndrome de Diógenes é estimada em 5 casos por 10 mil habitantes da população com idade acima de 60 anos, dos quais pelo menos metade irá apresentar demência ou alguma forma de doença mental. O termo foi sugerido pela primeira vez por Clarke, Manikar e Gray (1975) e tem sido comumente usado desde então. Esses autores não o definiram de modo operacional, e tem havido alguma confusão sobre o quanto a síndrome é pura ou inclusiva ou exclusiva daqueles com transtorno demencial ou doença mental subjacente. Várias inadequações nos padrões de higiene ambiental e pessoal também têm sido descritas em adultos jovens, logo, não parece existir razões para a restrição do termo às pessoas idosas.

Alguns autores têm situado a síndrome de Diógenes como uma forma de DFT (Beauchet et al., 2002; Orrell; Sahakian, 1991). A hipótese de Orrell e Sahakian (1991) de que a síndrome de Diógenes realmente seja uma forma de manifestação de demência do lobo frontal é intrigante, mas existem poucas evidências que a suportem. Patologia do lobo frontal pode ter sintomas em comum com essa síndrome, incluindo irritabilidade, agressão, motivação diminuída e ausência de *insight*, enquanto a silogomania (colecionismo compulsivo) pode representar uma forma de perseveração motora. A estratificação etária das duas condições, todavia, não é a mesma, com a DFT ocorrendo na maioria dos casos 10 anos mais cedo. Neuroimagens ou estudos neuropatológicos de casos da síndrome poderiam ajudar a resolver essa questão, mas seria de difícil condução, pois há pouca cooperação por parte dos afetados.

DEMÊNCIA FRONTOTEMPORAL *VERSUS* SÍNDROME DE COTARD

Temos assistido em nossa prática muitos casos de síndrome de Cotard que mimetizam pelo menos em parte o quadro clínico da DFT.

Essa síndrome é caracterizada essencialmente pela presença de um delírio niilista ou de negação de órgãos (convicção psicótica de que seus órgãos internos estão mortos ou podres, não funcionam mais, de que já morreu), associado a delírios hipocondríacos (de que é portador de câncer, AIDS, entre outras doenças), ansiedade intensa, pessimismo, negativismo, perda da crítica social e da autocrítica.

Visto que os sintomas comportamentais predominam e se associam a disfunção executiva frontal, em um contexto de preservação de outras funções, e também porque existem achados de atrofia frontotemporal (Joseph; O'Leary, 1986) relacionada à hipoperfusão frontotemporal nessa síndrome, o diagnóstico diferencial com a DFT torna-se plausível. Podemos acrescentar o fato de que a síndrome de Cotard atinge preferencialmente pessoas de meia-idade, como ocorre com a DFT.

DEMÊNCIA FRONTOTEMPORAL *VERSUS* NEUROLUES (PARESIA GERAL PROGRESSIVA – PGP)

A neurolues, classicamente conhecida como "a grande imitadora" dado seu potencial em mimetizar outras categorias diagnósticas, continua sendo na atualidade e realidade brasileiras um diagnóstico diferencial a ser considerado quando se fala nas demências em geral (Nitrini, 1996). Como o espiroqueta apresenta predileção pelas regiões frontais, gerando sintomas provavelmente relacionados a essa topografia (prejuízo na concentração e no controle emocional, tendência a depressão, "mória", segundo Stuss; Benson,1986), se impõe a consideração desse diagnóstico no diferencial com a DFT.

Pacientes com neurossífilis apresentam-se mais pueris e com mória (puerilidade boba; aspecto e fácies abobalhados; desinibição com comentários inoportunos e constrangedores e facilitação para aproveitar e dar continuidade a comentários periféricos em curso), assustados (assustam-se quando tocados), não toleram contato físico continuado; atenção voluntária muito comprometida e espontânea aumentada (lembrando indivíduos com confusão mental sem rebaixamento do nível de consciência); a evolução da doença é muito mais rápida, e os valores do MEEM são mais baixos do que seria de esperar para o tempo de enfermidade e o estadiamento da doença naquele momento. Apresentam mais sinais neurológicos (instabilidade postural), incluindo localizatórios (afasia, sinais piramidais) desde o princípio. A presença de afasia de expressão em uma fase precoce pode levantar a suspeita de afasia progressiva primária, porém a exuberante sintomatologia comportamental desde o início do quadro afasta essa possibilidade. A idade de início parece mais precoce na neurolues. As síndromes mais evidentes na neurossífilis são: de linguagem, de atenção e de comportamento. A presença de pupilas de Argyll-Robertson pode ajudar no diagnóstico diferencial, porém, em nossa e em outras experiências, habitualmente esse sinal patognomônico da neurolues ocorrerá com mais frequência na forma tabética (medular) e não na encefálica (PGP) dessa doença, motivo de nossa consideração neste momento. O VDRL positivo e o VHS aumentado presentes na neurossífilis ajudam no diagnóstico diferencial.

Como na DFT, pacientes com neurolues apresentam economia de esforço e respostas do tipo "não sei", são difíceis de serem testados, pouco colaborativos e inquietos ou irritados, com impersistência grave, sem metacognição, mas com compreensão grosseira preservada. Apresentam uma inquietação que parece ansiedade, mas sem a vivência angustiante e antecipatória presente nesta, uma vez que não vivenciam o futuro, ficando restritos à imanência do imediato. São superficiais e egocêntricos, com prejuízo grave da teoria da mente. Há descuido da higiene, dependência de cuidadores e comprometimento das atividades da vida diária nos dois grupos, talvez mais grave na neurolues. Paratonia, sinais axiais da face exaltados, ecolalia, incontinência urinária, prejuízo no *insight* estão presentes nos dois grupos.

O EEG apresenta-se alterado, diferentemente do que ocorre na DFT (faz parte dos critérios diagnósticos da DFT a exigência do EEG normal). Os exames de neuroimagem são parecidos nas duas doenças (atrofia frontotemporal e hipoperfusão frontal).

DEMÊNCIA FRONTOTEMPORAL *VERSUS* DOENÇA DE LYME

Waniek e colaboradores (1995) relataram um caso de doença de Lyme com comprovação anatomopatológica do espiroqueta (bem como com sorologia positiva para doença de Lyme) e cuja apresentação clínico-patológica era indistinguível de um caso de DFT, exceto pelo fato de que a atrofia subcortical era mais evidente que a cortical. O comprometimento preferencial das lâminas corticais superficiais dos córtices frontal e temporal encontrado na DFT foi também constatado nesse caso. Curioso notar a predileção desse espiroqueta (*Borrelia burgdorferi*) pelas regiões frontais, o mesmo podendo ser observado em relação ao espiroqueta causador da neurossífilis (*Treponema pallidum*).

DEMÊNCIA FRONTOTEMPORAL *VERSUS* TUMORES FRONTAIS

É bastante conhecido o fato de que tumores frontais, quando atingem a área pré-frontal, podem se expressar por meio de um quadro demencial associado ou não a outros sintomas neuropsiquiátricos de difícil remissão, tais como: irritabilidade, negligência pessoal, perda de memória, disfasia, incontinência (Ron, 1989). Assim como a evolução pode ser protraída, principalmente no caso de meningeomas (Law, 1988), também a história clínica pode ser indistinguível da observada na DFT. A dificuldade no diagnóstico diferencial em geral termina com a realização da TC de crânio, desde que seja realizada com contraste, caso contrário o dilema diagnóstico poderá se perpetuar.

DEMÊNCIA FRONTOTEMPORAL *VERSUS* TRAUMATISMOS CRANIANOS FRONTAIS

Traumatismos cranianos podem dar origem a uma síndrome de desinibição, principalmente quando envolvem os córtices orbitofrontal e/ou basotemporal (Starkstein; Robinson, 1997). Esta síndrome pode se manifestar em uma variedade de fenomenologias: desinibição motora (hiperatividade, pressão de discurso, necessidade reduzida de sono), desinibição dos instintos (hipersexualidade, hiperfagia, explosões de agressividade), desinibição emocional (euforia, elação, irritabilidade), desinibição intelectual (delírios megalomaníacos e paranoides, fuga de ideias) e/ou desinibição sensorial (alucinações auditivas e visuais). Todas essas apresentações (essa última em muito menor grau, no entanto) podem também ocorrer na DFT, dando ensejo, portanto, à confusão diagnóstica, em especial quando o traumatismo craniencefálico se insere em um contexto de alcoolismo, direção perigosa, agressões físicas, comportamentos, enfim, que possam espelhar os comportamentos inaugurais da DFT.

Ikejiri e colaboradores (1998) chamam atenção para a semelhança entre DFT e TCEs frontais por meio do relato de um caso de uma paciente de 64 anos que, após um ter sofrido um TCE envolvendo as regiões orbitofrontal direita e temporais anteriores, inicia um quadro indistinguível de uma DFT: alteração de personalidade, perda da crítica social, descuido pessoal, desinibição, impulsividade, redução da espontaneidade da fala e até comportamentos repetitivos (cuja aparição é considerada rara nos traumatismos frontais, segundo Ames e colaboradores, 1994).

O fato de que os TCEs não evoluem com um declínio progressivo do quadro, entretanto, é o principal elemento diferenciador das duas condições (Snowden; Neary; Mann, 1996).

DEMÊNCIA FRONTOTEMPORAL *VERSUS* ERROS INATOS DO METABOLISMO DE INÍCIO TARDIO

Existem vários relatos de caso de síndromes frontais associadas a erros inatos do metabolismo (EIMs) de início tardio. Mais especificamente, a doença por corpúsculos de poliglicosano no adulto, a leucodistrofia metacromática e a doença de Alexander já tiveram suas apresentações fenomenológicas descritas como uma demência de tipo frontal (Boulan-Predseil et al., 1995). A doença por corpúsculos de poliglicosano no adulto também já foi descrita com apresentação de esclerose lateral amiotrófica (McDonald et al., 1993).

O diagnóstico diferencial pode ser feito por meio da ressonância magnética do encéfalo, posto que tais doenças cursam com extensas lesões na substância branca encefálica, o que não ocorre na DFT. Contudo, o diagnóstico diferencial mais complicado seria com a gliose subcortical progressiva, que também cursa com lesões de substância branca, porém mais restritas aos lobos frontais, característica também da doença de Alexander.

DEMÊNCIA FRONTOTEMPORAL *VERSUS* SÍNDROME DE FAHR

A síndrome de Fahr refere-se a calcificação de gânglios basais e núcleos denteados do cerebelo. Clinicamente, pode se apresentar com um quadro caracterizado por distúrbio do movimento, demência e outras perturbações de comportamento. Casos esporádicos e familiares foram relatados, com ou sem distúrbio do metabolismo do cálcio/fósforo. Uma forma rara de demência do tipo frontotemporal com emaranhados neurofibrilares e calcificações do tipo síndrome de Fahr foi observada sobretudo no Japão. Modrego e colaboradores (2005) apresentaram o caso singular de uma mulher de 50 anos com demência progressiva, mas sem sintomas extrapiramidais nem distúrbio metabólico do cálcio/fósforo. A TC de crânio mostrou calcificações do tipo Fahr nos gânglios basais, no cerebelo e nos centros semiovais, como também atrofia temporal; a RM do encéfalo mostrou atrofia difusa predominantemente em regiões temporoparietais.

CAPÍTULO 10

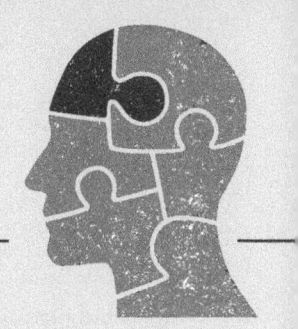

Neuropsicologia

O termo *função executiva* é bastante recente e foi cunhado em alusão à figura do executivo, isto é, alguém que coordena, administra um grupo de ações sem, no entanto, participar diretamente delas; alguém que, em sua sabedoria de líder, regente, general, consegue manter um equilíbrio delicado e dinâmico entre a autonomia das partes que realizam o trabalho ao mesmo tempo em que mantém o controle sobre elas. As funções executivas são processos mentais mediante os quais resolvemos problemas internos e externos de forma deliberada. Os problemas internos são o resultado da representação mental de atividades criativas e conflitos de interação social, comunicativos, afetivos e motivacionais novos ou repetidos. Os externos resultam da relação entre o indivíduo e seu ambiente. O objetivo das funções executivas é solucioná-los de uma forma eficiente e aceitável para a pessoa e a sociedade.

Com a finalidade de solucionar esses problemas, as funções executivas inibem outros problemas internos e externos irrelevantes, bem como a influência das emoções e motivações, colocando em estado de alerta máximo o sistema de atenção seletiva e o sustentando antes, durante e depois de tomar uma decisão. Em seguida, informa se o problema é novo ou se já havia ocorrido, quais as possíveis soluções e as consequências imediatas ou a longo prazo que podem advir da opção por esta ou aquela estratégia adotada, antes mesmo que a ação seja conduzida adiante. Isso acontece como em um jogo de xadrez, no qual o enxadrista precisa adiantar mentalmente suas jogadas, imaginando as várias possibilidades de movimentação de suas peças, mas evitando jogadas impulsivas, sempre com um objetivo (p. ex., ganhar o jogo) e sem esquecer das regras que a todo momento permeiam suas ações (p. ex., as regras básicas, o tempo disponível para cada lance, o jeito correto de deslocar cada peça, as habilidades de cada personagem/peça), antecipando as possíveis respostas do adversário a cada uma daquelas jogadas imaginadas e calculando o risco-benefício de cada opção para, depois de toda essa engenharia estratégica, finalmente realizar a jogada. Mas a analogia com as funções executivas não para por aí; após realizar a jogada e perceber a reação de seu adversário, o enxadrista irá rever se a estratégia assumida foi eficaz ou não e como poderia se beneficiar do aprendizado daquela experiência para melhorar suas jogadas futuras.

Essas funções complexas são, portanto, necessárias para planificar, organizar, guiar, revisar e monitorar o comportamento necessário para alcançar metas. Por meio delas, por exemplo, podemos focalizar a atenção em uma atividade sem a interferência dos estímulos distratores. As funções executivas permitem guiar nossas ações mais pelas instruções que damos a nós mesmos, do que por influências externas, ou seja, permitem a autorregulação do comportamento ou a inibição dos impulsos para podermos executar aquilo a que nos propomos (Barkley; Murphy, 1998; Papazian; Alfonso; Luzando, 2006).

TIPOS DE FUNÇÕES EXECUTIVAS E TESTES UTILIZADOS PARA ACESSÁ-LAS (VER TAB. 10.1)

As funções executivas consistem em uma série de operações mentais que nos permitem resolver problemas de forma deliberada. Incluem (Barkley; Murphy, 1998):

a) inibição da resposta mais evidente, de respostas ou padrões de resposta em curso e da interferência de outros estímulos não relevantes;
b) autorregulação do estado de alerta emocional e motivacional;
c) ativação da memória de trabalho verbal e não verbal;
d) planejamento, fundamentação, organização e avaliação dos resultados;
e) manutenção de um padrão para metas futuras;
f) organização do comportamento no tempo como planejado (*timing*).

Automonitoração e autorregulação

Baterias neuropsicológicas específicas para disfunções frontais têm sido sugeridas (Miotto, 1994), principalmente com testes que avaliam habilidades executivas. Dentre eles, situam-se:

a) Wisconsin Card Sorting Test (teste de categorização no qual o examinador proporciona *feedback* imediato para cada resposta do paciente que é difícil de ser utilizado para corrigir respostas erradas em portadores de DFT);
b) Stroop Test (teste de atenção seletiva);
c) Figura de Rey e
d) Cubos – subteste do WAIS (nesses testes, observa-se que, quando o examinador faz o planejamento prévio dos passos a serem seguidos pelo paciente, este tem um desempenho muito superior do que quando tais dicas não são fornecidas);

TABELA 10.1
Testes neuropsicológicos usados na investigação da disfunção executiva

Função executiva	Avaliação neuropsicológica
Motricidade	Ozeretski e teste de batidas rítmicas. Provas de alternância (abrir e fechar as duas mãos alternadamente). Go-no-Go. Teste Bender-Gestáltico. Cópia de figuras alternadas
Comportamentos sequenciais	Teste das três posições de Luria (*fist-edge-palm*) Arranjo de figuras. Cópia de figuras alternadas
Monitoração e planejamento	Wisconsin Card Sorting Test; Teste do Labirinto de Chapois; Torre de Hanói, Torre de Londres, Torre de Toronto; Cubos, Figura Complexa de Rey
Memória operacional	*Span* de Dígitos na ordem direta e inversa, Wisconsin Card Sorting Test
Atenção e inibição	Teste de Trilhas (Trail Making Test) A e B, Teste de Cancelamento, *Span* de Dígitos, Stroop, Go-no-Go, meses ao contrário
Linguagem	Fala em situação de conversa, fluência verbal (FAS e animais), repetição, prosódia, nomeação, escrita
Crítica e *insight*	Escalas de *insight* (David, 1994), análise de figuras temáticas
Personalidade	Inventário Multifásico de Personalidade Minnesota (Minnesota Multiphasic Personality Inventory)

Fonte: Lezak, 1995.

e) Torre de Londres (teste de planejamento);
f) Fluência Verbal;
g) Teste das Trilhas "B" (avalia planejamento, atenção, sequenciação);
g) *Span* de Dígitos (ordem inversa, que avalia controle mental).

Stuss (1995), entretanto, pondera a respeito da validade, sensibilidade e especificidade da bateria neuropsicológica para disfunções frontais, apontando graves limitações do método:

a) muitos testes foram originalmente desenvolvidos para avaliar outras funções e só depois adequados à avaliação frontal;
b) outros testes são multifatoriais, ou seja, acessam várias funções, às vezes até as posteriores;

c) alguns foram criados há muito tempo e portanto não estão atualizados com as descobertas mais recentes relacionadas a tais regiões;
d) o contexto da testagem tem um papel importante na avaliação das funções frontais, a ponto de obtermos respostas muito diferentes quando manipulamos o *setting*;
e) uma inconsistência no desempenho pode ser um dos marcadores das disfunções frontais e isso complica a análise da confiabilidade desses testes.

Vários subtipos de memória se relacionam de forma estrutural ao córtex pré-frontal e funcional às funções executivas. Tal relação tem mais a ver com o funcionamento da memória do que com seus conteúdos, isto é, o cérebro executivo dota de inteligência e orienta as informações contidas nos hipocampos para condutas adaptativas. Recuperar a informação de acordo com a natureza da tarefa em curso, selecionar a informação pertinente dentre tantas, definir os objetivos que pretendemos, selecionar o que se deve guardar na memória ou assinalar o que deve ser recuperado guarda estreita relação com os processos executivos.

Existem quatro tipos de memória que apresentam íntima ligação com as funções executivas e que podem ser denominadas memórias frontais (em contraposição às límbicas mesiais temporais): a memória de trabalho (*working memory*), a metamemória, a memória de fonte e a memória prospectiva (Tirapu-Ustárroz; Muñoz-Céspedes, 2005).

A *memória de trabalho* ou *working memory* é um sistema que fornece informações efêmeras necessárias para atividades que estão em curso e, portanto, é essencial para manter o sentido de unidade da atividade cognitiva (Tirapu-Ustárroz; Muñoz-Céspedes, 2005). Esse processo cognitivo depende da idade e tem capacidade limitada para armazenar, monitorar e manejar informação (Papazian; Alfonso; Luzondo, 2006). Diferencia-se da memória de curta duração por privilegiar a utilidade da informação, e não o simples decorrer do tempo, como fator determinante na manutenção ou descarte dos conteúdos. Trata-se de um modelo multicomposto, compreendendo um *executivo central*, ou sistema de controle da atenção, servido por dois sistemas subordinados, denominados alça fonológica e alça visuoespacial, responsáveis pelo processamento de informações verbais e não verbais. O sistema de controle da atenção tem como funções o raciocínio, a tomada de decisões, o planejamento de estratégias e o controle do comportamento por meio da integração das informações dos sistemas subordinados. Para avaliar a memória operacional, utiliza-se o *Wisconsin Card Sorting Test* (WCST) e o *Teste de Lista de Palavras*.

A *metamemória* faz referência ao conhecimento sobre nossa própria memória, o que implica processos complexos como estimar a capacidade de nossa própria aprendizagem, selecionar estratégias de memorização, monitorar a aprendizagem, ter consciência do que é conhecido (sensação de que se conhece) ou não (o "sei que nada sei" de Sócrates ilustra bem o que é isso), assim como crenças sobre as possibilidades de nossa própria memória; todos, portanto, processos muito associados ao processamento executivo frontal. Essa função relaciona-se particularmente à área pré-frontal ventromedial direita, que contém múltiplas conexões com a região temporomesial. O papel dessa região estaria centrado na monitoração e integração da informação advinda do lobo temporal. A memória autobiográfica pode ser alterada de forma seletiva em lesões desse circuito.

A dificuldade de *memória para recordar a fonte da informação* refere-se a uma ruptura entre a informação da memória semântica e a memória episódica, com consequente incapacidade em situar o conhecimento nas coordenadas têmporo-espaciais adequadas. A informação é recordada de maneira correta, mas o contexto têmporo-espacial em que a mesma foi adquirida é perdido.

A *memória prospectiva* refere-se à recordação de querer fazer algo em algum momento concreto do futuro e executar um plano previamente formulado. Esse tipo de memória requer processos mais controlados e elaborados de codificação e recuperação e vai estar comprometida em danos pré-frontais.

O processo de *tomada de decisão* constitui outra função executiva complexa que depende da idade e é responsável pelas decisões ante problemas que implicam efeitos para o próprio indivíduo. Ponderar uma resposta a um problema é processo que demanda ampla monitoração de diversas instâncias psíquicas e tem a ver, em última análise, com a adaptação do indivíduo e com o sucesso de seus empreendimentos. Existem testes em que tomadas de decisão precipitadas diante de estímulos muito sedutores implicam perda de pontos em relação às tomadas de decisão postergadas nas quais respostas impulsivas foram inibidas na intenção de angariar resultados mais promissores no futuro.

Outra função executiva, o *julgamento*, mantém muitas relações com a anterior (tomada de decisão) e envolve definição, conceituação, estruturação e delimitação da questão a ser julgada. O paciente com lesão frontal falha no julgamento de suas decisões, demonstrando inabilidade para avaliar uma nova ação e na seleção da escolha mais vantajosa. Na vida real, diferente da situação de avaliação, as premissas são apresentadas de forma imprevisível, o que pode dificultar a integração dos aspectos a serem analisados, prejudicando a evocação dos programas cognitivos necessários. Utilizam-se testes com figuras e histórias para auxiliar no exame da habilidade do indivíduo em estar atento às *pistas* que o meio lhe oferece. Observa-se sua capacidade de criar uma história a partir de uma figura. Um paciente com prejuízo frontal não consegue estruturar uma história simples e integrada. Podem-se utilizar os testes de julgamento do WAIS (p. ex.: "O que você deve fazer ao encontrar uma carta selada e endereçada jogada na rua?"), *semelhanças* do WAIS e *provérbios*.

A *monitoração* e o *controle*, conhecidos também como processos metacognitivos, dependem da idade e têm capacidade ilimitada, permitindo autoavaliações e controle do processo de planejamento antes de tomarmos a decisão final para assegurarmos que a solução adotada para o problema seja a melhor. Tais capacidades encontram-se manifestas a partir dos 4 anos de idade e evoluem até a adolescência. Podem ser testadas pela verificação da capacidade de correção de ideias contraditórias contidas em uma frase. O *Wisconsin Card Sorting Test* e o *Stroop Test* podem ser usados na avaliação dessas funções.

O *planejamento* exige do indivíduo a capacidade para avaliar alternativas, fazer escolhas e estudar ideias necessárias ao direcionamento da realização do plano. Memória e controle de impulso são requisitos tanto quanto a manutenção da atenção, pois, ao planejar, o indivíduo determina qual informação requer atenção, não permitindo que estímulos irrelevantes o distraiam de seu objetivo (Lezak,1995). Entre os testes que podem ser utilizados para acessar essa função temos: *Torre de Londres, Torre de Hanói, Labirintos do WISK, Labirinto de Chapois*.

Existem algumas *alterações de linguagem* que são frequentes em lesões pré-frontais situadas à esquerda e à direita. Quanto às primeiras, a mais importante é a redução da fala espontânea ou débito verbal, podendo culminar até com mutismo total (principalmente em lesões mesiais pré-frontais que cursam com o chamado *mutismo acinético*). Lesões à direita podem comprometer o pragmatismo na fala, bem como gerar alterações da prosódia e da capacidade de reconhecer e interpretar emoções vinculadas às expressões faciais e ao conteúdo da linguagem. Em lesões extensas, costumam ocorrer ecolalia e perseverações. Nesses casos, pode-se notar perda do poder regulador da linguagem, em que o paciente não consegue direcionar seu comportamento motor a partir de ordens verbais. A redução da fala espontânea pode ser observada em respostas breves e mal-elaboradas. Utilizam-se os testes de *Fluência Verbal (categoria animais),* FAS, *Nomeação de Boston e Token Test*.

Quanto à *motricidade*, o paciente com déficit em regulação motora é capaz de repetir a instrução e, mesmo assim, continuar a responder de forma incorreta, demonstrando uma dissociação entre compreensão e ação. Esse componente é chamado de inércia patológica. Pode ocorrer de conseguirem responder corretamente às primeiras sequências e depois exibirem o déficit (Lezak,1995). Pacientes com dano frontal apresentam dificuldade para interromper ou modular seu comportamento, observado na desinibição, impulsividade e dificuldade para conter uma resposta incorreta. A avaliação deve incluir tarefas que contenham elementos repetidos e sequência de movimentos repetidos com as mãos. Utilizam-se, assim, os testes de sequência de movimentos repetidos com as mãos, cópia de algumas figuras do *Teste Bender-Gestalt* ou cópia de figuras geométricas.

As *alterações da personalidade* também estão associadas a lesões do lobo frontal. Danos em região frontal podem gerar quadros clínicos que simulam patologias psiquiátricas como depressão, esquizofrenia e transtorno obsessivo-compulsivo. A avaliação de pacientes com disfunção frontal deve conter testes específicos e sensíveis a déficits associados a essa região. Utilizam-se o *Questionário para Depressão de Hamilton, Escalas Beck para Depressão, Minnesota Multiphasic Personality Inventory* (MMPI), *Inventário Fatorial de Personalidade* (IFP), assim como entrevistas com familiares e com o paciente podem auxiliar na compreensão dos distúrbios de comportamento do paciente. A avaliação deve ser cuidadosa, levando em consideração idade, nível sociocultural e personalidade prévia. O examinador deve estar atento às estratégias usadas para solucionar a tarefa proposta, principalmente porque muitos testes não apresentam dificuldade para esses pacientes. A análise deve ser voltada muito mais para *como* o paciente responde ao estímulo apresentado do que para o resultado propriamente dito.

A *atenção* é outro aspecto da cognição que faz parte do conjunto das funções executivas relacionadas ao lobo frontal e que envolve vários componentes e áreas cerebrais. Atenção é a focalização seletiva sobre uma pessoa, um objeto ou evento específico. Distração, perseveração, suscetibilidade para intrusão, lentidão para reagir ao estímulo, dificuldade em manter o foco atencional e para inibir respostas inadequadas são distúrbios apresentados por pacientes com lesão frontal. Estes pacientes frequentemente apresentam bom desempenho em testes padronizados de inteligência, como o WAIS. No entanto, a análise do desempenho de alguns subtestes do WAIS auxilia o examinador na compreensão de seu paciente.

ASPECTOS ESPECÍFICOS DA NEUROPSICOLOGIA DA DEMÊNCIA FRONTOTEMPORAL

A avaliação neuropsicológica é fundamental como auxílio diagnóstico tanto na DFT quanto na DA (Snowden; Neary; Mann, 1996; Stuss, 1993; Stuss; Alexander; Benson, 1997). O desempenho dos pacientes com DFT é marcado por uma economia de esforço, inclusive na produção verbal (Snowden; Neary; Mann, 1996). Na DFT, são observadas mais alterações nas funções executivas do que nas tarefas de memória, enquanto os pacientes com DA apresentam o padrão inverso (Stuss, 1993; Snowden et al., 1996). Nos estádios mais avançados da DFT, entretanto, podem aparecer prejuízos cognitivos mais globais, como no caso da DA, e testes de funções corticais mais posteriores podem apontar déficits, secundários, provavelmente, ao déficit executivo (Elfgren; Passant; Risberg, 1993; Snowden, 1994; Zakzanis, 1998). Déficits cognitivos específicos têm sido apontados por Rahman e colaboradores (1999) nos estádios iniciais da DFT, como, por exemplo, dificuldades para tomar decisões (os pacientes demoram para optar e quando o fazem não demonstram conhecimento dos riscos relacionados às opções, mesmo que as respostas não tenham sido impulsivas) e déficits para mudança de *setting* atencional em tarefas de discriminação visual. Nesse estudo, os portadores de DFT em estádios bastante iniciais não apresentaram déficits em outros testes que também têm sido relacionados como sensíveis à disfunção frontal, como a memória de trabalho espacial e outros testes de planejamento. Esses autores associam os déficits apresentados ao comprometimento orbitofrontal que seria precoce na DFT.

Entre algumas das contribuições recentes ao estudo das alterações neuropsicológicas na DFT, podemos listar:

a) pacientes com essa forma de demência parecem não apresentar amnésia primária;
b) são vulneráveis a interferência (quando são usados destratores – elementos enxertados em uma avaliação com o objetivo de desviar a atenção do foco principal – seu desempenho se torna muito inferior em relação a quando tais recursos não são utilizados);
c) prejuízo na memória de trabalho (termo que define a manutenção de informações que estão sendo temporariamente processadas – por exemplo, quando mantemos por alguns segundos o número de telefone de alguém apenas até o transferirmos para uma agenda);
d) déficit no aprendizado que dependa de associações;
e) presença de confabulação;
f) prejuízo na ordenação temporal e na metamemória (conhecimento da eficiência e/ou capacidade dos próprios processos mnésticos, incluindo o conhecimento das estratégias que facilitam a memória);
g) presença de uma *apraxia frontal* (distúrbio na função executiva definido como um prejuízo na pronta ativação de planos de ação; por exemplo, o paciente não sabe por qual restaurante deve optar para almoçar).

Tais contribuições para a neuropsicologia das disfunções frontais são resultantes de uma importante evolução nos conceitos das funções dessa região. Essa evolução pode ser retratada desde a teoria das unidades funcionais de Luria (1977), a qual localizava a terceira unidade (responsável pela programação e checagem das atividades mentais) nas áreas frontais, até os dias de hoje, quando se fala da importância de uma visão menos localizacionista, com enfoque nos circuitos e subsistemas que alimentam uma rede imensa de conexões existentes nessas regiões, com as particularidades clínicas e neuropsicológicas que as diferem entre si, repercutindo em uma visão mais elaborada e complexa.

Durante a testagem neuropsicológica, os portadores de DFT são econômicos em seu esforço mental, e seu desempenho é caracterizado por uma indiferença em relação à acurácia de suas respostas, as quais são em geral impulsivas, depois do que abandonam prontamente o restante da testagem. O desempenho desses pacientes mediante encorajamento é mais satisfatório, sugerindo muitas vezes que os déficits atencionais e/ou volitivos interfiram mais do que os cognitivos no seu desempenho (Elfgren; Passant; Risberg, 1993; Snowden, 1994; Snowden; Neary; Mann, 1996).

As habilidades visuoespaciais costumam estar notavelmente preservadas na DFT, e eventuais dificuldades nessas funções parecem secundárias às dificuldades executivas relacionadas a tais habilidades (p. ex., criação de estratégias e persistência em segui-las no intuito de buscar referenciais espaciais naquelas situações em que a solução não é tão pronta)(Neary; Snowden, 1996).

Na testagem da memória, observa-se uma discrepância entre a impressão clínica de que a memória vai bem (o paciente geralmente está orientado no tempo e no espaço, informa a respeito de ocorrências recentes, etc.) e o mau desempenho nos testes formais, os quais sugerem uma "amnésia" resultante de uma falha na estratégia de utilização da memória, muito mais do que uma inabilidade de adquirir e reter novas informações (Neary et al., 1988; Neary; Snowden, 1996). Hodges e Gurd (1994) relataram um caso de doença de Pick com amnésia anterógrada para material verbal e não verbal, colocando as áreas mesiais dos lobos temporais como prováveis responsáveis por tal disfunção. Beeson, Rubens e Kasz niak (1995), no entanto, contestaram essa relação, sugerindo que a disfunção executiva (e, portanto, as regiões frontais) estaria por detrás da amnésia naquele paciente, ocasionando dificuldades nas estratégias de organização e recuperação do material registrado. "Falsas memórias" ou confabulações podem também ser encontradas em portadores de disfunções frontais e amnésia concomitantes (Kapur; Coughlan, 1980). De Villiers e colaboradores (1996), porém, relataram um paciente com um tumor frontal que apresentava confabulações e na avaliação neuropsicológica mostrava prejuízos executivos, mas não de memória; a confabulação foi, então, associada aos seguintes déficits executivos: falência da monitoração de erros (o paciente não percebia os aspectos ilógicos da história que contava), da mudança de *setting* (o conteúdo da história era sempre o mesmo) e do *insight* (ele não percebia o próprio transtorno mental).

Em testes de memória, o déficit de atenção e as falhas na geração ativa de informações comprometem a eficiência da evocação, constituindo uma amnésia do tipo frontal (e não límbica, como no caso da doença de Alzheimer). Em testes com desenhos, reproduções de figuras podem ser prejudicadas pela má organização e traços repetitivos (perseverações), enquanto as características de configuração espacial do desempenho estão bem preservadas (Thompson et al., 2005). Por conseguinte, apesar das diferenças de comportamento notáveis, os resultados dos testes neuropsicológicos podem nem sempre diferenciar DFT e doença de Alzheimer (Bier et al., 2004; Gregory et al., 1997; Grossi et al., 2002). Confiar em seus resultados isoladamente (avaliação quantitativa, apenas), de modo previsível mascara diferenças qualitativas em razão de falhas inerentes àquele tipo de teste (Pachana et al., 1996; Thompson et al., 2005).

Zakzanis (1998), utilizando princípios de metanálise, formulou um perfil neurocognitivo da DFT, o qual hierarquizou da seguinte forma: as habilidades mais deficientes na DFT são flexibilidade cognitiva e abstração, seguidas de atenção/concentração, aquisição de memória, evocação tardia e, por último, habilidades verbais.

Falha na testagem executiva na DFT é maior em pacientes com atrofia generalizada do lobo frontal com extensão para o córtex frontal dorsolateral. Em contrapartida, os pacientes com atrofia mais restrita à área frontal orbitomedial podem apresentar desempenho surpreendentemente bom nos testes cognitivos tradicionais para o lobo frontal, apesar de evidentes alterações comportamentais (Gregory; Serra-Mestres; Hodges, 1999; Neary et al., 1988; Snowden; Neary, 1999). Embora prejuízos executivos forneçam apoio a um diagnóstico de DFT, sua ausência não impede o diagnóstico. Como já o dissemos, confiar apenas nos resultados dos testes (avaliação quantitativa, apenas) mascara previsíveis diferenças qualitativas devidas a falhas inerentes àquele tipo de teste (Pachana et al., 1996; Thompson et al., 2005).

CAPÍTULO 11

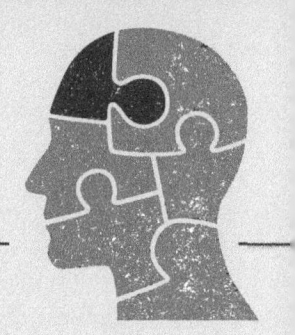

Linguagem

A linguagem é um instrumento de intercâmbio social. Para tanto, exige que os interlocutores façam inferências a respeito do conhecimento prévio um do outro, bem como monitorem o *feedback* verbal e não verbal para se certificarem de que as proposições almejadas tenham sido convenientemente contempladas (Snowden; Griffiths; Neary, 1996). A princípio, então, podemos afirmar que os pacientes com DFT terão dificuldades para usar a linguagem, posto que os mesmos quebram regras convencionais de interação social (p. ex., alternância de fala) e não nivelam o conteúdo de suas falas com o conhecimento prévio do interlocutor (p. ex., um paciente que conversa em português com um estrangeiro que desconhece essa língua, sem se dar conta do erro implícito nessa atitude) (Griffiths, 1996). A linguagem, para esses pacientes, parece ter perdido seu papel social.

Pacientes com uma síndrome predominantemente apática não mostram interesse pela comunicação com os outros, enquanto os desinibidos não têm seu discurso governado pelo objetivo da comunicação, além de o mesmo representar uma produção desalinhada e desregrada, produto de desencadeadores internos e externos aleatórios.

Uma característica típica da DFT é a progressiva redução do *output* verbal, que passará por uma linguagem lacônica, monossilábica, para depois culminar em mutismo total. Essa perda da linguagem expressiva por vezes é denominada de "dissolução da linguagem" pelos autores franceses (Delay; Neveu; Desclaux, 1944), ou "perda da espontaneidade e da capacidade geradora de fala", pelo grupo de Manchester (Snowden; Neary, 1993), ou, ainda, "afasia dinâmica". Muitas vezes, principalmente diante de perguntas muito abertas, os pacientes respondem "não sei", em um testemunho da economia de esforço que caracteriza esse distúrbio. Gustafson (1987), entretanto, refere que algum aumento no *output* verbal também pode ser notado em alguns pacientes nas fases iniciais da DFT.

Produções verbais repetitivas são muito comuns na DFT. Em um estudo de 19 pacientes com esse tipo de demência, conduzido por Snowden e Neary (1993), foi encontrada uma porcentagem de perseverações de respostas verbais em 100% dos pacientes, estereotipias verbais em 47% e ecolalia também em 47% da casuística. Segundo Gustafson (1993), o cortejo sintomático caracterizado por palilalia, ecolalia, mutismo e amimia (a chamada síndrome PEMA de Guiraud) é típico da DFT, porém raro na DA.

Dificuldades de organização temporal da linguagem na DFT (que podem ser detectadas com a utilização de alguns testes neuropsicológicos) são descritas em uma paciente observada por Snowden, Griffiths e Neary (1996), que apresentava uma dificuldade importante ao tentar rearranjar palavras escritas para formar uma sentença, assim como era incapaz de associar sentenças com uma conjunção apropriada.

A seguir, mostraremos alterações características da linguagem nas DLFTs, em cada uma de suas variantes e subgrupos clínicos.

DEMÊNCIA FRONTOTEMPORAL

Caso MSN (paciente de nosso grupo avaliada por Adriana Bastos [AB])

Desempenho na prancha "O roubo dos biscoitos":

AB: O que que tá acontecendo aí?
MSN: A mulher tá enxugano vasilha, o menino tá pegano biscoito.
AB: Tá.
MSN: E a menina... tá esperano.
AB: Esperando o quê?
MSN: O biscoito.
AB: E vai acontecê alguma coisa com o menino?
MSN: Ele vai caí do banco.
AB: Hum... e a mulher não tá vendo?
MSN: Não //pausa//.
AB: E tá acontecendo alguma coisa aqui também, olha... que que é?
MSN: A torneira... tá aberta.
AB: E ela não tá vendo também isso?
MSN: Não... daqui a pouco tá tudo molhando o pé dela //ri// tudo.

AB: Que que cê acha que tá acontecendo com ela? Por que ela não tá vendo nada disso?
MSN: Pode sê que ela tá //ri// surda.
AB: Surda?
MSN: Uai! Só pode sê!
//risos//
MSN: Que nem //trecho ininteligível//, minha tia.
AB: Hã? Quem?
MSN: Helena Cleusa de Pina.

AB: Helenita cê falô, né? Helenita?
MSN: É //gesto afirmativo com a cabeça//
AB: A tia Helenita é surda?
MSN: Não, ela ficô...
AB: Ficô surda.
MSN: Surda, porque ela tirava trezentos... é... cada vez que ela operava, tirava oitenta e tantas pedra... no rim.
AB: Nossa!
MSN: Ela ficô com um pedacin de rim assim, ficô surda, ela vinha de Piracicaba, de repente ela não escutou nada, hum.
AB: E com sua tia Helenita ia acontecê isso? As coisas iam acontecendo do lado e ela não ia nem sabê.
MSN: Uma vez, ela... eu mostrei a concha que ela caiu, ela num escutô... a concha caindo. Eu falei "Tia, a concha!" //ri//

"A história do vaqueiro"

AB: Então conta pra mim: como que começa essa história?
MSN: Ele montan... tado num cavalo...
AB: Ele quem?
MSN: Esse. Esse moço aqui com chapéu //pausa//.
AB: E depois?
MSN: Ãh?
AB: Que que acontece?
MSN: Depois desceu do cavalo //pausa//.
AB: Ãh, certo. E daí?
MSN: Daí o cavalo ficô e ele tá dormino.
AB: Hum hum.
MSN: Hum?
//pausa//
AB: E daí?
MSN: Ah, daí... o menino tá chamando ele.
AB: O menino tem alguma coisa na mão?
MSN: Tem um cinto.
AB: Ele tem uma tesoura na mão, ó. Tem uma tesoura, ele tá cortando alguma coisa, olha. Tá vendo, ó?
MSN: É.
AB: Que que ele tá cortando?
//pausa – MSN observa os quadros//
MSN: Acho que ele vai cortá ele, não é?
AB: Vai cortá quem, o homem?

MSN: O home.
AB: Ãh. E daí, que que acontece?
//pausa – MSN observa os quadros//
MSN: Corta o arreio do cavalo, não é não?
AB: Isso! Exatamente! O menino tá cortando o arreio do cavalo.
MSN: Hum hum.
AB: E daí, o que acontece, depois que ele corta o arreio do cavalo?
MSN: Ele vai embora.
AB: Quem?
MSN: Ãh?
AB: Quem vai embora?
MSN: Ca, o cavalo //pausa//.
AB: O cavalo vai embora. E daí?
MSN: Hum, e daí? O menino tá correndo atrás do, do cavalo
AB: E o que que tem aqui?
MSN: Aqui tem um brinquedo.
AB: Isso. E como que acaba a história?
MSN: Acaba a história... que ele pegano a cordinha do brinquedo do menino.
AB: Hum.
MSN: E arrastano.

"A via sacra"

MSN: Ele pega, o soldado, dá a cruz pra ele carregá.
AB: Ãh, e depois?
MSN: Hum? depois ele sai arrastando a cruz, né?
AB: Ãh hã.
MSN: Aí cai, hum, ele cai de novo, ãh?
AB: Isso, exatamente.
MSN: É, vai caino.
AB: E daí, ãh?
//pausa//
MSN: Aí... tem a Nossa Senhora, né?
AB: Ãh hã.
MSN: A Nossa Senhora e um dos apóstolo, hum?
AB: E daí? //pausa//
MSN: É, aqui prega na cruz.
AB: E daí, e por último?
MSN: Hum?
AB: Como que acaba?
MSN: Aqui tá... tá crucificado.

"Narração de um fato ou experiência memorável"

AB: Cê trabalhava?
//pausa//
AB: Ãh?
MSN: Não. Trabalhei quando era de solteira.
AB: Conta então alguma história do seu trabalho...
MSN: Hum?
AB: Conta alguma coisa pra gente.
MSN: Às vezes, sabe, a gente tava... fazendo o apontamento, né, naqueles livrão assim, né, ou, ou apontamento, aí chega a pessoa, //*trecho ininteligível*// Aí então, já tá, já tô apontando, né, no livro.
AB: Ãh.
MSN: No, no coisa, no livro, né? Pápápá i pau, pápápá í na máquina lá, na menina lá atrás.
AB: Ãh.
MSN: Pá vim pá frente. Aí, cê entra lá no, no consultório, ah, lá no coisa, aí já, já entra, hum, entra tudo, tudo já cabô.
AB: Tá.
MSN: Hum, aí, hum, aí, pronto, cabô.
AB: Hum.
MSN: Hum, aí tem que pagá.
AB: Quem que tem que pagá?
MSN: Hum?
AB: Quem que tem que pagá?
MSN: As pessoa.

DEMÊNCIA FRONTOTEMPORAL ASSOCIADA AO COMPROMETIMENTO DO NEURÔNIO MOTOR

Caso LS, 52 anos, branca, sexo feminino, analfabeta, destra

Paciente de nosso grupo avaliada pelas fonoaudiólogas Cândida Dias Soares e Maria Carolina Cabral de Lacerda.

Token Test

Esse teste é destinado à verificação da compreensão da linguagem, da capacidade de usar a sintaxe e à avaliação da memória de curta duração para frequências verbais. Utiliza formas geométricas de variadas cores. É solicitada ao paciente uma série de comandos verbais, que vão aumentando em complexidade.

Na primeira parte do teste, em que era solicitada uma única ordem, a paciente obteve 90% de acerto, errando apenas um comando: quando solicitado para tocar o círculo ela tocou o quadrado. Na segunda parte, em que continuou sendo solicitada uma única ordem, com acréscimo do adjetivo grande e pequeno, ela obteve 100% de acerto. Na terceira parte, teve 100% de acerto. Na quarta e quinta partes, houve 0% de acerto e, na sexta e última parte, a paciente acertou somente um comando.

Vocabulário Wais-R

Nesse subteste, é verificada a capacidade de expressão verbal do sujeito, que deve dizer o significado da palavra apresentada. São 33 palavras com grau ascendente de dificuldade, e, após 6 erros consecutivos, o teste é interrompido.

A paciente apresentou baixo rendimento nesse teste, não sendo possível verificar mais de três acertos consecutivos.

Teste de Boston para diagnóstico de afasia (BDAE) (ver Quadro 11.1)

Narração prancha do roubo dos biscoitos

É solicitado ao paciente que descreva tudo que está acontecendo na figura temática. Esse teste avalia a organização formal de narrativa, sendo possível a realização de uma análise microestrutural (nível léxico-semântico e nível sintático), macroestrutural (relacionada à organização lógica da narrativa) e pragmática (uso da linguagem em um contexto).

Nesse teste, a paciente não conseguiu contextualizar a figura, além de sua dificuldade na articulação ter prejudicado sobremaneira a inteligibilidade de sua fala.

Compreensão auditiva

Esse teste é utilizado para verificar alterações de compreensão.

Paciente não apresentou alterações significativas nos testes de discriminação auditiva e identificação de partes do corpo. Não foi possível realizar o subteste Ordens devido à limitação motora apresentada por ela. No subteste Material Ideacional Complexo, a paciente apresentou um escore de 4 de um total de 12, obtendo respostas corretas somente na primeira parte. Nas questões subsequentes, em que é contada uma história e depois realizadas perguntas sobre a mesma, ela não obteve pontuação.

Produção oral

Esse subteste é realizado para verificar se, além dos distúrbios de linguagem oral, existem alterações motoras do tipo disartrias e apraxias acompanhando o quadro de afasia.

No teste de agilidade oral, a paciente conseguiu realizar os movimentos com dificuldade e sem repeti-los. Foram observadas alterações dos órgãos fonoarticulatórios, com volume de língua aumentado, o que dificultou a realização dos movimentos articulatórios da fala, comprometendo sua inteligibilidade sem, no entanto, caracterizar um quadro de apraxia.

Nas sequências automatizadas, conseguiu escore total nos dias da semana (2 pontos), meses do ano (2 pontos) e contagem de números até 21 (2 pontos). Ela não conseguiu realizar o alfabeto porque é analfabeta e também não conseguiu realizar a recitação e o canto (ambos relacionados às habilidades relativas ao hemisfério direito).

A paciente conseguiu executar a repetição de palavras, porém com dificuldades articulatórias. Na repetição de frases de baixa e alta frequência, foi obtido escore total de 15/16, tendo omitido somente uma palavra em uma frase de baixa frequência.

Na denominação (entrada auditiva + pista semântica), a paciente obteve acerto em todas as perguntas, com escore total de 27. Na denominação por confrontação visual, apresentou escore de 78/114, tendo as seguintes alterações significativas: quadrado-quadro; luva-mão; pingando-vazando; caindo-voando; 700-setenta; 1936-dezenove mais trinta e seis; 7000-um sete e três zeros; dormindo-deitado; tornozelo-canela.

Na denominação de animais (fluência verbal), ela não conseguiu obter resultados satisfatórios. Não foi possível realizar a leitura oral de sentenças devido ao grau de escolaridade limitado.

Compreensão da linguagem escrita

Testa o reconhecimento visual de grafemas como pré-requisito para a leitura com significado.

Na discriminação de palavras e símbolos e na associação fonética, a paciente conseguiu acertar apenas dois itens de cada. Lembrando de sua limitação escolar, o que pode explicar a dificuldade em reconhecer símbolos gráficos, porém sem descartar dificuldade de compreensão propriamente dita. Os testes de emparelhamento palavra-figura e leitura de parágrafos e sentenças não foram realizados em razão do baixo nível de escolaridade da paciente.

Escrita

Esse subteste não foi realizado, porque a paciente não consegue ler e também por sua considerável limitação motora de membros superiores.

Teste de Nomeação de Boston

Complementa a bateria e permite um estudo quali-quantitativo da capacidade de nomeação. É composto de 60 figuras-estímulos, em ordem crescente de dificuldade. Cada acerto corresponde a 1 ponto.

QUADRO 11.1
Desempenho do caso LS no BDAE

I – Conversação e narração	
Narração	
II – Compreensão auditiva	
A – Discriminação auditiva	47,22%
B – Identificação de partes do corpo	
■ Discriminação D/E	
■ Escore total	94,73%
C – Ordens	0%
D – Material ideacional complexo	33,33%
III – Expressão oral	
A – Agilidade oral	
B – Sequências automatizadas	75%
C – Recitação, canto	0%
D – Repetição de palavras	100%
E – Repetição de frases	
Alta frequência	93,75%
Baixa frequência	
Escore total	
F – Leitura de palavras	0%

(continua)

QUADRO 11.1 (continuação)
Desempenho do caso LS no BDAE

G – Denominação	100%
H – Denominação por confrontação visual	68,42%
I – Denominação animais	0%
J – Leitura oral de sentenças	0%
IV – Compreensão da linguagem escrita	
A – Discriminação de palavras e símbolos	20%
B – Associação fonética	
Reconhecimento de palavras	
Compreensão da soletração	
Escore total	12,5%
C – Emparelhamento palavra-figura	0%
D – Leitura de parágrafos e sentenças	0%
V – Leitura	
A – Mecânica da escrita	0%
B – Recordação de símbolos Esc	
Escrita seriada	
Ditado de primeiro nível	
Cópia (tipo)	
Escore total	0%
C – Acesso lexical	
Soletração para ditado	
Denominação esc. confr.	
Escore total	0%
D – Formulação escrita	
Narração (prancha)	
Sentenças escritas/ditado	0%

D/E = D: direita, E: esquerda; Esc. = escritos; Esc. confr. = escrita por confrontação.

CAPÍTULO 12

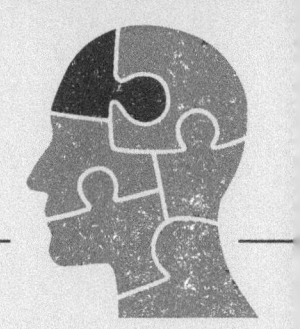

Neuroimagem e eletroencefalograma

Contrariamente ao que se observa em relação aos exames laboratoriais (inclusive o de líquido cerebrospinal) e ao eletroencefalograma (EEG), os quais se encontram normais nas DLFTs (Brun, 1987, 1993; Julin et al.,1995; Neary et al., 1988; Neary; Snowden; Mann, 1993), os exames de neuroimagem, sejam funcionais (tomografia por emissão de pósitrons – PET e tomografia por emissão de fóton único – SPECT) ou anatômicos (tomografia computadorizada – TC e ressonância nuclear magnética – RM), em geral mostram alterações.

As técnicas de neuroimagem estruturais (TC e RM) e funcionais (SPECT e PET) têm se mostrado úteis tanto no auxílio diagnóstico das DLFTs (e consequente diferenciação da DA) quanto na pesquisa do substrato neuroanatômico de determinadas alterações cognitivas e comportamentais delas. O padrão cintilográfico mais comum da DFT é a hipoperfusão cerebral anterior bilateral (Friedland et al., 1993; Gustafson et al., 1985; Julin et al., 1995; Neary et al., 1987; Pickut et al., 1997; Risberg, 1987; Risberg et al., 1993; Warkentin; Passant, 1997), enquanto na DA pode ser tanto uma hipoperfusão temporoparietal posterior, bilateral (padrão "B" de Holman), quanto uma hipoperfusão temporoparietal posterior, bilateral, com extensão frontal (padrão "C" de Holman) (Friedland et al., 1993; Holman et al., 1992; Julin et al., 1995; Warkentin; Passant, 1997). Starkstein e colaboradores (1994) correlacionaram o comportamento desinibido na DFT com hipoperfusão orbitofrontal no SPECT, enquanto Miller e colaboradores (1991) correlacionaram a disfunção executiva com uma hipoperfusão frontal dorsolateral em pacientes com DFT.

ELETROENCEFALOGRAMA

No eletroencefalograma, uma ausência de ondas lentas costuma ser considerada valiosa na diferenciação entre DFT e doença de Alzheimer (Lindau et al., 2003; Neary et al., 1988; Snowden; Neary, 1999). Essa característica diferencial, entretanto, foi recentemente questionada, com base nos achados de comparações de anormalidades no EEG em DLFTs e doença de Alzheimer (Chan et al., 2004).

SPECT E PET

O SPECT tem sido a técnica de neuroimagem mais útil na caracterização da DFT e em sua distinção da DA, o maior desafio de seu diagnóstico diferencial (Gustafson et al., 1985; Miller et al., 1991; Neary et al., 1987). O padrão cintilográfico mais característico e comum da DFT, a hipoperfusão frontal bilateral, porém, não é exclusivo dessa entidade, podendo ser encontrado em outras tantas (o que atesta sua inespecificidade): doença de Creutzfeldt-Jakob, esquizofrenia, depressão, encefalopatias tóxicas (p. ex., pelo álcool ou por solventes orgânicos), hidrocefalia de pressão normal, demência pelo HIV e, principalmente, DA (Pickut et al., 1997).

Gustafson e colaboradores (1985), do grupo de Lund, e Neary e colaboradores (1987), do grupo de Manchester, foram os primeiros a descrever a redução do fluxo sanguíneo cerebral regional nas áreas frontotemporais presente em pacientes com DFT. Neary e colaboradores (1987), usando HMPAO, avaliaram nove pacientes, constatando hipoperfusão apenas anterior em sete deles, hipoperfusão ântero-posterior em um e hipoperfusão exclusivamente posterior também em um. Risberg (1987), do grupo de Lund, usando xenônio 133, descreveu nove pacientes com hipoperfusão frontotemporal. Pouco depois, aumentou sua casuística para 26 casos e, além de confirmar os achados iniciais, expandiu o estudo com o intuito de analisar a evolução da redução do fluxo sanguíneo cerebral regional frontotemporal, verificando que seu grau havia se acentuado, acompanhando portanto a evolução clínica desses pacientes (Risberg et al., 1993). Miller e colaboradores (1991) avançam um pouco mais no uso do SPECT na DFT, usando análise quantitativa e correlacionando o prejuízo de uma função frontal específica (função executiva) com uma área mais delimitada dos lobos frontais (córtex dorsolateral). Eles estudaram 8 pacientes, dos quais 7 apresentavam hipoperfusão frontal ou frontotemporal estrita e 1 apresentava extensão da hipoperfusão para regiões posteriores (temporoparietais). Nessa mesma linha, Starkstein e colaboradores (1994), interessados em investigar se as alterações de fluxo sanguíneo cerebral na DFT estão relacionadas a sua alteração de comportamento ou a sua alteração cognitiva, compararam pacientes com DFT manifestada por um quadro de desinibição com portadores de DA sem desinibição. Concluíram que o comportamento desinibido se relaciona com a hipoperfusão em áreas orbitofrontais e temporais anteriores, não acontecendo o mesmo com as alterações cognitivas.

Talbot e colaboradores (1998), em um outro estudo mais recente, constataram que de 58 pacientes 37 não apresentaram o padrão típico do SPECT na DFT (ou seja, hipoperfusão frontal bilateral). Desses 37 participantes, 4 apresentaram hipoperfusão bilateral posterior, 1 hipoperfusão unilateral posterior, 7 hipoperfusão frontal bilateral e posterior unilateral, 3 hipoperfusão anterior unilateral, 4 hipoperfusão unilateral anterior e unilateral posterior, 6 hipoperfusão generalizada, 8 com hipoperfusão em mancha e 4 não apresentaram qualquer alteração em seus SPECTs. Assim, fica claro o erro metodológico cometido por esses autores: incluíram no grupo definido como sendo portador de DFT pacientes que, por definição, não poderiam receber esse diagnóstico, já que, segundo os critérios do The Lund and Manchester Groups (1994), o déficit funcional predominantemente pós-central neles observado é uma característica de exclusão desse diagnóstico. É importante notar que alguns desses pacientes, mesmo evidenciando hipoperfusão apenas das regiões posteriores, apresentavam características clínicas muito sugestivas de DFT, além de não mostrarem déficits neuropsicológicos sugestivos de comprometimento posterior ("funções visuoespaciais e motoras preservadas"). Julin e colaboradores (1995), comparando 8 pacientes clinicamente diagnosticados com DFT com 28 prováveis portadores de DA, também notaram uma sobreposição de achados ao avaliar o SPECT em nível individual, sendo que 2 pacientes com DFT não apresentavam hipoperfusão frontal, 5 apresentavam hipoperfusão parietal direita e 4 hipoperfusão parietal esquerda, enquanto 13 portadores de DA tinham hipoperfusão frontal. Ainda sobre esses dois últimos estudos, temos a dizer que tais achados só foram possíveis porque cada paciente foi analisado individualmente em vez de todos considerados todos como um grupo, o que sem dúvida apagaria a constatação dos poucos casos de hipoperfusão parietal diluídos em vários casos de hipoperfusão frontal. Essa última forma de aglutinação de dados é a mais encontrada nos estudos com SPECT em DFT, mesmo porque a maior parte desses estudos estão inseridos em uma comparação com os resultados do SPECT na DA e, portanto, em um contexto de comparação entre grupos.

Pickut e colaboradores (1997), usando a categoria E (hipoperfusão frontal apenas) dos critérios de Holman, conseguiram selecionar apenas dois de 21 pacientes (9,5%) com DFT. Buscando outras características do SPECT que pudessem diferençar a DFT da DA, esses autores encontraram na gravidade da hipoperfusão frontal (mais que em sua simples presença ou ausência) um bom marcador dessa diferença (a DFT apresentando índices de hipoperfusão frontal mais intensos que a DA). Já Julin e colaboradores (1995) apostam mais em um índice obtido pela subtração das taxas de hipoperfusão parietal daquelas de hipoperfusão frontal como o parâmetro que melhor separa as duas formas de demência (assim, pacientes com DFT tendem a obter um valor positivo e, os com DA, um valor negativo). Alexander e colaboradores (1995), comparando o fluxo sanguíneo cerebral regional e estimando o peso relativo da substância cinzenta na DFT, na DA e na depressão maior, concluíram que os pacientes com DFT mostravam menor perfusão e peso do córtex frontal que os outros grupos, e também sugeriram que essas duas características ocorrem em paralelo na DFT.

Estudos de SPECT com ativação funcional, em geral utilizando tarefas sabidamente relacionadas com a circuitária frontal (p.ex., fluência verbal), podem aumentar a sensibilidade do método em detectar disfunções precoces de sistemas neuronais que alimentam habilidades cognitivas específicas. Utilizando essa técnica, Warkentin e Passant (1997) compararam 15 pacientes clinicamente diagnosticados com DFT com 17 portadores de provável DA e com 22 controles normais, constatando que todos apresentavam ativação significativa da área de Broca durante a produção de palavras, mas com uma subativação do córtex pré-frontal dorsolateral entre os dois grupos com demência.

Friedland e colaboradores (1993), em uma revisão do assunto, declararam que os poucos estudos que associam DFT e PET demonstram resultados consistentes com aqueles obtidos com SPECT.

TOMOGRAFIA COMPUTADORIZADA E RESSONÂNCIA MAGNÉTICA

Os resultados que apontam para alterações são muito menos consistentes quando se utilizam as técnicas de neuroimagem estruturais na DFT do que quando são utilizadas técnicas funcionais (Neary; Snowden, 1991). Apenas uma parte dos pacientes com DFT apresentam atrofia localizada nas regiões frontotemporais quando submetidos a tomografia computadorizada (TC) e/ou ressonância magnética (RM) (Scheltens; Van Swieten, 1996), como ilustrado nas Figuras 12.1 e 12.2. Essas alterações são mais frequentes em estádios mais avançados da DFT, já que nos mais precoces não é incomum a normalidade dos resultados desses exames. Outra possibilidade, aliás muito frequente, é a de constatarmos apenas atrofia generalizada, sem qualquer predileção por determinada área cortical.

Na doença de Pick, os sinais de atrofia pareceram notórios em quase todos os casos estudados por Knopman e colaboradores (1989), sendo dois os padrões mais encontrados nas TC dessa amostra (geralmente assimétricos):

1. marcante atrofia frontal, com um abalonamento dos cornos frontais, estreitamento do manto cortical polar frontal e atrofia dos núcleos caudados;
2. atrofia dos polos temporais.

O primeiro estudo volumétrico utilizando RM em DFT foi conduzido por Forstl e colaboradores (1996), que estudaram 10 pacientes com esse diagnóstico, comparando-os com controles normais e com portadores de DA. Os autores verificaram que os maiores aumentos do líquido cerebrospinal foram observados no grupo com DFT, sendo que esse efeito era mais pronunciado nos ventrículos laterais e na fissura anterior.

Kaufer e colaboradores (1997), estudando as estruturas encefálicas da linha média com RM, descobriram que pacientes com DFT têm as regiões anteriores de seus corpos calosos muito menores e apresentam o líquido cerebrospinal pericaloso significativamente aumentado, sobretudo em suas porções anteriores, quando comparados a DAs e controles idosos normais. Esses autores hipotetizaram que alterações cerebrais específicas de cada nosologia seriam refletidas de maneira diferente em regiões correspondentes do corpo caloso, do líquido cerebrospinal pericaloso ou pela razão entre as medidas dessas duas áreas.

A maior parte dos exames de neuroimagem (TC, SPECT e RM) nas DLFTs apresenta sinais de lateralização, ou seja, os dois hemisférios são comprometidos de forma assimétrica. O exame mais sensível para demonstrar tal lateralização é o SPECT, porém o mais específico parece ser a TC, quando comparados pacientes com diagnóstico confirmado (por necropsia) de DLFTs e DA (Lipton et al., 2004).

Frisoni e colaboradores (1996), conduzindo um estudo de RM em pacientes com DFT, com DA e em controles normais, verificaram que a atrofia hipocampal (o que melhor distingue DA de controles normais) também pôde ser observada na DFT, o que não aconteceu com a atrofia do lobo temporomedial, a qual foi exclusiva da DA.

A presença de lesões em substância branca na DFT, constatadas geralmente pelas aquisições pesadas em T2 e FLAIR da RM, são mencionadas desde a descrição original dessa entidade pelo grupo de Lund (Englund; Brun, 1987) e descritas como sendo raras e indiferenciáveis (em termos de frequência) das encontradas na DA (Julin et al., 1995).

Como já relatado, a RM demonstra atrofia nos lobos frontal e temporal (Varma et al., 2002; Whitwell et al., 2004), que pode ser assimétrica (Whitwell et al., 2004). Anormalidades nos hemisférios cerebrais anteriores também estão presentes em estudos de imagem funcional, como o SPECT (Talbot et al., 1998), e podem ser detectadas ainda na fase precoce da doença por ressonância magnética funcional quando a RM estrutural é normal (Rombouts et al., 2003). Estudos com PET têm indicado o córtex frontal ventromedial como área crítica afetada comum a todos os pacientes, apoiando a opinião de que essa é a área mais precoce da doença (Hodges, 2007).

A seguir será apresentada uma série de imagens ilustrativas de casos clássicos de DFT (Figs. 12.1 e 12.2), afasia progressiva primária (Fig. 12.3), demência semântica (Figs. 12.4 e 12.5), DFT associada ao comprometimento do neurônio motor (Fig. 12.6), gliose subcortical progressiva (Fig. 12.7) e degeneração corticobasal (Fig. 12.8).

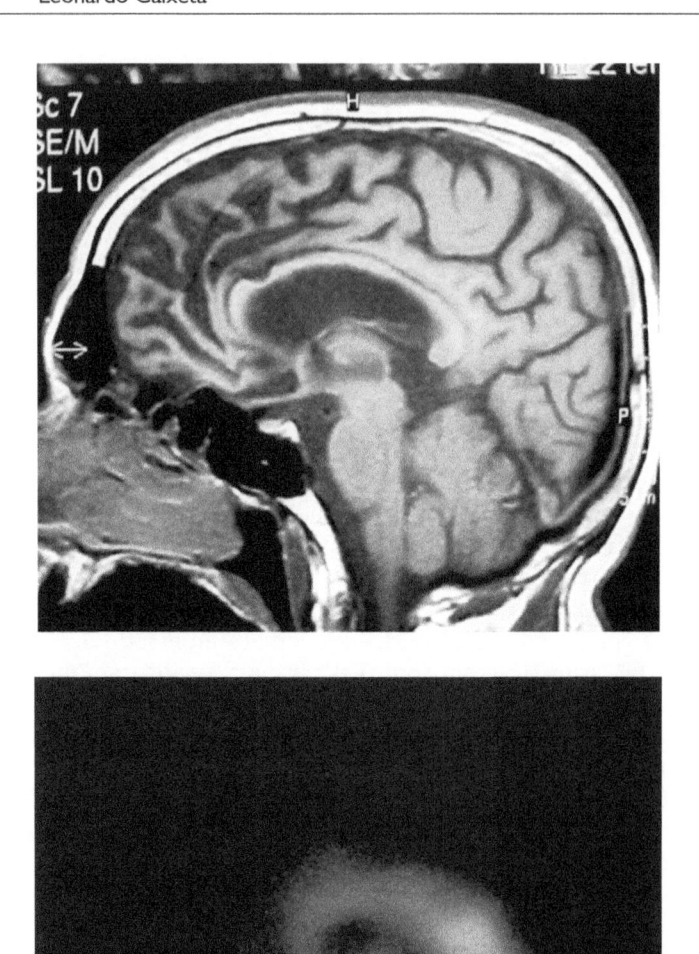

FIGURA 12.1

(A) Ressonância magnética (RM) (corte sagital em T1) e (B) SPECT cerebral (corte sagital equivalente ao da RM) em caso de demência frontotemporal, evidenciando marcante atrofia focal localizada no lobo frontal (RM) e hipoperfusão frontal (SPECT). Veja esta figura em cores ao final deste livro.

FIGURA 12.2

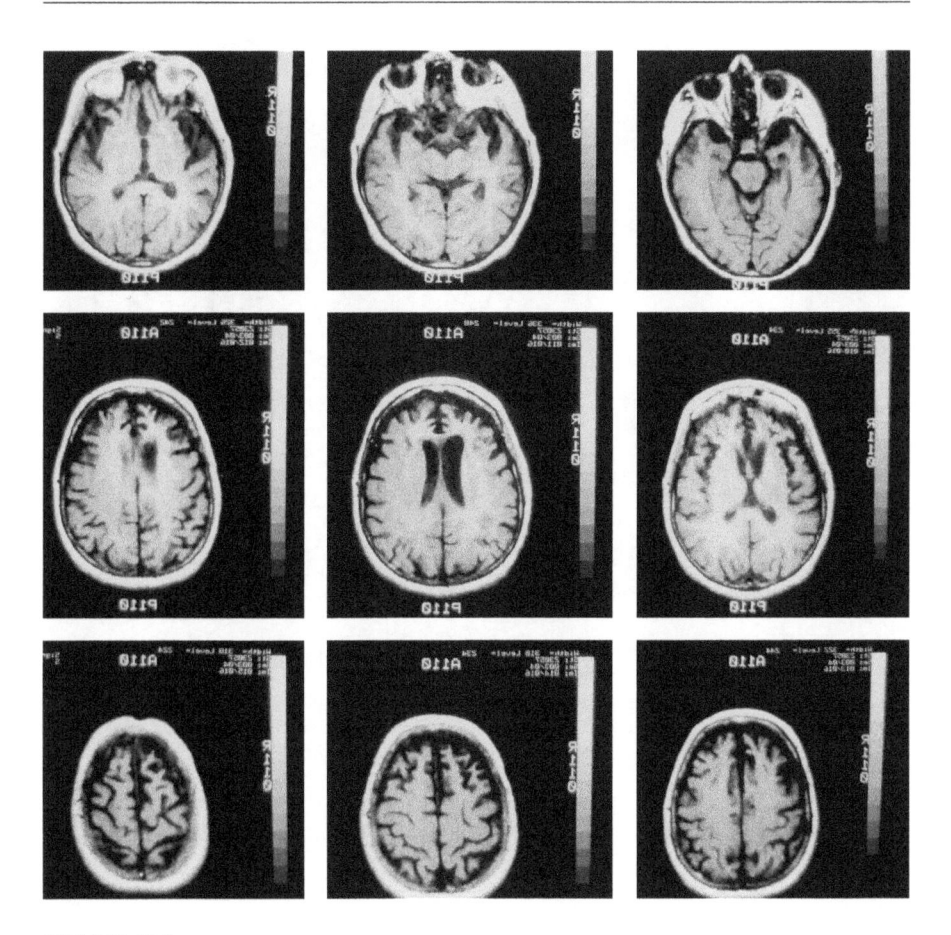

Ressonância magnética (sequência de cortes axiais em T1). Demência frontotemporal evidenciando marcante atrofia focal localizada nos lobos frontais e temporais anteriores.

FIGURA 12.3a

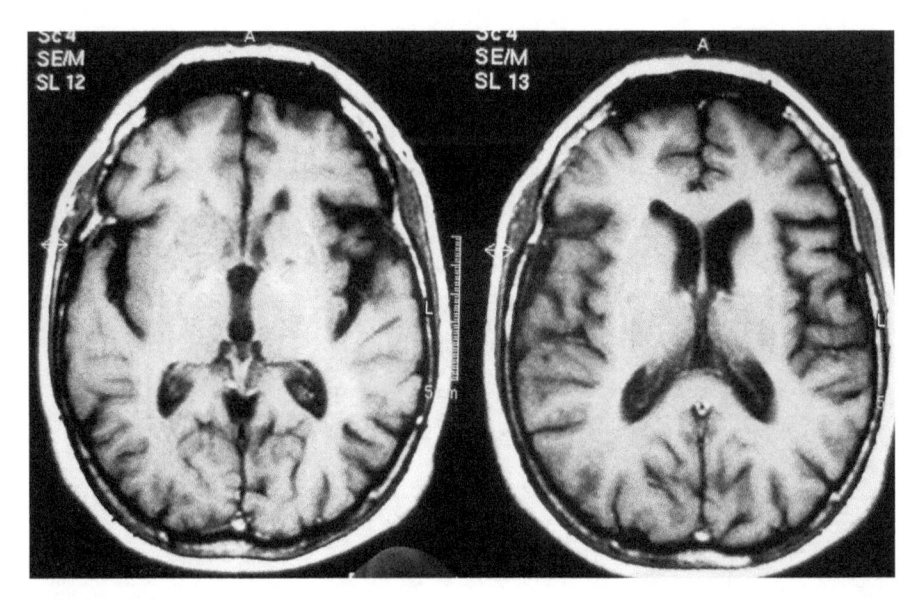

RM (cortes axiais em T1) de paciente com afasia progressiva primária (APP) confirmada, evidenciando atrofia frontotemporal à esquerda (notar vala silviana mais dilatada desse lado no primeiro corte) e correspondente dilatação do corno frontal do ventrículo lateral do mesmo lado (o lado esquerdo do cérebro equivale ao lado direito da figura).

FIGURA 12.3b

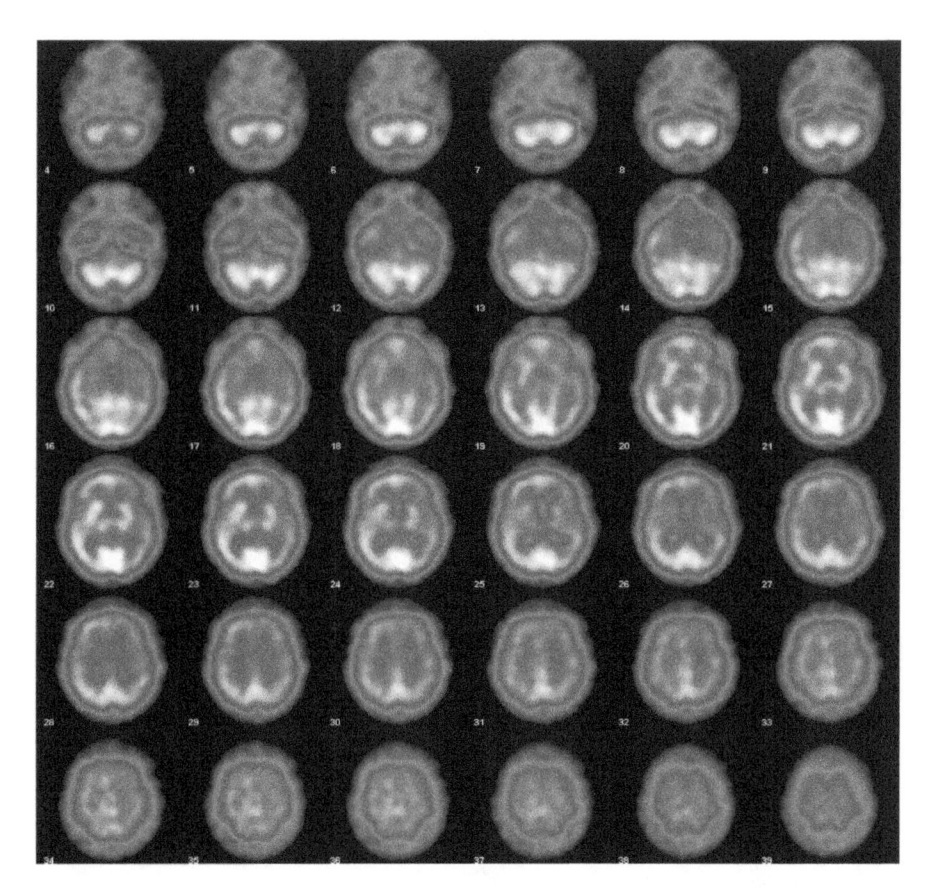

SPECT (sequência de cortes axiais) de paciente com afasia progressiva primária (APP) confirmada, evidenciando hipoperfusão frontotemporal à esquerda (lado direito da imagem). Veja esta figura em cores ao final deste livro.

FIGURA 12.4

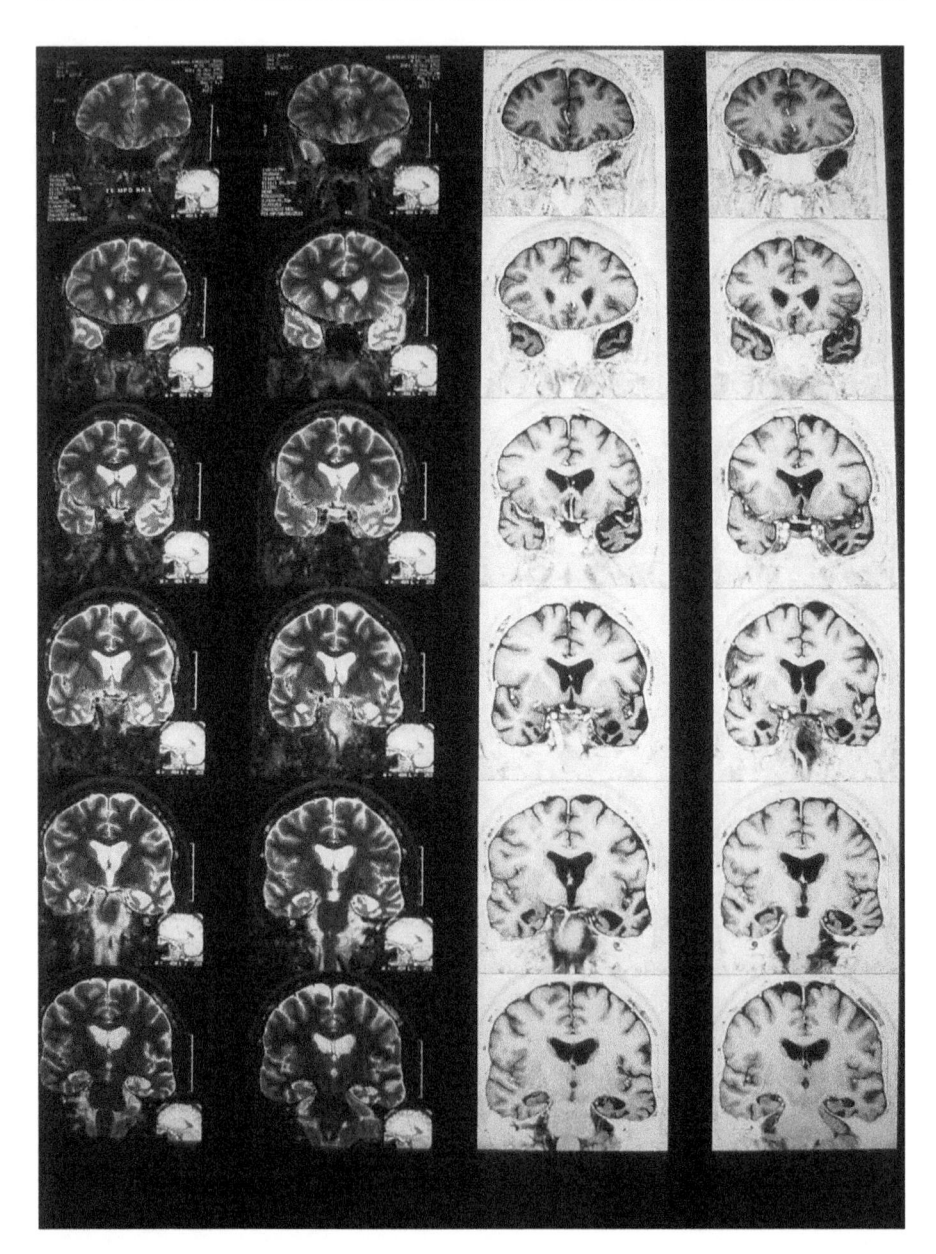

RM (sequência de cortes coronais, pesados em T2 e T1, respectivamente) de paciente com demência semântica, evidenciando atrofia temporal bilateral assimétrica, com nítido predomínio à esquerda (lado direito da imagem).

Demências do tipo não Alzheimer 141

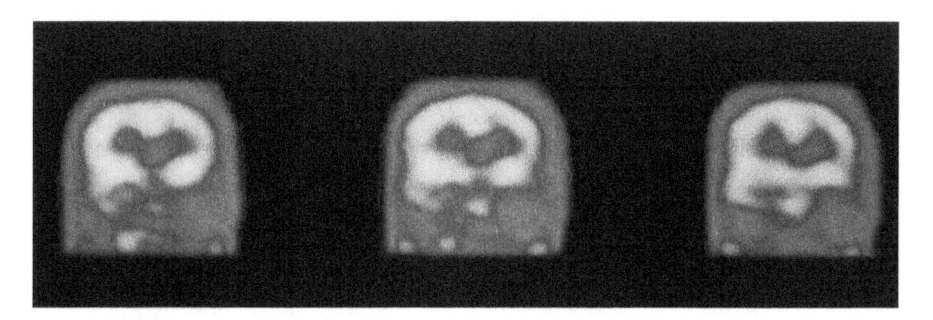

FIGURA 12.5

SPECT cerebral (corte coronal) em um caso de demência semântica, evidenciando hipoperfusão temporal assimétrica, com nítido predomínio à esquerda (lado direito da imagem). Veja esta figura em cores ao final deste livro.

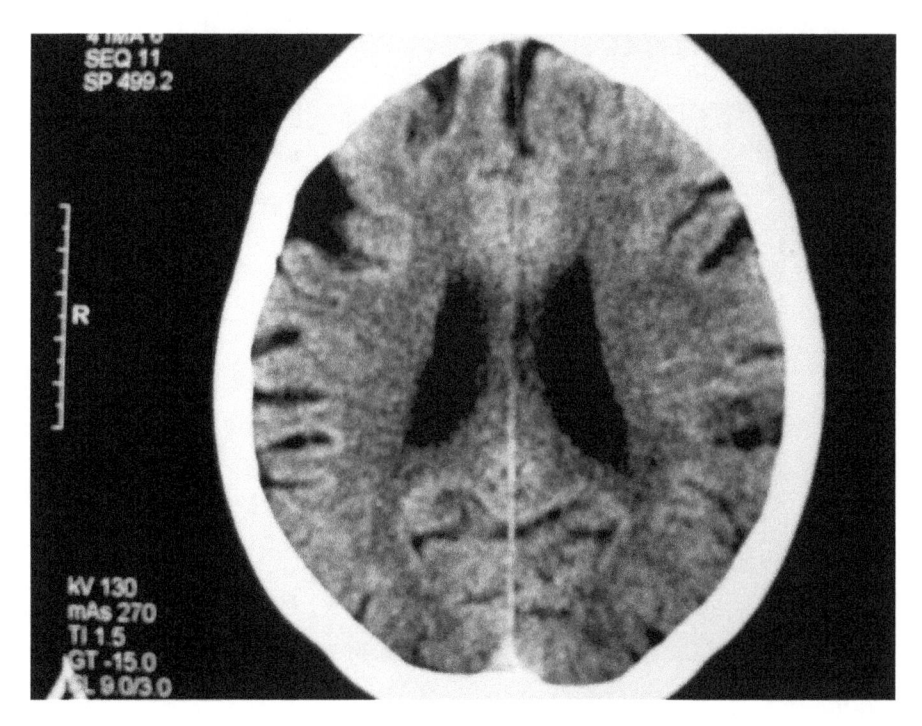

FIGURA 12.6

TC de crânio de paciente de 52 anos, portadora de DFT (estágio inicial) associada ao comprometimento do neurônio motor (estádio intermediário), evidenciando atrofia frontal. Aspecto indistinguível de uma DFT sem comprometimento do neurônio motor.

FIGURA 12.7

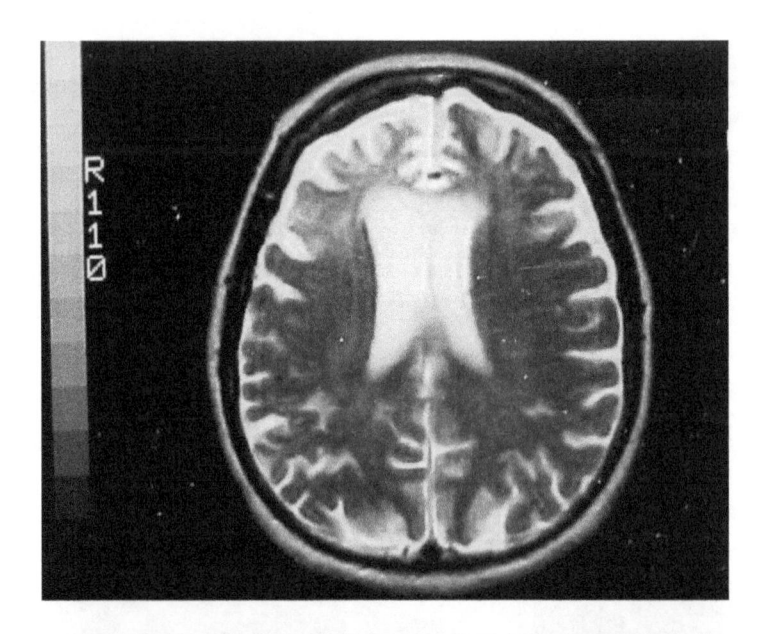

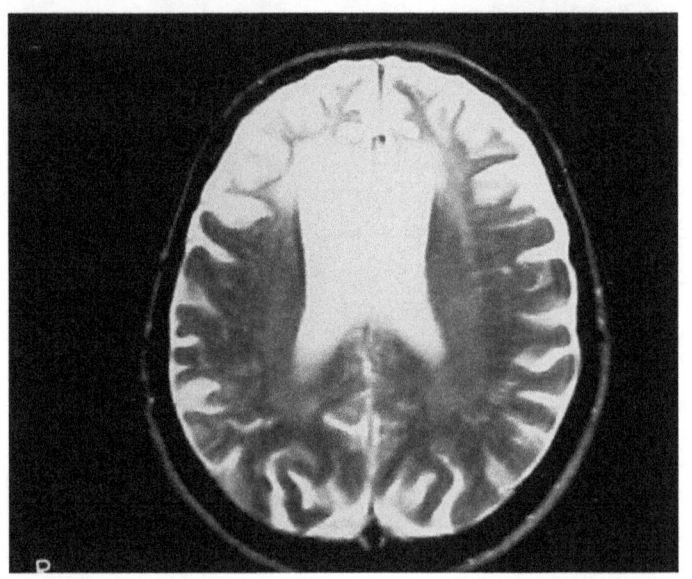

RM (cortes axiais pesados em T2) em paciente com gliose subcortical progressiva em dois momentos de sua evolução, separados por intervalo de três anos. Notar progressão da gliose subcortical, bem como da atrofia frontal, nesse período. Área de gliose (sugerida pelo hipossinal) localizada exclusivamente em substância branca frontal.

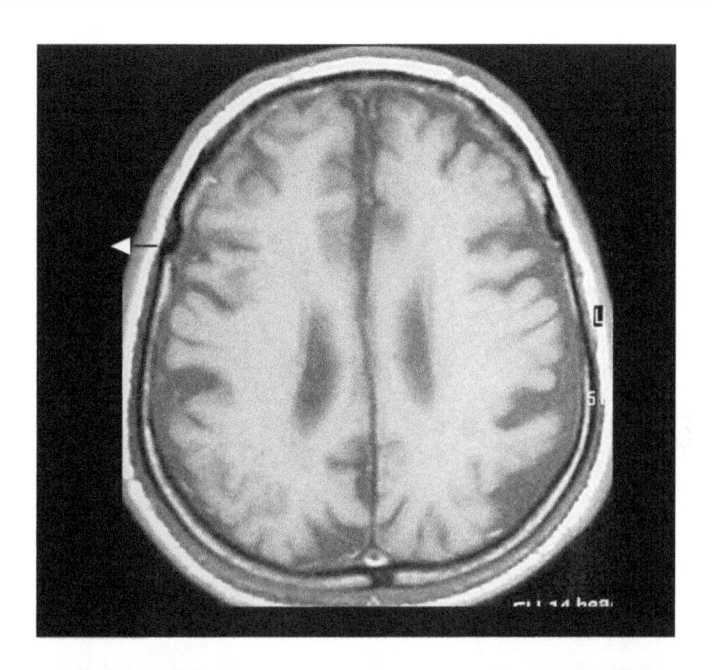

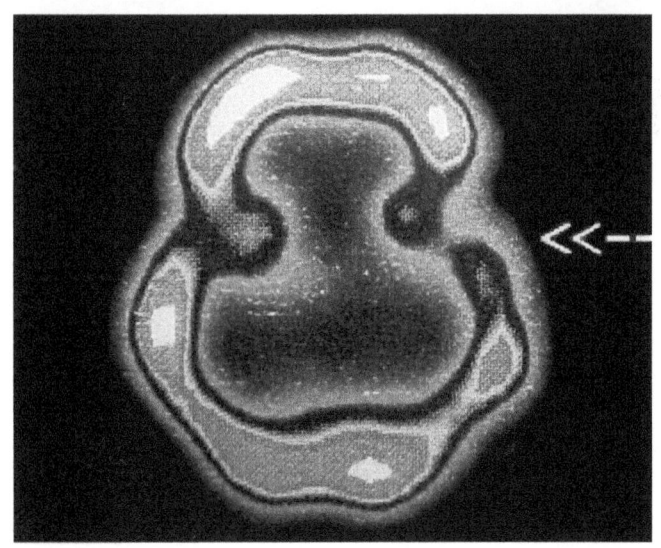

FIGURA 12.8

(A) RM (corte axial, T1) de paciente com degeneração corticobasal (DCB), evidenciando atrofia assimétrica, predominando à esquerda (lado direito da imagem). (B) SPECT (corte axial) de paciente com DCB, evidenciando hipoperfusão assimétrica à esquerda (seta) (lado direito da imagem). Veja esta figura em cores ao final deste livro.

CAPÍTULO 13

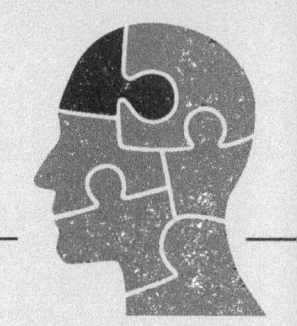

Patologia e estadiamento clínico-patológico

Na DFT, as regiões corticais predominantemente comprometidas são as chamadas pré-frontais (córtex granular homotípico das áreas 9, 10, 11, 12, 45 e 46 de Brodman), porém as alterações não se restringem a essa topografia, estando presentes também nos córtices temporais anteriores, cingulares anteriores, bem como na subcorticalidade adjacente a essas áreas (Brun, 1987; Frisoni et al., 1996; Mann; South, 1993; Neary et al., 1988).

A DFT inclui três subtipos histopatológicos possíveis (Fig. 13.1):

1. Demência do lobo frontal
2. Doença de Pick
3. DFT associada ao comprometimento do neurônio motor

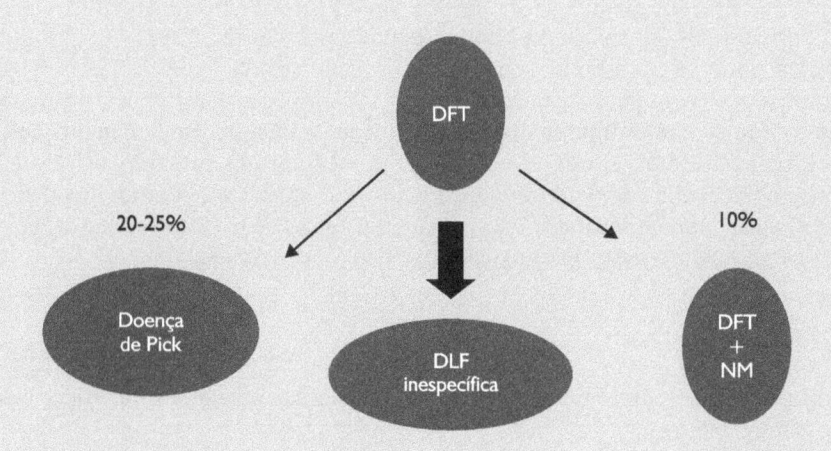

FIGURA 13.1

Três subtipos histopatológicos possíveis da DFT.

O significado etiológico desses subtipos é desconhecido (Levy; Miller; Cummings, 1998), e ainda não se sabe se essas diferentes apresentações histológicas podem representar um leque de fenótipos patológicos de uma mesma etiologia ou se podem refletir etiologias distintas (Neary; Snowden, 1997). De qualquer forma, o quadro clínico é ditado pela distribuição anatômica das lesões, independentemente de sua especificidade histopatológica (Caselli, 1996).

MACROSCOPIA

A distribuição anatômica das lesões nas degenerações frontotemporais determina a síndrome clínica de que se está falando.

O peso do encéfalo apresenta-se reduzido nos casos mais característicos de DFT, em geral menos de 1.000 gramas. Essa redução ocorre sobretudo pela atrofia nas regiões frontais (Figs. 13.2, 13.3 e 13.4), temporais anteriores, parietais anteriores, na porção anterior do giro do cíngulo e do corpo caloso, na comissura anterior, na ínsula (Fig. 13.5), na amígdala e, algumas vezes, no estriatum, outras estruturas basais, hipocampo (Fig. 13.6) e substância negra. Regiões mais posteriores (cerebelo, lobos occipitais, tronco cerebral, regiões parietais posteriores) costumam ser poupadas ou no máximo discretamente comprometidas (Mann; South, 1993; Snowden; Neary; Mann, 1993). A distribuição da atrofia é quase igual em ambos os hemisférios, porém há relatos de comprometimento assimétrico na DFT (Miller et al., 1993; Pasquier et al., 1998) e em especial na doença de Pick (Fig. 13.7) (na qual dois terços dos casos evidenciam assimetria da atrofia, sendo mais intensa no hemisfério esquerdo, em 75% dos pacientes como relatado por Morris, 1997). A substância branca pode se apresentar com uma coloração pálida, quase indiferenciada da cinzenta (pela perda de mielina). Na DFT associada à doença do neurônio motor, o comprometimento da substância branca parece ser maior que o da cinzenta (Mann; South, 1993). Estes últimos autores sugerem ainda que o comprometimento de determinadas estruturas (estriatum, tálamo, hipocampo e amígdala) parece secundário à redução das fibras de projeção corticais, posto que nenhuma alteração patológica específica foi observada.

MICROSCOPIA

Dois perfis histopatológicos principais são descritos a seguir (Snowden; Neary; Mann, 1996):

Degeneração microvacuolar

A perda de neurônios piramidais e não piramidais das camadas corticais mais superficiais (sobretudo a II e as porções mais superficiais da III) deixa um

Demências do tipo não Alzheimer   147

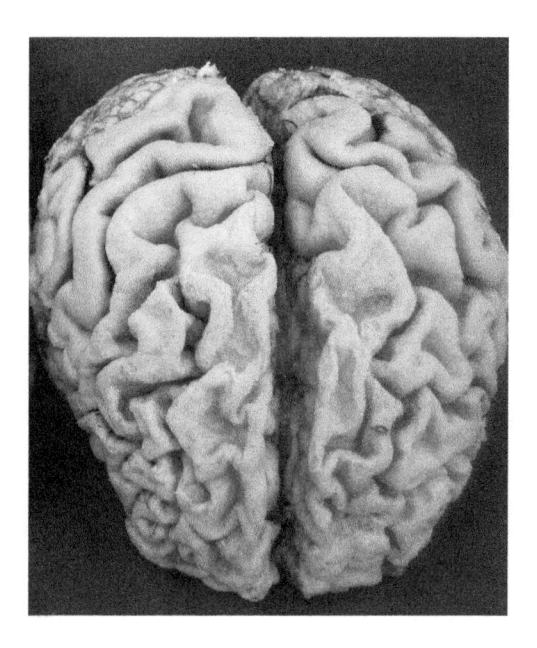

FIGURA 13.2

Atrofia focal frontal (em *fio de navalha*) em paciente com DFT (subtipo histopatológico do tipo doença de Pick). Caso RSP, que iniciou a doença aos 27 anos. Este aspecto não é o mais encontrado na DFT e, quando constatado, é altamente sugestivo de doença de Pick. Os lobos frontais estão na parte de baixo da figura.

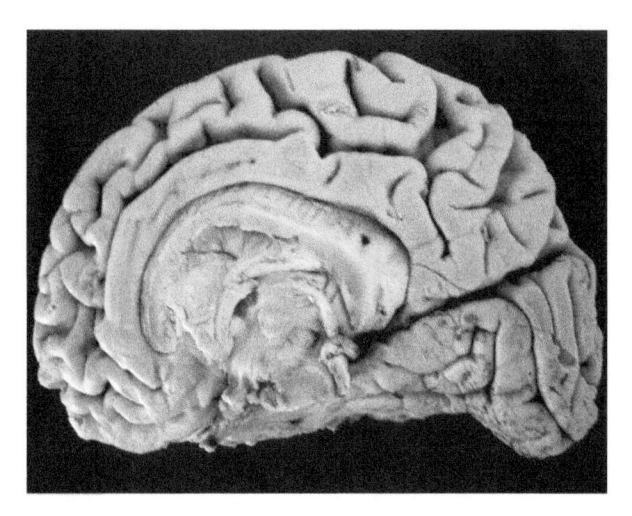

FIGURA 13.3

Atrofia frontal em paciente com doença de Pick (caso PC). Vista sagital.

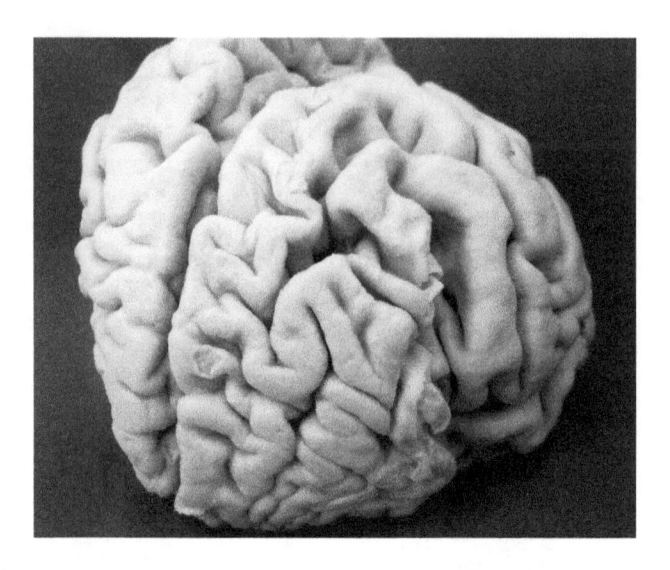

FIGURA 13.4

Atrofia dos lobos frontais (comparar o tamanho dos giros frontais com o dos centrais). Caso PC.

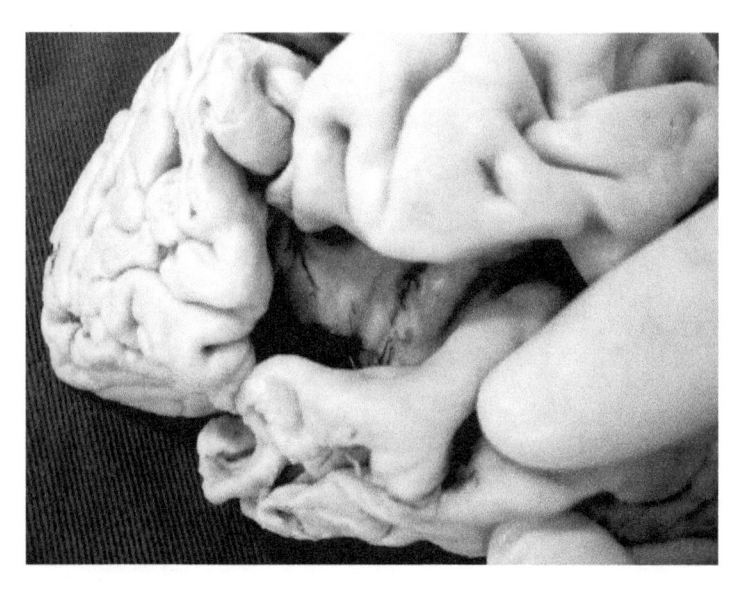

FIGURA 13.5

Atrofia exuberante da ínsula (no centro da figura) na doença de Pick. Caso PC.

Demências do tipo não Alzheimer   149

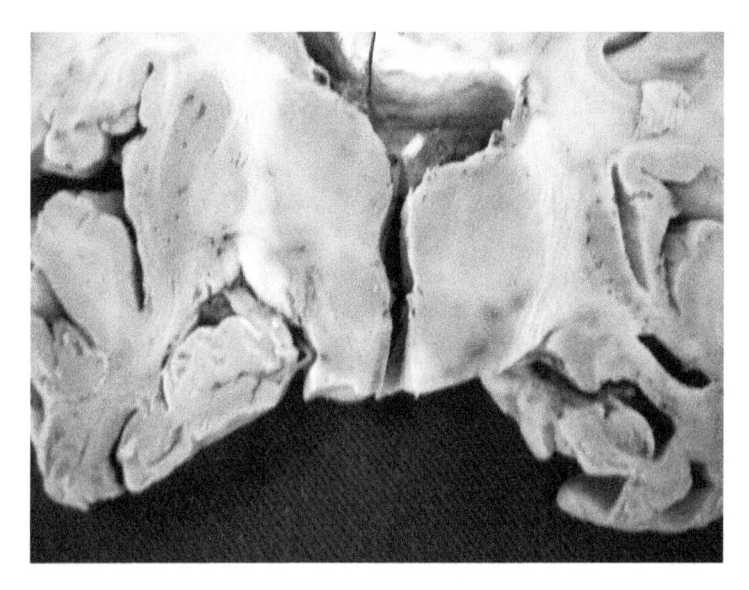

FIGURA 13.6

Atrofia hipocampal e temporal à direita em caso de doença de Pick.

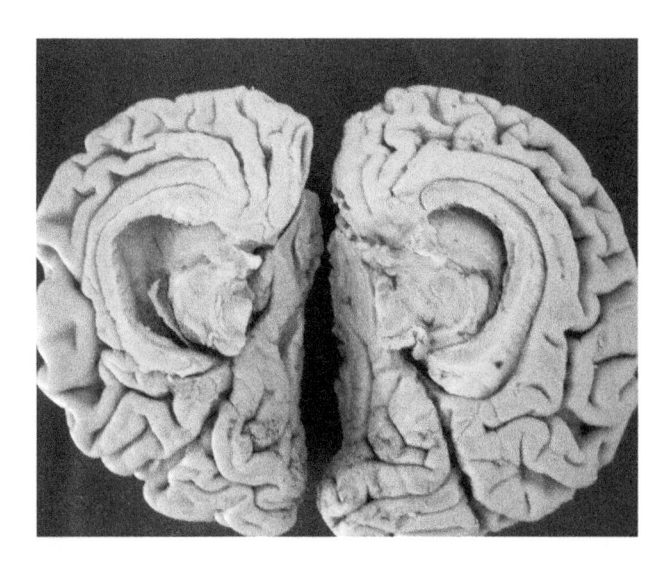

FIGURA 13.7

Assimetria inter-hemisférica (hemisfério esquerdo menor que o direito). Quando esse achado está presente, existe forte indicação de que se trata de um subtipo histopatológico específico da DFT: a doença de Pick. Caso PC.

aspecto espongiforme nessas áreas. As camadas V e VI podem apresentar comprometimento leve, com neurônios piramidais ainda presentes, porém atrofiados. Ao contrário do perfil apresentado em sequência, astrocitose reacional praticamente não é observada. A substância branca encontra-se bastante desmielinizada, como no perfil apresentado a seguir.

Gliose com ou sem corpúsculos de inclusão e neurônios balonados

Nesse caso, as alterações principais recaem sobre uma perda importante de grandes neurônios piramidais da camada III e de neurônios piramidais pequenos e neurônios não piramidais da camada II. Essa perda neuronal é acompanhada por perda de mielina e axônios da substância branca adjacente. Os neurônios sobreviventes mostram duas características histológicas distintas. Em uma, o neurônio piramidal da camada III ou V encontra-se edemaciado e argirofílico, com perda da basofilia. Este é denominado neurônio balonado ou célula de Pick. A outra característica evidencia-se por uma inclusão arredondada única, presente dentro do pericário e facilmente corada por métodos de impregnação de prata. Essa inclusão em geral é observada em quase toda a camada II e é denominada corpúsculo de Pick. Astrocitose importante presente em todas as camadas costuma acompanhar tais alterações neuronais. Essas alterações histopatológicas podem ser encontradas nas regiões frontais, frontoparietais, do cíngulo, dos giros temporais médio e inferior, no hipocampo (neurônios granulares do giro denteado ou neurônios piramidais das áreas CA1 e *subiculum*) e na amígdala.

A redução do número de sinapses, um dos aspectos neuropatológicos que mais fortemente tem sido relacionado a ocorrência de demência (de um modo geral), foi constatada em um estudo conduzido por Xiaoying e Brun (1996) utilizando 13 casos de DFT, sendo que essa redução atingiu sobretudo as lâminas corticais mais superficiais (I, II e III) do córtex pré-frontal, poupando as demais. Essa localização é a mesma a partir da qual se observam as maiores alterações histopatológicas da DFT (como exposto no parágrafo anterior) e, portanto, reforça a importância dessas áreas na caracterização e individualização dessa forma de demência. Em verdade, um achado reitera e valida o outro.

Xiaoying e Brun (1996), em um estudo posterior, reforçam e expandem os achados originais ao compararem um grupo de portadores de DFT com um de DA e outro de controles normais, constatando que o padrão de distribuição da perda sináptica na DFT (já exposto) é diferente do observado na DA (o qual, além de envolver todas as lâminas corticais, se localiza principalmente nas regiões mais posteriores do encéfalo) e do que foi verificado nos controles normais (um gradiente decrescente de densidade sináptica das lâminas corticais mais superficiais para as mais profundas foi observado nesse grupo, como também uma menor densidade sináptica nas regiões frontais, quando comparadas às demais).

IMUNO-HISTOQUÍMICA

Na última década, tem sido investido muito na caracterização histopatológica do grupo das DLFTs (Fig. 13.8). Com base na presença ou ausência de inclusões neuronais relacionadas à proteína tau (associada aos microtúbulos), as DLFTs são classificadas atualmente tanto como uma tauopatia quanto como uma doença não tauopática (Kumar-Singh; Van Broeckhoven, 2007). Doenças tauopáticas incluem a de Pick, paralisia supranuclear progressiva, degeneração corticobasal e DFT com parkinsonismo associada ao cromossomo 17 (DFTP--17). Entre as doenças não tauopáticas estão incluídas as DLFTs com inclusões neuronais positivas à ubiquitina e a demência sem histopatologia distintiva. Não se pode esquecer, entretanto, da alta complexidade genética do grupo das DLFTs, o que se reflete na sua heterogeneidade clínica e histopatológica.

A imuno-histoquímica define quatro grandes tipos de características patológicas (Neary; Snowden; Mann, 2005):

1. microvacuolação sem inclusões neuronais, isto é, demência sem características histológicas distintivas;
2. microvacuolação com inclusões intraneuronais arredondadas marcadas pela ubiquitina e neuritos distróficos dentro da camada 2 do neocórtex frontal e temporal e células do giro denteado do hipocampo. Essas são designadas DLFTs com inclusões ubiquitina-positivas (DLFT-U);
3. gliose transcortical com inclusões intraneuronais arredondadas tau-reativas (corpúsculos de Pick) e (geralmente) neurônios abalonados acromáticos (células de Pick). Essas características histológicas são referidas como sendo do tipo Pick (The Lund and Manchester Groups, 1994);
4. microvacuolação e emaranhados neurofibrilares tau-positivos ou lesões parecidas com corpúsculos de Pick (*Pick-like*) em neurônios e, às vezes, emaranhados em células da glia da substância branca cerebral. Isso está associado a DFT familiar devido a mutações no gene tau.

Os *tipos 3* e *4* são referidos como *tauopatias*.

152 Leonardo Caixeta

DLFT-tau (Pick) DLFT – ubiquitina DLFT – sem histologia distintiva

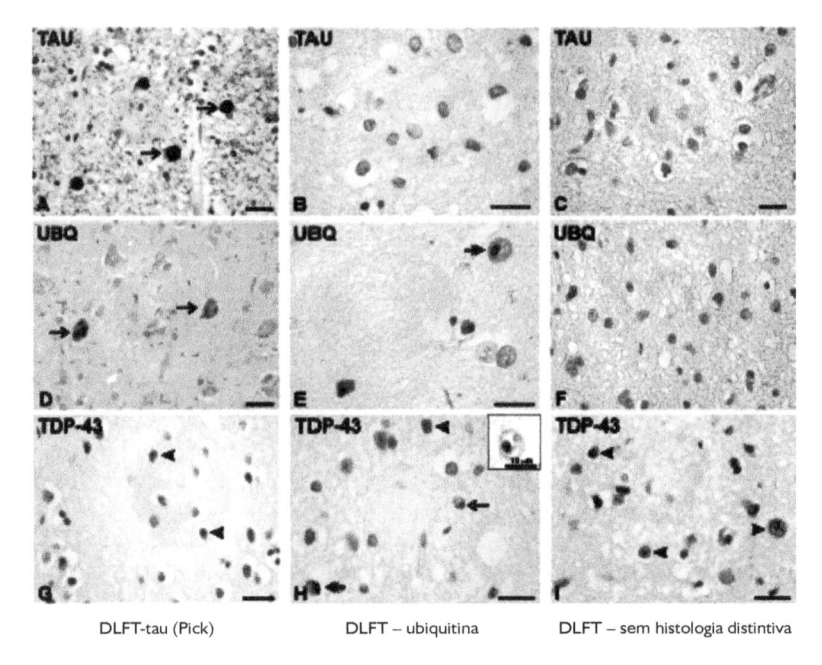

FIGURA 13.8

Características imuno-histoquímicas das DLFTs (com base em Kumar-Singh; Van Broeckhoven, 2007). As colorações imuno-histoquímicas específicas para tau (A-C), ubiquitina (D-F) e TDP-43 (GHI) são demonstradas em secções seriais do córtex frontal superior na doença de Pick (painel à esquerda), DLFT com ubiquitina positiva (painel central) e DLFT sem histopatologia distintiva (painel à direita). Inclusões citoplasmáticas tau-positivas estão presentes na doença de Pick (setas no painel A), mas ausentes na DLFT-ubiquitina (B) e na DLFT sem histopatologia específica (C). Inclusões reativas à ubiquitina estão presentes na doença de Pick (D) e na DLFT-ubiquitina (E), mas não na DLFT sem histologia específica (F). Veja esta figura em cores ao final deste livro.

ESTADIAMENTO CLÍNICO-PATOLÓGICO DA GRAVIDADE DA DEMÊNCIA FRONTOTEMPORAL

O padrão e o grau de atrofia cerebral na DFT têm sido usados como importantes auxiliares no diagnóstico da doença, bem como em seu diagnóstico diferencial com outras doenças degenerativas. A sequência de progressão da atrofia nessa forma de demência é, entretanto, pouco conhecida. Alguns autores descreveram um esquema de quatro pontos para o estadiamento da gravidade da degeneração nela observada, o qual correlaciona-se tanto com o tempo de doença quanto com sua gravidade. Quando uma análise volumétrica é conduzida em casos de DFT confirmados por autópsia, observa-se atrofia de todos os lobos a partir do estádio 2, progredindo nos sucessivos. Dentro de cada lobo existem variações do grau de atrofia entre regiões cerebrais funcionalmente diferentes, algumas exibindo atrofia exuberante, enquanto outras mostram apenas discretas alterações tróficas. A maior parte do lobo frontal (excluído o giro pré-central), a amígdala e os hipocampos encontram-se gravemente atróficos no estádio 2, sugerindo que tais regiões constituam as áreas afetadas de modo mais precoce na DFT-12.

Um outro estudo objetivou os padrões evolutivos das mudanças neuroanatômicas regionais nas diferentes variantes sindrômicas das DLFTs. Dez pacientes com demência semântica, 7 com afasia progressiva não fluente e 29 com DFT foram incluídos e submetidos cada um a uma série de dois exames de RM com avaliação volumétrica. As diferentes variantes de DLFTs mostraram diferentes padrões de mudança ao longo do tempo, sugerindo que esse método possa oferecer contribuições no seguimento das mudanças morfológicas específicas de cada uma dessas formas clínicas.

CORRELAÇÕES CLÍNICAS E HISTOLÓGICAS

A apresentação clínica das DLFTs não são definidas pela histopatologia subjacente, mas sim pela topografia das lesões. Assim sendo, em casos individuais de DFT, afasia progressiva ou demência semântica, as alterações histológicas subjacentes não podem ser inferidas de forma precisa com base na síndrome clínica. Cada tipo histológico pode ser associado de maneira aleatória a cada uma das síndromes clínicas (Hodges et al., 2004; Snowden; Neary, 1999; Taniguchi et al., 2004).

Em estudos patológicos puramente de DLFTs, sem dados clínicos, foram verificadas substanciais diferenças na proporção de casos comunicados mostrando cada tipo histológico, em particular se paralisia supranuclear progressiva e degeneração corticobasal são incluídos como DLFTs. Além disso, pode haver variações na designação clínica. Todavia, algumas grandes generalizações podem ser obtidas a partir de trabalhos de investigação publicados (Bergmann et al., 1996; Hodges et al.,2004; Josephs, 2008; Lipton et al., 2004; Mott et al., 2005; Shi et al., 2005; Taniguchi et al., 2004) e dos dados de Neary, Snowden e Mann (2005) com base em 68 pacientes necropsiados. Nos casos em que se preenchem os rigorosos critérios clínicos para DFT (Neary et al., 1998), a característica histológica mais comum é a tauopatia. Nos casos clínicos de DFT-DNM, essas características são tipicamente não tau; cerca de 50% dos pacientes têm alterações do tipo DLFT-U no córtex cerebral e no tronco encefálico. A princípio, elas foram denominadas como sendo do tipo DNM (The Lund and Manchester Groups, 1994). No entanto, características DLFT-U estão presentes em muitos pacientes sem evidência clínica de DNM durante a vida. Além disso, metade dos casos de DFT-DNM clínica não tem características histológicas distintas. Assim, o termo DLFT-U deve ser reservado para a descrição histológica e DFT-DNM para denotar o distúrbio clínico. Os pacientes com demência semântica e afasia progressiva mostram uma preponderância de características não tau (Neary; Snowden; Mann, 2005).

CAPÍTULO 14

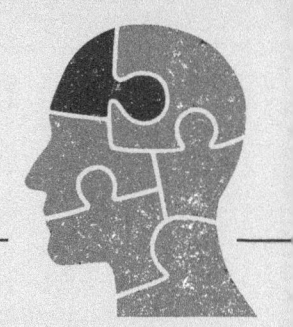

Instrumentos de avaliação

Não temos dúvida de que o melhor instrumento para avaliar a DFT continua sendo o exame psicopatológico bem feito, realizado por um médico bem treinado em fenomenologia descritiva. Aqueles não familiarizados com essa parte do exame médico terão dificuldades em detectar e diagnosticar os complexos comportamentos associados às síndromes psicorgânicas presentes nessa doença. Será muito difícil, por exemplo, diferenciar depressão de apatia, desinibição de mania ou hipomania, ansiedade de hiperatividade ou *wandering*, placidez de indiferença, comportamento de utilização de comportamentos repetitivos, perseveração de compulsão, psicose de confabulação, apenas para citar alguns pontos críticos.

Para efeito de publicação científica internacional, entretanto, geralmente é exigido o concurso de instrumentos que possibilitam algum grau de objetivação com o objetivo de tornar aquele experimento replicável em outros lugares, por outros pesquisadores. Assim sendo, apresentamos neste capítulo alguns dos instrumentos mais utilizados na avaliação de comportamentos presentes na DFT.

INVENTÁRIO COMPORTAMENTAL FRONTAL

Dentre escalas, inventários e entrevistas existentes para detectar e quantificar as alterações de comportamento/personalidade sugestivas de comprometimento frontotemporal, como esperado na DFT, o Inventário Comportamental Frontal (ICF) (Quadro 14.1), proposto por Kertesz, Davidson e Fox (1997), e Kertesz e Munoz (1998a), é o mais pertinente para aqueles que desejam estudar em particular essa forma de demência, posto que foi desenhado especificamente para contemplar quase a totalidade das alterações de comportamento observadas nessa entidade. O ICF avalia tanto a frequência quanto a gravidade de 24 sintomas em geral relatados na DFT. Os demais instrumentos de avaliação ou não se referem de maneira específica à DFT ou pecam por serem simplificados, como no caso do Inventário Neuropsiquiátrico (Cummings et al., 1994) que, por um lado abrange sintomas incomuns da DFT (p. ex., alucinações, delírios) e, por outro, omite sintomas importantes para a caracterização mais completa dessa entidade (p. ex., comportamento de utilização, comportamentos relacionados com a síndrome de Klüver-Bucy e a disfunção executiva, déficit no *insight*, entre outros), além de não ter sido desenhado especialmente para a DFT. A entrevista semiestruturada proposta por Lebert (1996), como o ICF, foi também elaborada especificamente para a DFT, porém é bastante simplificada e sua utilização básica visa ao diagnóstico da DFT em seus estádios mais iniciais.

BATERIA DE AVALIAÇÃO FRONTAL

A Bateria de Avaliação Frontal (FAB) não foi desenhada especificamente para a DFT, e sim para a avaliação de sintomas frontais em pacientes com doenças diversas, porém pode representar instrumento útil na detecção de sintomas de hipofrontalidade presentes nesse tipo de demência. Rodriguez Del Álamo, Catalan Alonso e Carrasco Marin (2003) definiram o ponto de corte para déficit frontossubcortical o escore entre 16 e 15 e para demência frontossubcortical entre 13 e 12. Beato e colaboradores (2007) traduziram-na para o português (Quadro 14.2).

INVENTÁRIO NEUROPSIQUIÁTRICO

O Inventário Neuropsiquiátrico (INP) (Cummings et al., 1994) não se refere de forma específica à DFT e peca por ser demasiadamente simplificado, abrangendo por um lado sintomas incomuns da DFT (p. ex., alucinações, delírios) e, por outro, omitindo sintomas importantes para a caracterização mais completa dessa entidade (p. ex., comportamento de utilização, comportamentos relacionados com a síndrome de Klüver-Bucy e a disfunção executiva, déficit no *insight*, entre outros aspectos essenciais), além de não ter sido desenhado especialmente para esse tipo de demência (Caixeta, 2001).

Esse inventário tem por objetivo obter informações quanto a presença de psicopatologia em doenças cerebrais. Ele abrange 12 áreas comportamentais:

- Delírios
- Alucinações
- Agitação
- Depressão
- Ansiedade
- Euforia

- Apatia
- Desinibição
- Irritação
- Comportamento motor aberrante
- Comportamentos noturnos
- Apetite e alterações alimentares

QUADRO 14.1
Inventário de Comportamentos Frontais (ICF)

"Explique para o cuidador que você está procurando mudanças no comportamento e na personalidade do paciente. Faça estas perguntas na ausência do paciente. Elabore mais, se necessário. Ao final de cada questão, pergunte sobre a extensão da mudança de comportamento e então dê um escore de acordo com o seguinte: 0 = nenhum; 1 = leve, ocasional; 2 = moderado; 3 = grave, a maior parte do tempo."

1. APATIA: O paciente perdeu o interesse pelos amigos ou pelas atividades cotidianas?
2. FALTA DE ESPONTANEIDADE: Ele inicia atividades por conta própria, ou tem de ser solicitado a realizá-las?
3. INDIFERENÇA, ACHATAMENTO EMOCIONAL: Ele reage diante de situações de alegria ou tristeza como sempre o fez, ou perdeu a responsividade emocional?
4. INFLEXIBILIDADE: Ele é capaz de mudar de opinião diante de evidências, ou ultimamente parece teimoso e com um pensamento rígido?
5. CONCRETUDE: Ele interpreta de maneira apropriada o que lhe é dito ou escolhe os significados concretos daquilo que tem sido dito?
6. NEGLIGÊNCIA PESSOAL: Ele tem cuidado da própria higiene e aparência como antes o fazia?
7. DESORGANIZAÇÃO: Ele pode organizar e planejar atividades complexas, ou é facilmente distraído, impersistente e inapto para completar um trabalho?
8. INATENÇÃO: Ele presta atenção ao que está acontecendo, ou parece perder o fio condutor ou nem mesmo acompanha o que ocorre?
9. PERDA DE *INSIGHT*: Ele está ciente de quaisquer problemas ou mudanças, ou parece não percebê-los ou mesmo nega-os quando se discute a respeito?
10. LOGOPENIA: Ele está tão comunicativo quanto antes, ou parece estar falando bem menos?
11. APRAXIA VERBAL: O discurso dele está claro, ou tem cometido erros na fala (há hesitação na fala, é inteligível)?
12. PERSEVERAÇÃO: Ele repete ou persevera ações ou apontamentos?
13. IRRITABILIDADE: Ele tem estado irritável, "pavio-curto", ou tem reagido ao estresse ou frustração como sempre o fez?
14. JOCOSIDADE EXCESSIVA: Ele tem feito chacotas em excesso ou de modo ofensivo ou no momento indevido?
15. JULGAMENTO POBRE: Ele mostra um bom discernimento diante de decisões ou ao dirigir, ou ele tem agido de modo imprudente e negligente?
16. INADEQUAÇÃO: Ele respeita regras sociais, ou tem feito/dito coisas inapropriadas? Tem sido rude ou pueril?
17. IMPULSIVIDADE: Ele tem agido/falado sem pensar nas consequências, guiado por um impulso súbito?
18. INQUIETAÇÃO: Ele tem estado inquieto ou hiperativo, ou o nível de atividade é normal?
19. AGRESSIVIDADE: Ele tem se mostrado agressivo ou tem gritado ou agredido alguém fisicamente?

(continua)

> **QUADRO 14.1 (continuação)**
> Inventário de Comportamentos Frontais (ICF)

20. HIPERORALIDADE: Ele está bebendo mais que o usual, comido em excesso qualquer coisa que veja ou mesmo levando objetos à boca?
21. HIPERSEXUALIDADE: Seu comportamento sexual tem sido atípico ou excessivo?
22. COMPORTAMENTO DE UTILIZAÇÃO: Ele parece ter necessidade de tocar, sentir, examinar ou recolher objetos que estejam a sua vista e alcance?
23. INCONTINÊNCIA: Ele tem urinado ou defecado na própria roupa (excluindo imobilidade ou doença física, como, por exemplo, infecção urinária)?
24. MÃO ESTRANGEIRA: Ele tem algum problema em usar a mão, isso interfere com a outra mão (excluindo artrite, trauma, paralisia, etc.)?

ESCORE TOTAL:

Fonte: Kertesz, Davidson e Fox, 1997. Traduzido para o português por Caixeta (2001).

> **QUADRO 14.2**
> Bateria de Avaliação Frontal (FAB)

1. Similaridades (conceituação)
"De que maneira eles são parecidos?"
"Uma banana e uma laranja".
(Caso ocorra falha total: "eles não são parecidos" ou falha parcial: "ambas têm casca", ajude o paciente dizendo: "tanto a banana quanto a laranja são...", mas credite 0 para o item; não o ajude nos dois itens seguintes).
"Uma mesa e uma cadeira".
"Uma tulipa, uma rosa e uma margarida".

Escore (apenas respostas de categorias [frutas, móveis, flores] são consideradas corretas).
Três corretas: 3
Duas corretas: 2
Uma correta: 1
Nenhuma correta: 0

2. Fluência lexical (flexibilidade mental)
"Diga quantas palavras você puder começando com a letra 'S', qualquer palavra exceto sobrenomes ou nomes próprios".
Se o paciente não responder durante os primeiros 5 segundos, diga: *"por exemplo, sapo".*
Se ele fizer uma pausa de 10 segundos, estimule-o dizendo: *"qualquer palavra começando com a letra 'S'".*
O tempo permitido é de 60 segundos.

(continua)

> **QUADRO 14.2 (continuação)**
> Bateria de Avaliação Frontal (FAB)

Escore: (repetições ou variações de palavras [sapato, sapateiro], sobrenomes ou nomes próprios não são contados como respostas corretas).
Mais de nove palavras: 3
Seis a nove palavras: 2
Três a cinco palavras: 1
Menos de três palavras: 0

3. Série motora (programação)
"Olhe cuidadosamente para o que eu estou fazendo".
O examinador, sentado em frente ao paciente, realiza sozinho, três vezes, com sua mão esquerda, a série de Luria "punho-borda-palma".

"Agora, com sua mão direita faça a mesma série, primeiro comigo, depois sozinho".
O examinador realiza a série três vezes com o paciente, então lhe diz: *"agora, faça sozinho".*

Escore
Paciente realiza
- seis séries consecutivas corretas sozinho: 3
- pelo menos três séries consecutivas corretas sozinho: 2
- fracassa sozinho, mas realiza três séries consecutivas corretas com o examinador: 1
- não consegue realizar três séries consecutivas corretas mesmo com o examinador: 0

4. Instruções conflitantes (sensibilidade a interferência)
"Bata duas vezes quando eu bater uma vez".
Para ter certeza de que o paciente entendeu a instrução, uma série de três tentativas é executada: 1-1-1.
"Bata uma vez quando eu bater duas vezes".
Para ter certeza de que ele entendeu a instrução, uma série de três tentativas é executada: 2-2-2.
O examinador executa a seguinte série: 1-1-2-1-2-2-2-1-1-2.

Escore
Nenhum erro: 3
Um ou dois erros: 2
Mais de dois erros: 1
Paciente bate como o examinador pelo menos quatro vezes consecutivas: 0

5. Vai-não-vai (controle inibitório)
"Bata uma vez quando eu bater uma vez"
Para ter certeza de que o paciente entendeu a instrução, uma série de três tentativas é executada: 1-1-1.
"Não bata quando eu bater duas vezes".

(continua)

> **QUADRO 14.2 (continuação)**
> **Bateria de Avaliação Frontal (FAB)**
>
> Para ter certeza de que ele entendeu a instrução, uma série de três tentativas é executada: 2-2-2.
> O examinador executa a seguinte série: 1-1-2-1-2-2-2-1-1-2.
>
> **Escore**
> Nenhum erro: 3
> Um ou dois erros: 2
> Mais de dois erros: 1
> Paciente bate como o examinador pelo menos quatro vezes consecutivas: 0
>
> **6. Comportamento de preensão (autonomia ambiental)**
> *"Não pegue minhas mãos"*
> O examinador está sentado em frente ao paciente. Coloca as mãos do paciente, com as palmas para cima, sobre os joelhos dele/dela. Sem dizer nada ou olhar para o paciente, o examinador coloca suas mãos perto das mãos do paciente e toca-lhe as palmas de ambas as mãos para ver se ele/ela pega-as espontaneamente. Se o paciente pegar as mãos, o examinador tentará outra vez após pedir-lhe: *"Agora, não pegue minhas mãos"*.
>
> **Escore**
> Paciente
> - não pega as mãos do examinador: 3
> - hesita e pergunta o que deve fazer: 2
> - pega as mãos sem hesitação: 1
> - pega as mãos do examinador mesmo depois de ter sido avisado para não fazer isso: 0
>
> Fonte: Beato et al., 2007 e Dubois et al., 2000.

A pergunta de rastreamento é feita para determinar se existe mudança de comportamento. Se a resposta for negativa, marque "não" e passe ao rastreamento seguinte sem entrar nas subquestões. Se for positiva ou houver alguma dúvida na resposta, a categoria é marcada "sim", passando às subquestões. Se estas confirmarem a pergunta de rastreamento, a intensidade e a frequência do comportamento são determinadas de acordo com os critérios para cada comportamento.

Contagem do INP

A *frequência* é avaliada da seguinte maneira:

- Ocasional – menos de uma vez por semana
- Comum – cerca de uma vez por semana

- Frequente – várias vezes por semana, mas menos do que todos os dias
- Muito frequente – diário ou continuamente presente

Intensidade é avaliada da seguinte maneira:

- Leve – produz pouco desconforto no paciente
- Moderada – mais perturbadora, mas pode ser redirecionada pelo acompanhante
- Acentuada – muito perturbadora e difícil de ser redirecionada

Pontuação para cada domínio = Frequência x Intensidade

Portanto, para cada domínio comportamental existem três pontuações:

- Frequência
- Intensidade
- Total (frequência x intensidade)

A pontuação total do INP é a soma de todas as pontuações.

CAPÍTULO 15

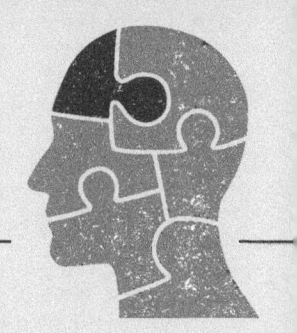

Demência frontotemporal associada à doença do neurônio motor

Desde o início do século XX têm sido descritos casos de uma síndrome clínica na qual uma demência progressiva se associa à doença do neurônio motor (Meyer, 1929). O termo "síndrome demencial da esclerose lateral amiotrófica (ELA)" foi proposto por autores japoneses (Mitsuyama; Takamiya, 1979), mas poucos estudos se preocuparam em definir o padrão de demência associado à ELA. Apenas em 1990, Neary e colaboradores relacionaram a doença do neurônio motor a um tipo específico de demência: a demência frontotemporal (DFT). Ainda existe, entretanto, muita discussão referente à posição nosográfica da ELA com relação à DFT e vice-versa, com muitas dúvidas a respeito dessa comorbidade também nos campos genético, histopatológico, fisiopatológico e clínico.

A DFT associada à doença do neurônio motor (DFT-DNM) é rara e constitui, segundo as classificações nosológicas mais atuais, uma variante histopatológica da DFT. Apresenta um quadro rapidamente progressivo, caracterizado por alterações de comportamento e personalidade típicas dessa demência associadas à forma amiotrófica da doença do neurônio motor.

Tem havido crescente interesse em identificar e diagnosticar subtipos de ELA em um *continuum* de comprometimento frontotemporal. A literatura nesse campo está enfocada no progresso feito nos últimos 20 anos, com estudos que se propõem a mensurar anormalidades cerebrais não motoras em pacientes com ELA sem demência associada. Particularmente nos últimos 10 anos, os investigadores têm invalidado a tese de que as anormalidades cognitivas na ELA sejam ocorrências raras. Eles têm reunido cada vez mais evidências de que pacientes com ELA relacionada com DFT fazem parte de um espectro de anormalidades frontotemporais, com uma proporção razoável de portadores de ELA apresentando um leque variável de alterações cognitivas e comportamentais (Murphy; Henry; Lomen-Hoerth, 2007).

PATOLOGIA

As características histológicas são representadas por inclusões, nas regiões corticais e no núcleo denteado, positivas a ubiquitina e negativas a proteína tau. Entretanto, a correlação estreita entre a síndrome clínica e a patologia está ainda incompleta.

CARACTERÍSTICAS CLÍNICAS

Na maior parte dos casos, os sintomas característicos da DFT precedem o surgimento da doença do neurônio motor, que surge alguns meses após o início dos sintomas comportamentais. Em outras situações, o paciente inicia com sintomas típicos de esclerose lateral amiotrófica (ELA) para depois apresentar alterações de comportamento típicas da demência. Finalmente, existem situações em que sintomas comportamentais e motores surgem de forma concomitante.

Os sintomas comportamentais inaugurais são indistinguíveis daqueles observados na DFT sem comprometimento do neurônio motor (Neary et al., 1988; Snowden; Neary; Mann, 1996), mas sua rápida evolução deve chamar atenção para DFT-DNM. Destaca-se a mudança de personalidade, perda da motivação (síndrome apática), falta de empatia e indiferença afetiva. A apresentação mais comum, porém, é a do subtipo desinibido, mais do que do subtipo apático, caracterizado por hiperatividade, inquietação e tendência a andar a esmo. O desempenho na testagem neuropsicológica desses pacientes é caracterizada por impulsividade e impersistência.

Comportamentos estereotipados e ritualísticos podem ser verificados, como, por exemplo, movimentos repetidos dos membros, uso estereotipado de uma palavra ou frase, ou, ainda, comportamentos mais complexos de acúmulo de objetos ou rituais de limpeza. Quanto aos padrões alimentares, pode ser observada hiperfagia e uma mudança das preferências alimentares, privilegiando carboidratos e doces (Snowden; Neary; Mann, 1996).

A alteração da linguagem pode constituir o elemento inaugural do quadro clínico, e a DFT-DNM pode estar associada a uma apresentação clínica sugestiva de afasia progressiva primária ou anartria progressiva primária.

Alguns elementos da síndrome de Klüver-Bucy podem estar presentes na DFT-DNM (Dickson et al., 1986), bem como alucinações visuais e ideação delirante sugestiva de uma psicose orgânica (Horoupian et al., 1984). Estudando melhor esses casos de psicose orgânica na DFT-DNM (confirmados por exame anatomopatológico), Nitrini e Rosemberg (1998) reuniram três pacientes com alucinações auditivas e hipotetizaram que o comprometimento dos neurônios supragranulares das lâminas corticais mais superficiais (achado histopatológico clássico da DFT) possa dar origem a alguma forma de desinibição dos neurônios das camadas infragranulares, diante do que as projeções corticocorticais de retroativação, originárias dessas camadas, podem retroativar em excesso os córtices associativos, dando ensejo a fenômenos de liberação que, nesses casos, seriam alucinações.

As alterações do neurônio motor chamam muito a atenção no cenário clínico e devem fazer aumentar a suspeita de ELA associada à DFT, uma vez que, em sua forma pura, a DFT praticamente não exibe manifestações neurológicas. Entre as alterações do neurônio motor que devem ser pesquisadas em qualquer paciente com essa forma de demência, destacam-se os sinais bulbares com comprometimento do IX e X pares craneanos (disfagia, disfonia, sinal da cortina, ausência de reflexo nauseoso), a atrofia e as fasciculações da língua (Fig. 15.1), espasticidade e dificuldade para marcha e amiotrofia bilateral das mãos.

Sintomas físicos

Logo que a demência surge, os pacientes e seus cuidadores ainda não conseguem observar limitações físicas. Em alguns casos, porém, o médico mais atento pode notar a presença de fasciculações nos músculos dos membros ao exame físico inicial. Em semanas ou meses, todos os pacientes desenvolvem fraqueza e atrofia dos músculos dos membros em conjunto com paralisia bulbar progressiva, o que acarreta disartria e disfagia associadas à atrofia e fasciculação da língua. As complicações respiratórias relacionadas à paralisia bulbar são invariavelmente a causa da morte nesses pacientes, o que costuma ocorrer após três anos do início dos sintomas (Snowden; Neary; Mann, 1996).

Esse quadro amiotrófico contrasta com a relativa ausência de espasticidade grave dos membros, embora os reflexos estejam de forma habitual exaltados e o sinal de Babinski presente. O reflexo de preensão (*grasping*) pode ser obtido desde as fases mais iniciais da doença. Poucos pacientes desenvolvem sinais extrapiramidais, como acinesia, rigidez ou tremor e, quando ocorrem, em geral acontece nos estágios finais da doença. Talvez a baixa prevalência desses sinais na ELA seja explicada pela rápida progressão da doença, que teria tempo insuficiente para manifestar tais sintomas. Reforçando essa hipótese, existe o fato de que, nos casos de ELA em que a evolução é mais longa, a chance de surpreender sintomas extrapiramidais como parte do quadro clínico da doença aumenta (Morita et al., 1987).

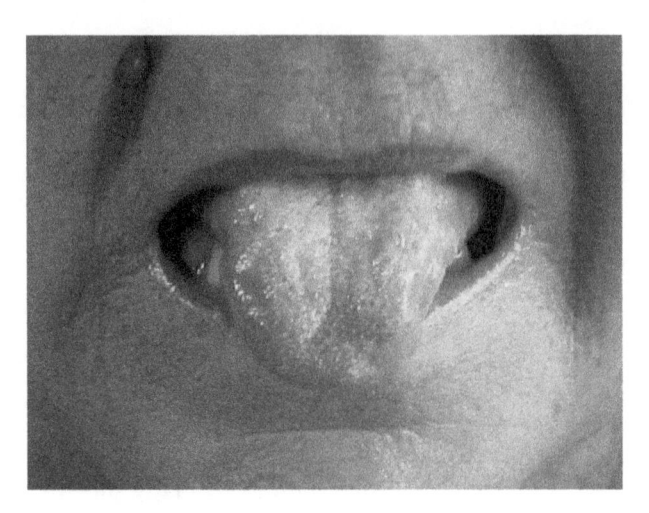

FIGURA 15.1

Atrofia da língua em paciente com doença do neurônio motor associada à DFT (caso LS).

Procedimentos diagnósticos

A eletromiografia revela uma condução nervosa normal, fasciculações musculares multifocais, taxas de recrutamento muscular reduzidas e unidades motoras gigantes compatíveis com desnervação muscular difusa devido à morte celular no corno anterior da medula.

A TC de crânio e a RM mostram apenas atrofia cerebral inespecífica (Fig. 15.2). Em alguns casos, pode-se observar atrofia mais focal nas áreas frontotemporais (Fig 15.3), com alargamento proeminente das fissuras inter-hemisférica e de Sylvius.

O SPECT cerebral pode mostrar hipoperfusão bilateral nas áreas anteriores com preservação das regiões mais posteriores.

Avaliação neuropsicológica

O perfil neuropsicológico desses pacientes é indistinguível daquele encontrado em casos de DFT *pura*. A única diferença talvez recaia no fato de apresentarem algumas limitações motoras relacionadas ao comprometimento do neurônio motor, as quais podem prejudicar o desempenho nas provas que se apoiam na motricidade e na fala (pela disartria que apresentam).

O desempenho geral, em uma avaliação qualitativa, pode ser descrito como comprometido pela economia de esforço mental associado a respostas perfunctórias. A perseveração ocorre tanto para respostas motoras quanto verbais, tipicamente no nível de um ato motor completo, mais do que em comportamentos motores elementares (Snowden; Neary; Mann, 1996).

A linguagem possui uma qualidade adinâmica, com perda da espontaneidade da fala e economia de respostas às questões formuladas. Aparece concretismo e, com a progressão da doença, ecolalia e estereotipias verbais. Testes formais de linguagem, como o *Tolken Test* e o *Boston Naming Test*, podem eliciar desempenhos pífios, embora estes possam ser atribuídos, ao menos em parte, à economia de esforço com respostas perfunctórias e à tendência à perseveração. Agramatismo e parafasias fonêmicas podem surgir em casos ligados a afasia progressiva primária, porém são incomuns na maioria dos casos de DFT-DNM. De modo diferente dos demais casos de DFT, a ocorrência de disartria (associada à paralisia bulbar) é comum na DFT-DNM. O mutismo constitui desdobramento universal na evolução desses casos, seja nas fases moderadas da doença, seja nas tardias.

Não há evidências neuropsicológicas de distúrbio perceptivo visual nesses pacientes, assim como na DFT. Habilidades de navegação espacial encontram-se preservadas, o que pode ser atestado pela capacidade de localização e orientação que demonstram no ambiente, sem se perderem. Esses pacientes revelam mais uma tendência a mau desempenho nas habilidades construtivas, devido a uma organização pobre e falta de estratégia, do que um distúrbio primariamente espacial: desenhos e construção com blocos evidenciam relações espaciais preservadas entre os elementos constituintes.

Testes formais de memória, tanto visual quanto verbal, costumam incitar escores baixos nessa população. A memória do dia a dia, contudo, costuma estar normal, e os pacientes conseguem reportar eventos autobiográficos recentes, mantendo-se orientados no tempo e sobretudo no espaço. Portanto, existe uma discrepância entre o desempenho ruim da memória que se destaca nos testes e a ausência de uma amnésia real quando se observa o modo como o paciente negocia suas memórias com o ambiente.

Assim como classicamente ocorre na DFT, o pior desempenho da avaliação neuropsicológica se verifica nos testes que avaliam funções executivas (planejamento, abstração, uso de estratégias, pragmatismo, contensão de respostas impulsivas). No *arranjo de figuras*, os pacientes podem deixá-las em suas posições originais ou ainda descrever o conteúdo de figuras individuais, mas sem tentar integrá-las em uma temática coerente. No teste de *fluência de desenhos* ou no *teste de blocos de Weigl* ocorrem perseverações frequentes (Snowden; Neary; Mann, 1996).

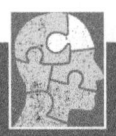

CASO CLÍNICO I
(ELA associada posteriormente à DFT)

LS, 52 anos, branca, sexo feminino, do lar, destra.
Há três anos, iniciou déficit de força no quinto dedo da mão esquerda, que foi se estendendo para toda a mão e depois para todo o membro superior esquerdo. Durante um ano, o déficit esteve restrito ao hemicorpo esquerdo. Após, o membro superior direito começou a ser comprometido.

Há um ano passou a apresentar comprometimento de força muscular em membros inferiores bilateralmente. Nessa ocasião, surgiram também disfonia, sintomas depressivos (isolamento social, recusa à alimentação, disforia, desejo de morte, choro copioso por horas e aos gritos, a ponto de chamar a atenção dos vizinhos) e nervosismo.

Há oito meses, apresentou alteração progressiva de personalidade, ora apática, ora desinibida.

Há seis meses, tornou-se pueril, falando de bonequinhas, e apresentou regressão psicológica. Nessa época, surgiram também outros sinais de paralisia bulbar (disfagia, choro espasmódico, riso imotivado).

Há cinco meses, a apatia piorou e surgiram anedonia grave e desinteresse por tudo.

Há quatro meses, surgiram disartria e dispneia.

Atualmente, está com disfagia grave (até quando joga água no rosto), poliqueixosa, depressiva, insône, hipocondríaca, apática.

Sem queixas de memória. Compreensão preservada. Economia de esforço à testagem.

O exame psicopatológico evidenciou humor depressivo e irritável, apatia, choro e risos espasmódicos, *insight* parcial.

O exame neurológico revelou déficit global de força muscular, hipotonia difusa, atrofia e fibrilações na língua, ausência do reflexo nauseoso e ausência da elevação do palato, disfonia, paralisia pseudobulbar (fácies constante de choro sem que esteja naquele momento com queixa de tristeza, fala choramingando involuntariamente; risos involuntários; disfagia).

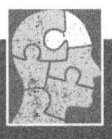

CASO CLÍNICO II
(Anartria progressiva primária que evoluiu para DFT-DNM)

LGP, 63 anos, sexo feminino, branca, do lar, três anos de escolaridade, destra.
Há três anos, iniciou dificuldade para falar, apresentando características de afasia: lentidão para pronunciar as palavras, fala arrastada, presença de parafasias fonêmicas.

(continua)

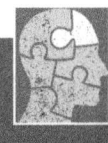

CASO CLÍNICO II (continuação)
(Anartria progressiva primária que evoluiu para DFT-DNM)

Há um ano, apresentou piora substancial da linguagem, que foi perdendo progressivamente a fluência e se tornando cada vez mais difícil, bem como surgimento de disfagia.

Há seis meses, tornou-se mais sorridente (riso fácil e imotivado) e começou a usar um lenço para tapar a boca nas situações em que era convidada a falar.

Há um mês, em mutismo quase total. Sua compreensão se encontra totalmente preservada. Desde que a dificuldade de comunicação oral teve início, vem usando a escrita para se comunicar, porém agora começaram a surgir erros ortográficos que antes não existiam.

Três anos após o surgimento das alterações de linguagem, apareceram sinais de comprometimento bulbar, caracterizados por fasciculações e amiotrofia da língua e disfagia. Nessa ocasião, seu exame neurológico apresentava ausência de reflexo nauseoso, ausência de elevação do palato, e seu deglutograma estava alterado.

O modo de aparecimento e de evolução dos sintomas foi lento e progressivo. Mesmo hoje, sua adaptação funcional continua excelente, realiza todos os afazeres de casa, vai à feira fazer compras e vende guloseimas (Pfeffer = 0).

Entre os antecedentes dignos de nota, apresenta hipertensão arterial controlada com Captopril 25 mg. O irmão mais velho apresenta distúrbio de memória.

Na avaliação neuropsicológica, apresentou dificuldades práxicas (não conseguiu fazer os desenhos do relógio e dos dois pentágonos entrelaçados). Demonstra cooperação durante os testes, e não há falta de concentração.

O exame psicopatológico evidenciou apenas discreta desinibição.

Os exames de neuroimagem estrutural (TC e RM) mostraram atrofia em hemisfério esquerdo, mais pronunciada na topografia da vala sylviana desse lado, achado compatível com afasia progressiva primária.

A avaliação neuropsicológica resumida (realizada em 18/09/2006 pela neuropsicóloga Vânia Lúcia Dias Soares) pode ser observada a seguir:

No dia desta avaliação, a filha relata que a mãe consegue realizar, em parte, as rotinas de casa (avaliação funcional de Pfeffer = 4). Nessa ocasião, a paciente já apresentava afasia marcante, com prejuízo notório da fluência verbal.

Testes utilizados e resultados

1. Labirinto WAIS – Tempo 60 segundos. Envolve planejamento e previsão, pois, ao traçar um labirinto, o paciente deve escolher, tentar, rejeitar ou adotar cursos alternativos de conduta de pensamento. Apresenta aspectos visuoespaciais.
Foram selecionados para a paciente dois labirintos mais fáceis, do WISC. No primeiro labirinto, ela comete dois erros, forçando uma saída em um ponto interrompido. Em seguida, após orientação, consegue encontrar a saída.

(continua)

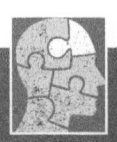

CASO CLÍNICO II (continuação)
(Anartria progressiva primária que evoluiu para DFT-DNM)

No segundo labirinto, ela comete os mesmos erros do primeiro (perseveração), em seguida traça a saída, sem obedecer o planejamento.

Os aspectos visuoespaciais não estão primariamente deficitários, mas sim comprometidos de forma secundária pela incapacidade de planejamento. Percebe-se que a paciente compreendeu o comando, mas teve dificuldade em adotar cursos alternativos de conduta.

2. Linguagem
Fluência verbal
Apresenta gravíssimas alterações da fluência. No FAS consegue enunciar apenas três palavras associadas à letra F e nenhuma para as demais. No teste de fluência semântica (categoria animais) enuncia apenas quatro animais em 1 minuto.
Prancha "O roubo dos biscoitos"
A paciente tenta descrever a cena pela escrita, redigindo palavras isoladas. Apresenta disortografia (palavras com falta de sílabas e incompreensíveis). Não retrata, de forma explicativa, qualquer dos aspectos observados na prancha.
Token Test
Apresentou alterações em todas as partes do teste. Trocava o círculo pelo quadrado, assim como as outras formas. Não seguia o comando relacionado com as cores. Não conseguiu executar as partes mais elaboradas.

3. Tarefas construtivas
Cópia do teste de praxia construtiva (Rosen et al., 2005)
Desempenho satisfatório. Neste teste o ponto de corte é de 7 pontos, e a paciente obteve esse escore. Ela fez o círculo corretamente, o quadrado e os retângulos sobrepostos e só não conseguiu desenhar o cubo (talvez pela baixa escolaridade).

Demências do tipo não Alzheimer 171

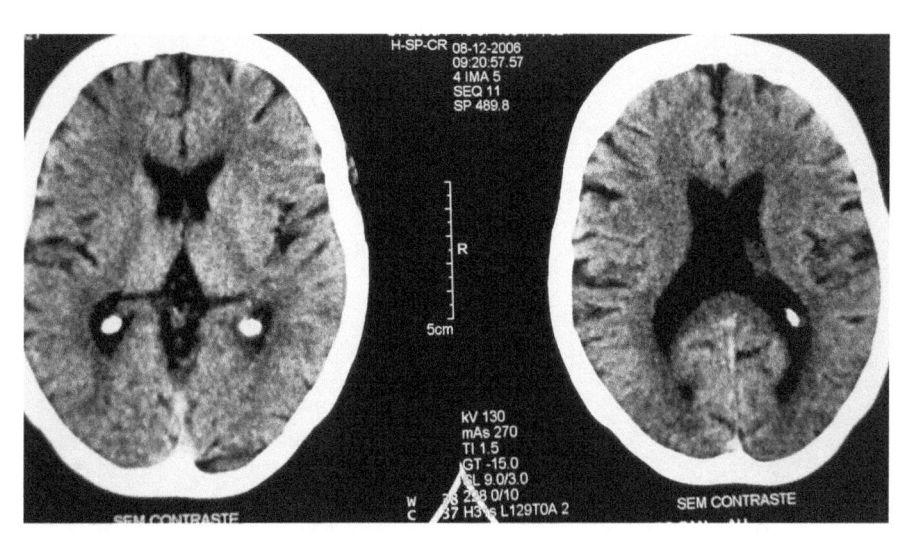

FIGURA 15.2

TC de crânio do caso 1, evidenciando atrofia frontotemporal leve (notar sulcos corticais mais alargados anterior que posteriormente). Aspecto indistinguível de uma DFT sem comprometimento do neurônio motor.

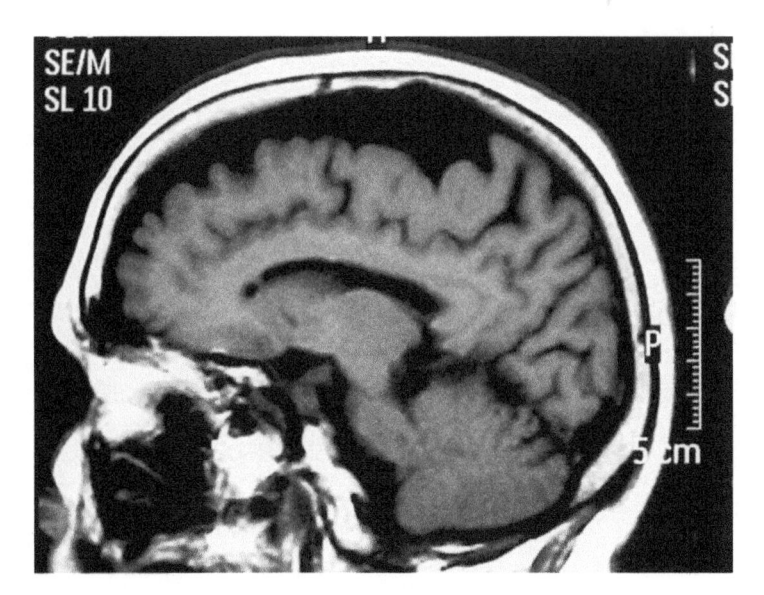

FIGURA 15.3

RM (corte sagital T1), evidenciando nítida atrofia de predomínio frontal.

CASO CLÍNICO III
Caso de doença do neurônio motor (esclerose lateral amiotrófica) associada à afasia progressiva primária

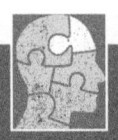

JBP, 54 anos, sexo masculino, pardo, destro, 15 anos de escolaridade, casado, procedente de Goiânia-GO

Há dois anos, JBP apresentou redução de força nos membros superior e inferior direitos, o que o atrapalhava para subir e descer escadas e o obrigava, ocasionalmente, a se apoiar para se locomover.

Com relação à memória, afirmava que não esquecia onde guardava os objetos, assim como não esquecia dos acontecimentos recentes ou antigos e não era repetitivo nos assuntos. A família confirmou que sua memória era muito boa, porém o próprio paciente relatou que "esquecia" nomes de pessoas conhecidas e tinha dificuldades para encontrar as palavras e nomear alguns objetos. Além disso, tinha leve tartamudez e hesitações na fala. A família mencionou também que estava conversando cada vez menos e de forma progressivamente menos espontânea (apenas respondia o que lhe era questionado, mas não iniciava muito as conversas). Não apresentava disartria nesta ocasião.

Considerando o restante de seu quadro geral, mencionou que eventualmente apresentava labilidade emocional (já havia sido tratado por depressão previamente) e que dormia cinco horas por noite e acordava duas vezes aproximadamente. O apetite diminuiu, mas não apresentou mudanças na preferência alimentar. Continuava, há um ano e meio, exercendo as mesmas atividades que realizava previamente, porém com dificuldades para se locomover devido à fraqueza na perna direita, ainda que não tenham ocorrido episódios de quedas.

Entre os antecedentes, referiu sintomas depressivos. Foi hospitalizado há 28 anos por uma queda de moto com traumatismo craniano grave, tendo ficado em coma por dois dias. Desconhece história familiar, entretanto nunca teve qualquer contato com a família do pai.

Seus exames desta época já evidenciavam atrofia frontotemporal na RM. Seu SPECT cerebral, o líquido cerebrospinal, a eletromiografia e outros exames laboratoriais foram normais.

Inicialmente seu diagnóstico foi feito de forma equivocada em dois centros universitários distintos como sendo, primeiro, degeneração corticobasal (DCB) e, depois, atrofia de múltiplos sistemas. Apenas dois anos após o surgimento de seus primeiros sintomas foi feito o diagnóstico de DNM. Nessa ocasião, já estava totalmente afásico, além de apresentar evidentes sintomas da DNM: atrofia muscular difusa com fasciculações, atrofia da língua, hiperreflexia com sinal de Babinski bilateral, hipertonia espástica difusa, sinais pseudobulbares (labilidade emocional, exaltação do reflexo nauseoso, engasgamentos, anartria). Não apresentava incontinência urinária nem sintomas extrapiramidais.

(continua)

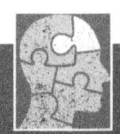

CASO CLÍNICO III (continuação)
Caso de doença do neurônio motor
(esclerose lateral amiotrófica)
associada à afasia progressiva primária

Primeira avaliação neurológica e neuropsicológica
O paciente teve bom desempenho no *Teste de Trilhas* A e B. O tempo gasto neste, porém, denota alentecimento no processamento motor. A ausência de erros é indicativa de adequada flexibilidade do pensamento com capacidade de alternar conceitos.

No STROOP, o paciente demonstrou adequado nível atencional e flexibilidade de pensamento.

O *Teste de Labirintos* (WISC) foi executado em 231 segundos e o paciente cometeu um erro. As habilidades visuoespaciais se apresentaram preservadas, embora o uso aumentado do tempo denote déficit no processamento motor.

O *Teste de Cancelamento de Sinos* foi executado de forma minuciosa e planejada, durante 2 minutos e 32 segundos. O paciente deixou de marcar três sinos. O tempo utilizado obedece ao padrão esperado, embora tenha apresentado moderado déficit na atenção seletiva.

O paciente não apresenta déficit expressivo na atenção sustentada e na concentração como observado nos testes que avaliam controle mental (WMS-R- Weschsler).

No RAVLT *(Teste Auditivo Verbal de Rey)*, o paciente apresentou curva de aprendizagem ascendente, permanecendo acima da média esperada. Os resultados foram acima do esperado para sua idade e escolaridade após a lista de interferência, depois de 30 minutos, e no reconhecimento, caracterizando aprendizagem e estocagem de informações preservadas, não apresentando, portanto, déficits na memória auditiva verbal imediata, de curto prazo e tardia.

A *Figura Complexa de Rey* foi executada de forma planejada, com traços firmes, apresentando riqueza de detalhes. Na evocação, após 30 minutos, o percentil evidencia adequada memória visual.

O paciente não apresentou apraxia construtiva, ideomotora e ideativa. Apresentou dificuldade na execução dos movimentos finos e sucessivos.

No *Hooper Visual Organization Test*, o paciente apresentou déficits para organizar estímulos visuais, mas, no *Completar Figuras* (WAIS-III), apresentou adequada organização perceptual.

No *Span de Dígitos*, obteve os seguintes resultados: 4 dígitos na ordem direta e 3 na ordem inversa. O resultado aponta déficits leves na atenção, na memória verbal e imediata, na memória operacional, na concentração e na vigilância.

Nos testes de provérbios e semelhanças (WAIS), obteve desempenho normal.

A fluência verbal para animais estava normal, mas o FAS, reduzido.

O paciente narrou a cena da prancha *O roubo dos biscoitos* da seguinte forma: "A mulher está lavando a louça, o menino está pegando uns biscoitos lá em cima, só que o banco do menino está caindo e a água da pia está derramando". A narrativa foi com lin-

(continua)

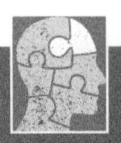

CASO CLÍNICO III (continuação)
Caso de doença do neurônio motor (esclerose lateral amiotrófica) associada à afasia progressiva primária

guagem simples, clara e objetiva, porém deixou passar alguns detalhes, os quais transmitiam a ideia principal da cena.

No *Teste de Boston*, o paciente apresentou alteração na mecânica da escrita (leve disortografia) e lentificação para executar movimentos orofaciais (agilidade oral). Nas demais provas de compreensão da linguagem oral e escrita, assim como na leitura, não apresentou comprometimentos. Verificou-se adequada estruturação frasal, coerência e coesão na organização da sintaxe.

No *Teste de Nomeação de Boston*, foram apresentadas 60 figuras, sendo que o paciente nomeou corretamente 39 delas sem necessitar de pista fonêmica ou semântica. Beneficiou-se de pista fonêmica em 6 delas e não nomeou corretamente 15 figuras (substituição do nome pela função). Verificou-se presença de anomias e leve prejuízo ao acesso da via lexical.

O paciente apresentou 66% de desempenho na prova de vocabulário, evidenciando um vocabulário mediano considerando seu nível de escolaridade.

No *Teste de Token*, executou a prova sem apresentar dificuldades. Não apresentou erros, evidenciando preservação da compreensão e boa capacidade para utilizar a sintaxe.

Resumo do desempenho neuropsicológico do caso JBP na primeira avaliação

FUNÇÕES PRESERVADAS	FUNÇÕES COMPROMETIDAS
Nível atencional Flexibilidade de pensamento	Moderado déficit na atenção seletiva
Capacidade de alternar conceitos	Déficit no processamento motor
Adequada capacidade de armazenamento, recuperação e memória lógica	Apraxia cinética dos membros e ideacional (*incipiente*)
Memória auditiva verbal imediata, de curto prazo e tardia	Organizar estímulos visuais
Organização perceptual Pensamento lógico e raciocínio nas relações espaciais	
Linguagem Discurso narrativo Compreensão Abstração de conceitos Leitura Fluência verbal para animais	**Linguagem** Nomeação (*leve*) Agilidade oral (*lentificação*) Mecânica da escrita (*leve disortografia*) Discurso espontâneo Economia de esforço na fala Fluência fonêmica/ semântica Vocabulário (*leve*)

(continua)

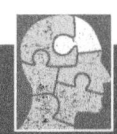

CASO CLÍNICO III (continuação)
Caso de doença do neurônio motor (esclerose lateral amiotrófica) associada à afasia progressiva primária

Segunda avaliação neurológica e neuropsicológica (um ano e meio após a primeira)
A evolução do quadro motor e afásico foi muito rápida. Na segunda avaliação, JBP já se apresentava restrito à cadeira de rodas e com importante piora do quadro motor: poucos movimentos de membros devido à redução global da força muscular, atrofia moderada da língua e dos membros superiores e inferiores, fasciculação muscular em membros, sinal de Babinski bilateral, hipertonia espástica difusa, reflexos um pouco exaltados, fácies pouco expressiva, emagrecido. Sintomas bulbares presentes (choro ou riso abruptos, disfagia eventual). Não havia alteração da musculatura extrínseca dos olhos, nem da sensibilidade, nem a presença de sinais extrapiramidais. Não apresentava incontinência urinária e sua inteligência, crítica e humor estavam aparentemente intactos.

Sua reavaliação neuropsicológica foi difícil, dadas as intensas limitações motoras e a afasia, agora completa. Conseguia se comunicar, porém lentamente e com dificuldade, usando o recurso de formar frases escritas através do uso do dedo apontando para letras expostas em uma folha. Sua compreensão se mantém preservada. Persistia sem déficits importantes na memória ou em funções visuoespaciais e, aparentemente, sem apraxias nem agnosias.

Comentários
Este é o primeiro caso brasileiro, até onde vai nosso conhecimento, de associação de DNM (sem demência) com APP (Caixeta; Soares; Soares, 2010). A DNM com demência já havia sido previamente relatada em associação com distúrbios afásicos (Bak; Hodges, 1997, 1999, 2001, 2004). Esse caso demonstra dois aspectos importantes:

1. Alterações de linguagem e sobretudo afasia podem ser encontrados na DNM, não obstante ainda existir o conceito arraigado e errôneo de que a DNM constitui uma doença essencialmente do neurônio motor, preservando as funções cognitivas e afetivas.
2. A associação de DNM, um distúrbio associado ao comprometimento de estruturas mais posteriores do encéfalo, com a APP, um fenótipo associado às estruturas mais anteriores (frontotemporais à esquerda), coloca em cheque a visão dominante de que tais fenótipos são totalmente dissociados e independentes. Muitos autores têm chamado a atenção para a sobreposição fenotípica dos subtipos clínicos do grupo das degenerações lobares frontotemporais. É assim que podemos observar casos de APP que depois se *transformam* em DCB, ou demência semântica que se *transforma* em demência frontotemporal, ou, ainda, casos de APP que se *transformam* em DCB e depois em DFT, entre outros exemplos não tão raros como se supunha previamente.

(continua)

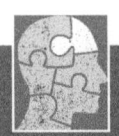

CASO CLÍNICO III (continuação)
Caso de doença do neurônio motor (esclerose lateral amiotrófica) associada à afasia progressiva primária

Considerada ainda por muitos como uma doença neurodegenerativa que afeta seletivamente o sistema motor e poupa as funções sensoriais, bem como a cognição, a DNM pode ter uma influência significativa sobre a linguagem (Bak; Hodges, 1997, 1999, 2001, 2003, 2004; Bak et al., 2001). Bak e Hodges (2004) demonstraram que a disfunção da linguagem não é apenas pronunciada e bem documentada entre os sintomas de alguns pacientes com DNM, mas também que o estudo da linguagem nesta doença pode abordar questões teóricas interessantes sobre a representação da linguagem e do conhecimento conceitual no cérebro.

Nossos resultados confirmam que os déficits de linguagem podem ser uma característica precoce e proeminente da DNM. A maioria dos domínios cognitivos, como percepção, raciocínio lógico, tomada de decisão, memória, funções visuoespaciais e compreensão, mantiveram-se relativamente bem preservados em nosso caso. A disfunção pronunciada da linguagem na DNM foi também bem documentada por outros autores, como já citado. Em todos os casos, ela parece ser precedida do desenvolvimento de sintomas motores. No nosso caso, déficits de linguagem e problemas motores surgiram no mesmo período. É pouco provável que a disfunção de linguagem tenha sido um resultado de demência generalizada, uma vez que nosso paciente, neste momento, encontra-se já totalmente afásico e ainda sem sintomas de demência: o nível de comprometimento da linguagem foi muito maior e desproporcional ao desempenho dos demais domínios cognitivos, os quais se mostraram relativamente preservados.

Em comparação com alterações no comportamento e com as funções executivas frontais, as alterações de linguagem associadas à DNM têm recebido muito menos atenção. O sintoma de linguagem mais frequentemente mencionado na literatura sobre DNM é a produção verbal reduzida, muitas vezes levando ao mutismo completo dentro de alguns meses, e referido classicamente como *mudez* (Von Bogaert, 1925) ou *incapacidade de falar* (Ziegler, 1930). No nosso caso, esses sintomas precedem o desenvolvimento da disartria e, portanto, não podem ser explicados exclusivamente em termos de uma dificuldade motora para falar ou articular palavras. Na ocasião da primeira avaliação, a fluência verbal para animais mostrava-se preservada, enquanto a fluência semântica/ fonêmica demonstrava leve rebaixamento. Na literatura, é informado que já se pode pensar que as áreas que controlam o acesso lexical não estão superpostas às áreas que controlam o acesso a outros conhecimentos conceituais e que são áreas transmodais de convergência.

Outro conjunto de sintomas observado em pacientes com DNM consiste de perseveração, ecolalia e o uso de expressões estereotipadas (Constantinidis, 1987; Meyer, 1929). Bak e Hodges (2001, 2004) relatam a dissociação entre o processamento verbal e de substantivos em casos de DNM com problemas de linguagem, afirmando que os

(continua)

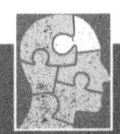

CASO CLÍNICO III (continuação)
Caso de doença do neurônio motor (esclerose lateral amiotrófica) associada à afasia progressiva primária

primeiros são muito mais comuns nessa doença que os últimos. Apesar da ênfase na produção da linguagem, a compreensão é ocasionalmente relatada como estando afetada em alguns casos de DNM associada à demência (Deymeer et al., 1989; Mitsuyama; Takamiya, 1979; Neary et al., 1990), embora esta seja normalmente atribuída a déficits no raciocínio abstrato ou à demência generalizada em vez de déficits específicos na sintática (Neary et al., 1990; Peavy et al., 1992).

Nosso caso com DNM, mas sem demência, reforça essa noção, pois ele não apresenta déficits de compreensão. Na verdade, ainda hoje, com a progressão da DNM, o paciente mantém outras funções linguísticas, além da compreensão: o emprego espontâneo de meios não verbais de comunicação, como gestos, apontando uma folha com letras a fim de formar uma frase. Esse esforço de comunicação mostra que a redução observada na produção verbal não pode ser explicada em termos de apatia ou desinteresse. Assim como descrito em nosso caso, outros trabalhos também têm relatado uma afasia completa associada à DNM. Mitsuyama (1984) notou uma "disfasia grave com pobre compreensão" em um de seus pacientes. Tsuchiya e colaboradores (2000) relataram um paciente com "afasia motora grave, que não podia compreender frases e expressões". Uma descrição mais detalhada fornecida por Caselli e colaboradores (1993) apresentou sete pacientes nos quais a afasia progressiva não fluente foi a apresentação característica dominante. Além dos sintomas bulbares proeminentes com disartria, todos os pacientes mostraram evidência de um componente afásico, tanto na língua falada e escrita como na compreensão prejudicada. Os cinco pacientes descritos por Doran, Xuareb e Hodges (1995) mostraram um quadro clínico muito semelhante: em três anos, déficits significativos na compreensão sintática foram documentados a partir da versão abreviada do *Token Test* (De Renzi; Faglioni, 1978).

Curiosamente, sintomas comportamentais, cognitivos e linguísticos podem se sobrepor, embora os sintomas afásicos possam ser encontrados independentemente de demência (Rakowicz; Hodges, 1998), como foi encontrado no nosso caso.

Mas por que os lobos frontais são os mais envolvidos na demência associada à DNM dentre todas as outras estruturas corticais? E por que a DNM é tão consistentemente associada à DFT, em vez de formas de demência que cursam com patologia cortical mais difusa como é o caso da doença de Alzheimer ou da demência subcortical do tipo descrito em doenças dos gânglios da base, como doença de Parkinson e paralisia supranuclear progressiva? Uma possível resposta para essas perguntas é que o mesmo princípio da seletividade, que leva predominantemente à disfunção motora (preservando os sistemas sensoriais) na DNM, também é responsável pelo maior comprometimento das ações (e, consequentemente, dos verbos, como seus correlatos linguísticos) do que dos objetos na variante cognitiva dessa doença. Um apoio adicional para este

(continua)

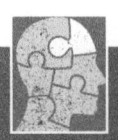

> **CASO CLÍNICO III (continuação)**
> **Caso de doença do neurônio motor (esclerose lateral amiotrófica) associada à afasia progressiva primária**
>
> ponto de vista provém de resultados recentes que demonstram uma associação entre o processamento verbal e a função motora nos estudos em voluntários saudáveis usando sofisticados métodos neurofisiológicos, como EEG de alta resolução e potenciais cerebrais relacionados a eventos (Pulvermüller; Härle; Hummel, 2000; Pulvermüller; Lutzenberger; Preiss, 1999). Se a constatação de um déficit seletivo verbal puder ser confirmada em um número maior de pacientes, a DNM poderia se tornar um modelo válido para o estudo da inter-relação entre movimento, linguagem e cognição.

CAPÍTULO 16

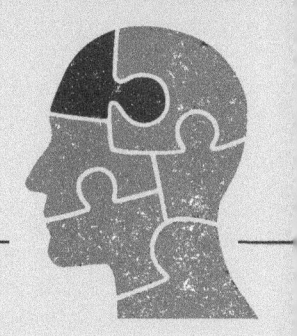

Afasia progressiva primária

CONCEITO

Afasias são alterações na capacidade de expressão verbal ou de compreensão de mensagens. Mais especificamente, o termo "afasia progressiva" remete, segundo vários autores, a uma manifestação clínica de deterioração progressiva no plano da linguagem (discurso), com um início insidioso, verificando-se, contudo, uma relativa ausência de prejuízo em outras dimensões cognitivas relevantes. Conforme algumas classificações, para ser categorizada como tal, essa perturbação deve estar presente há pelo menos dois anos, sem evidências de processos demenciais generalizados, estando mantidos os outros domínios neuropsicológicos em uma avaliação formal por testes especializados (Maia et al., 2006; Mesulan, 1982).

A afasia progressiva primária (APP) apresenta-se como um quadro semiológico que desperta grande interesse clínico-científico, uma vez que revela aspectos que a diferenciam de afasias clássicas (secundárias à ocorrência de lesão cerebral focal) e de quadros demenciais generalizados. A compreensão desses processos lentos de deterioração da capacidade discursiva oferece inúmeras possibilidades de estudo e compreensão dos mecanismos subjacentes aos processos linguísticos (Radanovic et al., 2001).

A APP constitui uma das três síndromes clínicas possíveis no espectro das degenerações lobares frontotemporais, que também incluem a demência frontotemporal e a demência semântica (Neary; Snowden, 1996; Snowden; Neary; Mann, 1996).

HISTÓRIA

Um dos pioneiros nas descrições de síndromes focais associadas a prejuízo focal de áreas encefálicas específicas foi Arnold Pick (1892, 1904). Pick detinha especial interesse pelos quadros caracterizados pelo comprometimento progressivo e isolado da linguagem, os quais estavam relacionados, em seu paciente descrito em 1892, a atrofia da região polar temporal esquerda e dois terços posteriores do lobo frontal. Pouco depois, Pick também descreveu quadros caracterizados por alterações de comportamento e associados a atrofia frontal localizada. Curiosamente, apenas esses últimos foram ligados à doença de Pick, enquanto os quadros dominados pela alteração de linguagem foram esquecidos pelo tempo.

Vários anos após a descrição original de Pick, Mesulan resgata o conceito de um quadro afásico associado a atrofia perisylviana focal esquerda, em 1982, batizando-o de afasia progressiva primária. Na descrição de seus seis casos iniciais de APP, o pesquisador destacou a presença dominante da alteração de linguagem no quadro clínico, estando ausentes sinais de comprometimento cognitivo global, isto é, de demência (Mesulan, 1982).

Nos dias atuais, existem controvérsias sobre a posição nosográfica da APP. Alguns autores, como Snowden, Goulding e Neary (1989) e Hodges (2002), preferem situar a forma fluente da APP no âmbito das degenerações lobares frontotemporais, denominando-a, respectivamente, "demência semântica" e "variante temporal da demência frontotemporal", enquanto Mesulan (2000) discorda dessa terminologia e da concepção nosográfica nela embutida. A moderna descrição da APP por Mesulam suscitou debate na literatura a respeito da legitimidade de considerar essa síndrome uma entidade clínica à parte das demências degenerativas. Para muitos autores, tal posição não se justifica, uma vez que pacientes com diagnóstico de APP podem apresentar desempenho comprometido em outras funções cognitivas, além da linguagem, já no início do quadro, bem como evolução para uma deterioração cognitiva mais global, ainda que após um período de muitos anos. Assim, é aceito hoje em dia que a APP constitui uma síndrome incluindo diferentes etiologias e cujo diagnóstico é clínico. No entanto, é provável que a resolução desse debate só seja possível com base em dados neuropatológicos que permitam uma melhor caracterização das diversas demências degenerativas (Radanovic; Caixeta, 2006).

EPIDEMIOLOGIA

Snowden, Neary e Mann (1996) afirmam que a proporção de casos de APP em relação à DA é de 1:40. Precaução, é claro, deve ser tomada com toda informação epidemiológica sobre essa condição, pois é difícil determinar as estimativas com precisão (é provável que a APP seja subdiagnosticada). Diferindo da DFT, que costuma ser referida para psiquiatras, a APP em geral é encaminhada para avaliação neurológica; portanto, as estatísticas podem variar dependendo da natureza do serviço onde são realizadas.

O início clássico da doença acontece na sexta década de vida, mas pode variar (entre 45 e 70 anos de idade). Casos muito jovens, como relatados com a demência frontotemporal (DFT), não foram descritos.

Assim como ocorre na DFT, a média de duração da doença é de oito anos, variando de 4 a 12 anos. Um curso mais protraído pode ser observado em alguns casos, sobretudo quando não existem sinais neurológicos no paciente em questão.

Uma história familiar positiva pode ser detectada em 40% dos casos, bem superior ao que encontramos, por exemplo, na DA.

Diferentemente da DA, em que a doença predomina no sexo feminino, a incidência de APP é a mesma em ambos os sexos.

PATOLOGIA

Macroscopia

Na APP, o processo degenerativo localiza-se tipicamente na região perisylviana do hemisfério esquerdo (apenas um caso descrito na literatura envolve o hemisfério direito em paciente canhoto), abrangendo a porção posterior do lobo frontal e a região temporal inferolateral.

Microscopia

Histopatologicamente, podem ser encontrados diversos padrões:

a) histopatologia não definida, inespecífica (60% dos casos);
b) marcadores histopatológicos de doença de Pick (20% dos casos);
c) marcadores histopatológicos de doença de Alzheimer (20% dos casos);
d) marcadores de degeneração corticobasal (acromasia neuronal) em raros casos.

Marcadores histopatológicos de doença de Alzheimer e patologia sugestiva de doença de Pick têm sido encontrados na mesma proporção de casos. Cabe ressaltar, entretanto, que as lesões sugestivas de DA não foram encontradas nas regiões habitualmente comprometidas nessa forma de demência (regiões mesiais temporais), e sim nas áreas perisylvianas associadas à linguagem. Nos casos sugestivos de Pick também não foram encontrados os corpúsculos nem as células de Pick (Mesulan, 1982).

QUADRO CLÍNICO

O distúrbio de linguagem na APP é heterogêneo, motivo pelo qual se reconhece nela a existência de quatro síndromes afásicas distintas:

1. Agramática (não fluente)
2. Semântica (fluente)
3. Logopênica
4. Mista

Na segunda, o discurso permanece fluente e bem articulado, porém torna-se progressivamente isento de palavras com conteúdo. Na primeira, ele é hesitante e distorcido com frequentes substituições fonológicas (parafasias fonêmicas) e erros gramaticais, no entanto, os aspectos semânticos da linguagem permanecem intactos, o que difere do que ocorre com a primeira síndrome afásica. Em todas (fluente e não fluente), outros componentes não linguísticos da cognição permanecem preservados, bem como as atividades da vida diária, afastando-as, desse modo, do conceito tradicional de demência (Hodges, 2002).

É de conhecimento geral que as lesões perisylvianas anteriores alteram a fluência verbal e os aspectos gramaticais, enquanto essas lesões posteriores alteram a compreensão.

Na forma não fluente, seus déficits incluem erros fonológicos, fala telegráfica e também dificuldade de compreensão de estruturas sintáticas complexas. Esses déficits são observados apesar da existência de um processamento semântico relativamente intacto, no que concerne aos mecanismos de compreensão de palavras únicas e ao desempenho adequado em tarefas semânticas não verbais.

Alterações de comportamento

Sintomas de frustração e irritabilidade costumam ocorrer e são atribuídos pela família à consequência das dificuldades impostas pelo distúrbio de comunicação presente. Os pacientes podem se isolar socialmente no intuito de evitar maiores embaraços e constrangimentos, já que, em geral, o *insight* para o próprio déficit está presente na APP, o que não ocorre na DFT.

Com a progressão da doença, ocorre lenta piora dos sintomas comportamentais, lembrando um arremedo menos exuberante das mudanças de comportamento observadas na DFT. O paciente apresenta-se cada vez mais apático, seu repertório social e comunicativo diminui, torna-se estereotipado, egocêntrico, algumas vezes agressivo física e verbalmente e perde o *insight* para seus próprios déficits.

DIAGNÓSTICO

No Quadro 16.1, apresentamos os critérios diagnósticos da APP (segundo Neary et al., 1998). Os achados clássicos nos exames de neuroimagem são mostrados nas Figuras 16.1 e 16.2.

DIAGNÓSTICO DIFERENCIAL

Os conceitos de afasia lentamente progressiva e demência semântica são diferentes, ainda que guardem algumas semelhanças clínicas e possam, em al-

---

QUADRO 16.1
Características do diagnóstico clínico da APP

PERFIL CLÍNICO: a alteração da linguagem expressiva é uma característica presente no início e ao longo do curso da doença. Outros aspectos da cognição permanecem intactos ou relativamente bem preservados.

I. Características diagnósticas essenciais:
   a) Início insidioso e progressão gradual
   b) Discurso espontâneo não fluente, com pelo menos uma das características seguintes: agramatismo, parafasias fonêmicas ou anomia

II. Características diagnósticas complementares:
   a) Discurso e linguagem:
      1. hesitação ou apraxia oral
      2. repetição comprometida
      3. alexia, agrafia
      4. preservação inicial do significado das palavras
      5. mutismo tardio
   b) Comportamento:
      1. preservação inicial do comportamento social
      2. alterações tardias de comportamento semelhantes à DFT
   c) Sinais físicos: reflexos primitivos contralaterais, acinesia, rigidez e tremor
   d) Exames complementares:
      1. neuropsicológico: afasia não fluente na ausência de amnésia grave ou alteração perceptivo-espacial
      2. eletroencefalograma: normal ou lentificação assimétrica discreta
      3. neuroimagem (estrutural e/ou funcional): anormalidade assimétrica, comprometendo mais comumente o hemisfério dominante (em geral o esquerdo)

guns casos, compartilhar a mesma histopatologia. É assim que, na perspectiva de Mesulan (2000), a APP (mais precisamente o subgrupo de pacientes com afasia do tipo fluente) englobaria a demência semântica (denominação que, até mesmo, rejeita), opinião contestada por Snowden, Neary e Mann (2002), para quem os casos de Mesulan se referem a uma outra entidade nosológica que não a demência semântica. De fato, existem muitas diferenças quando comparamos a forma fluente da APP com a demência semântica (Tab. 16.1). Nessa última, o comprometimento da cognição parece mais prevalente, afetando o reconhecimento de palavras e objetos, associados à prosopagnosia, características em geral relacionadas à disfunção temporal bilateral. Acrescente-se o fato de que a discalculia, frequente na APP (Mesulan, 2000), não está presente na demência semântica até as fases tardias da doença (Snowden; Neary; Mann, 2002). Pacientes com DS apresentam um transtorno que implica dois circuitos neurocognitivos: o de denominação, na área da linguagem, no hemisfério esquerdo; o de reconhecimento de rostos e objetos, em áreas inferotemporais bilaterais.

Outro diagnóstico diferencial importante com a APP é o das afasias vasculares. O distúrbio de linguagem na APP pode a princípio lembrar uma afasia de condução ou anômica e, mais tarde, uma afasia de Broca. Independentemente da apresentação, todas elas podem ocorrer em doenças cerebrovasculares (Snowden; Neary; Mann, 1996). A diferença deverá ser feita com base na forma de início (súbito, para as etiologias vasculares, e insidioso, para as degenerativas) e na evolução (progressiva nas degenerativas, podendo ser em degraus nas vasculares) da doença. As características clínicas também não são de todo iguais: a tartamudez encontrada na APP não é da mesma qualidade da observada nas afasias vasculares. Além disso, de modo geral, os portadores de APP não possuem fatores de risco para doença vascular. No exame neurológico, eles não apresentam sinais neurológicos localizatórios, os quais estão presentes naqueles de etiologia vascular. Na prática, porém, a distinção entre ambas as entidades pode não ser tão clara e pronta. Alguns pacientes com APP podem apresentar sintomas neurológicos unilaterais (tremor, rigidez e outros sintomas extrapiramidais, sintomas piramidais, entre outros), bem como podem passar à família a sensação de que as alterações iniciaram bruscamente (como em uma situação social em que, de repente, o indivíduo não consegue articular um discurso quando convidado a fazê-lo). Em algumas situações, a atrofia localizada nos exames de neuroimagem pode ser confundida pelo radiologista com uma área de isquemia, o que complicará ainda mais o diagnóstico diferencial (Snowden; Neary; Mann, 1996).

A doença de Alzheimer (DA) representa outro diagnóstico diferencial importante a ser feito. É lamentável que muitos médicos ainda desconheçam a APP e tendam a diagnosticá-la como DA. Existe de fato uma apresentação focal frontal da DA (aparentemente em 5% dos casos dessa forma de demência), o que pode ajudar na confusão entre os dois diagnósticos. Por outro lado, a APP também pode se manifestar com sintomas mais sugestivos de comprometimento parietal (traduzido até por atrofia e hipoperfusão parietais observadas nos exames de neuroimagem), mesmo porque não é raro a doença se espraiar das regiões mais anteriores para as áreas mais posteriores do encéfalo. Nessa ocasião, podem surgir sintomas como acalculia, dificuldades para desenho e apraxias gestuais. Entretanto, a desorientação espacial grosseira associada ao comprometimento parietal bilateral e geralmente presente na DA está ausente na APP (Snowden; Neary; Mann, 1996).

TABELA 16.1
Diferenças nas características linguísticas entre APP e demência semântica

	APP		Demência semântica
	Não fluente	Fluente	
Fala espontânea	Agramatismo Erros fonêmicos e gramaticais Longas pausas	Fluente Erros semânticos	Fluente Erros semânticos
Compreensão	Prejuízo leve Sintaxe comprometida	Prejudicada	Prejudicada para palavras isoladas Sintaxe preservada
Repetição	Prejudicada (erros fonêmicos)	Preservada	Preservada para palavras isoladas
Nomeação	Prejuízo moderado Erros fonêmicos e verbais	Prejudicada Erros semânticos	Intensa anomia
Leitura	Não fluente Paralexias	Fluente Regularizações	Dislexia de superfície
Escrita	Telegráfica Erros de soletração	Regularizações	Dislexia de superfície

Fonte: Neary et al., 1998.

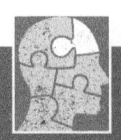

CASO CLÍNICO I

GS, 51 anos, parda, sexo feminino, divorciada, funcionária pública (técnica em pedagogia), escolaridade de nível superior, canhota.

Há seis meses, iniciou alteração insidiosa e progressiva da linguagem expressiva, tanto oral quanto escrita, caracterizada por perda da fluência, anomias, agramatismos, parafasias fonêmicas, repetição/perseveração de expressões exclamativas ("Nossa Senhora", "vixe"). Não há relato de dificuldade para leitura. Refere dificuldades para "resolver alguns assuntos", no preenchimento de relatórios e na comunicação com seus colegas de trabalho em seu emprego atual.

Há quatro meses, iniciou um episódio depressivo leve, manifestado por humor depressivo, choro fácil e isolamento social. Foi-lhe prescrito mirtazapina pelo médico assistente, com reversão dos sintomas afetivos, porém manutenção das alterações cognitivas.

Há três meses, foi observada nítida piora da capacidade de comunicação. Tem se tornado menos vaidosa.

Não há relato de alterações nas atividades da vida diária.

Nos antecedentes familiares, seu pai e sua avó paterna apresentaram demência em idades avançadas.

Nos exames laboratorias (protocolo para demência), foi constatado apenas hipotireoidismo, diante do que foi iniciada reposição hormonal.

Exame fonoaudiológico
Perda moderada da fluência do discurso, com hesitações e pausas longas, principalmente à custa de anomias (mais importantes para objetos de pouco uso – crachá, carimbo); parafasias fonêmicas, sem comprometimento das habilidades semânticas; agramatismos (erros de concordância); ecolalia; troca de termos mais específicos por outros mais genéricos; perseverações (fala "polo" muitas vezes). Às vezes parece não entender o que está sendo perguntado (Componente de recepção? Dificuldade de "vestir" os pensamentos com as palavras certas?). Dificuldade grave na repetição de frases difíceis (três tigres tristes comiam trigo). Sem dislexia evidente, mas com várias dificuldades na leitura gramaticalmente correta.

Exame cognitivo
Miniexame do Estado Mental – (OT 4, OE 5, MI 3, C 0, ME 2, N 2, R 1, CV 2, CE 0, F 1, D 1, Total = 21 pontos). Não apresenta dificuldades práxicas. Consegue repetir as três posições de Luria, arranjo de figuras normal, sem prosopagnosia. Dificuldades de abstração (interpretação concreta de ditados) e no teste de semelhanças.

Insight parcial (parece não perceber a natureza do déficit, não consegue situá-lo [até pela dificuldade em exprimi-lo?]), porém está ansiosa com a afasia (naqueles momentos em que não consegue conduzir seu discurso e se vê obrigada a parar).

Demências do tipo não Alzheimer 187

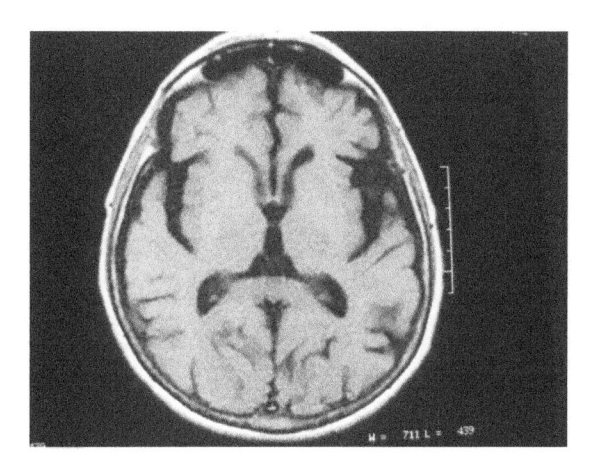

FIGURA 16.1

RM (corte axial em T1) de paciente com afasia progressiva primária (APP), evidenciando atrofia frontotemporal à esquerda (notar vala sylviana mais dilatada nesse lado) e correspondente dilatação do corno frontal do ventrículo lateral no mesmo lado (lado direito da imagem).

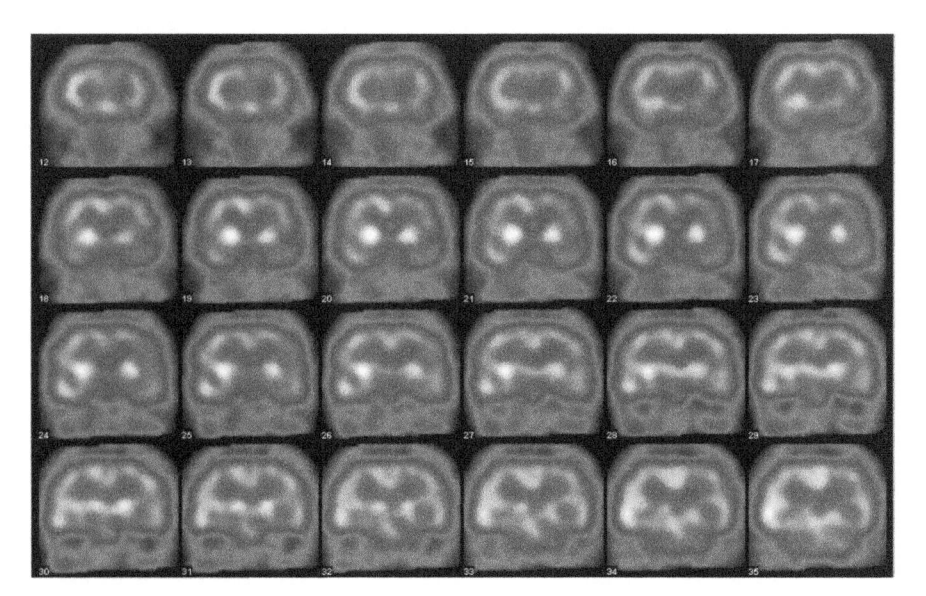

FIGURA 16.2

SPECT (sequência de cortes coronais) de paciente com afasia progressiva primária (APP) confirmada, evidenciando hipoperfusão frontotemporal à esquerda (lado direito da imagem). Veja esta figura em cores ao final deste livro.

CAPÍTULO 17

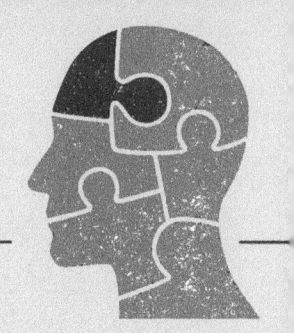

Demência semântica

A demência semântica (DS) constitui uma das três síndromes clínicas possíveis no espectro das degenerações lobares frontotemporais (que também incluem a demência frontotemporal e a afasia não fluente progressiva), grupo esse que representa a terceira causa mais comum de demência cortical, sendo sobreposto apenas pelas doença de Alzheimer (DA) e demência com corpos de Lewy (Snowden; Neary; Mann, 1996). A demência semântica contribui para 15% dos casos de degeneração lobar frontotemporal (Snowden; Neary; Mann, 2002).

Mesulan (2000) defende o conceito da "forma fluente da afasia progressiva primária" em detrimento do conceito de "demência semântica", enquanto Hodges a denomina "variante temporal da demência frontotemporal", porém, na prática, estão ambos se referindo à mesma síndrome clínica.

PATOLOGIA

Sendo uma forma de degeneração cortical localizada, é importante ressaltar que a atrofia está circunscrita às regiões temporais bilateralmente, com predileção mais específica para o neocórtex temporoanterior (giros temporais médio e inferior) (Mummery et al., 2000). É comum a presença de assimetria no comprometimento temporal bilateral, que pode se traduzir em predominância do distúrbio semântico para material verbal (quando a atrofia é maior no lobo temporal do hemisfério dominante) ou visual (quando é mais representativa no hemisfério não dominante), sendo a primeira a mais comum e preponderante na maior parte dos casos (Rosen et al., 2002b). O neocórtex pré-frontal pode também estar comprometido, principalmente nos estádios mais avançados da demência semântica.

Em um estudo que avaliou as diferenças patológicas do comprometimento temporal na demência semântica e na doença de Alzheimer, por meio de estudos volumétricos com RM, Chan e colaboradores (2001) constataram que, na DS, a assimetria de comprometimento de ambos os lobos temporais é mais frequente e marcante, com predomínio de comprometimento do lobo temporal esquerdo, em comparação à DA. Além disso, existe um gradiente anteroposterior na distribuição da atrofia do lobo temporal, sendo portanto a atrofia mais marcante anteriormente, o que não é observado na DA. Nesse estudo, todas as estruturas do lobo temporoanterior esquerdo (nos 10 pacientes com DS) estavam afetadas, sobretudo o córtex entorrinal, a amígdala, os giros temporais médio e inferior e o giro fusiforme. Atrofia hipocampal assimétrica, com predomínio anterior, também estava presente. Curiosamente, esse estudo não demonstrou diferenças significativas entre os grupos de DS e DA no que se refere às medidas de atrofia global.

O neocórtex pré-frontal pode também se encontrar comprometido, em especial nos estádios mais avançados da demência semântica.

O padrão de atrofia nessa demência nos ajuda a compreender melhor o substrato neurobiológico da memória semântica que é provavelmente servido pelas estruturas do lobo temporoanterior, de modo particular os giros temporais médio e inferior.

QUADRO CLÍNICO

A demência semântica é uma forma de demência localizada, caracterizada por prejuízos importantes na compreensão de palavras e na nomeação, bem como no reconhecimento do significado de perceptos visuais (agnosia associativa) em um paciente que apresenta um débito verbal progressivamente mais baixo, com economia de esforço, tudo isso em um cenário de preservação da fluência, da gramática, da repetição, da leitura em voz alta e da escrita ortograficamente correta de palavras regulares. Essa perda de significado tanto para conceitos verbais quanto não verbais contrasta com a preservação das habilidades visuoespaciais e da memória do dia a dia.

DIAGNÓSTICO

Os critérios diagnósticos da demência semântica encontram-se no Quadro 17.1.

Os principais diagnósticos diferenciais da demência semântica são a doença de Alzheimer (já mencionada nos aspectos diferenciais com a DS) e as outras síndromes clínicas das degenerações lobares frontotemporais: a demência frontotemporal e a afasia não fluente progressiva.

Enquanto na DS encontramos um padrão caracterizado por prejuízo da memória semântica com preservação da atenção e da função executiva, na demência frontotemporal encontramos o padrão oposto, além de nesta última o envolvimento dos lobos frontais ser mais importante que o das regiões temporais (Brun, 1987), o que se reflete nos exames de neuroimagem (Ris-

QUADRO 17.1
Critérios diagnósticos da demência semântica

PERFIL CLÍNICO: distúrbio semântico (comprometimento do entendimento do significado das palavras e/ou da identidade de objetos) é a característica dominante inicial e ao longo do curso da doença. Outros aspectos da cognição, incluindo a memória autobiográfica, estão intactos ou relativamente bem-preservados.

Características diagnósticas essenciais:
    Início insidioso e progressão gradual
    Distúrbio de linguagem caracterizado por:
        Fala espontânea progressiva, fluente, vazia
        Perda do significado das palavras, manifestado pelo comprometimento da nomeação e da compreensão
        Parafasias semânticas e/ou
    Distúrbio da percepção caracterizado por:
        Prosopagnosia: reconhecimento deficitário da identidade de faces familiares e/ou
        Agnosia associativa: reconhecimento deficitário da identidade de objetos e/ou
    Preservação dos testes de percepção e da reprodução de desenhos
    Preservação da repetição de palavra isolada
    Preservação da habilidade de ler em voz alta e de escrecer por ditado, com palavras ortograficamente corretas

Características diagnósticas de suporte:
    Discurso e linguagem
        Pressão de discurso
        Uso idiossincrático das palavras
        Ausência de parafasias fonêmicas
        Dislexia de superfície e disgrafia
        Capacidade de cálculo preservada
    Comportamento
        Perda da simpatia e empatia
        Preocupações irrelevantes
        Parcimônia
    Sinais físicos
        Reflexos primitivos ausentes ou tardios
        Acinesia, rigidez e tremor
    Investigações
    Neuropsicologia
        Perda semântica pronunciada, manifestada pela falha na compreensão de palavras e nomeação e/ou reconhecimento de faces e objetos
        Fonologia e sintaxe preservadas, bem como processamento perceptivo elementar, habilidades espaciais e memória do dia a dia
        Eletroencefalografia: normal
        Neuroimagem (estrutural e/ou funcional): anormalidade predominantemente temporoanterior (simétrica ou assimétrica)

Fonte: Neary et al., 1998.

berg, 1987; Neary et al., 1988). Já na afasia não fluente progressiva, como o próprio nome indica, ocorre distúrbio da fluência da linguagem (que não está comprometida na demência semântica), além de a patologia estar mais relacionada à região frontotemporal do hemisfério dominante, padrão diferente do observado na DS. Apesar das diferenças clínicas, neuropsicológicas e neuroimagenológicas citadas, o diagnóstico diferencial pode ser muito difícil em alguns casos, uma vez que vários pacientes com apresentação clínica de demência semântica apresentam, na ocasião do anatomopatológico, histopatologia compatível com doença de Alzheimer ou doença de Pick (Hodges, 2002).

EVOLUÇÃO

A evolução clínica da DS (Tab. 17.1) traduz a progressão do envolvimento patológico de áreas cerebrais específicas no correr do tempo. Inicialmente, o envolvimento temporal é responsável pelos déficits de linguagem e pela prosopagnosia. Logo depois, o envolvimento do rinencéfalo dá início à compulsão em explorar o ambiente pelo olfato, assim como dá início a uma sensibilidade excessiva a estímulos olfativos. A seguir, o envolvimento dos polos temporais ocasiona a síndrome de Klüver-Bucy. Depois, o comprometimento orbitofrontal provoca mudanças de personalidade e alterações do comportamento. Finalmente, pelo menos em nosso caso MCR, o envolvimento de áreas pré-motoras e extensão da patologia para os lobos parietais ocasionam uma síndrome corticobasal.

Como é possível ver, podem-se encontrar três síndromes clínicas distintas (DS, DFT e DCB) em um mesmo paciente, dependendo do momento em que ele é examinado.

Demências do tipo não Alzheimer 193

TABELA 17.1
Evolução clínica, funcional e de neuroimagem de um caso de DS (paciente MCR)

	Avaliação 1 (1998)	Avaliação 2 (2004)	Avaliação 3 (2005)	Avaliação 4 (2006)	Avaliação 5 (2008)
Comportamento	*Insight* preservado Isolamento social leve Mais introspectivo Ansiedade leve Cooperativo	Início da demência Sem *insight* Compulsão em explorar o ambiente com o olfato Hiperfagia Comportamento repetitivo Jocosidade Inadequação social Não cooperativo Disforia ocasional Higiene precária Defecando e urinando em locais inadequados	Semimutismo Síndrome de Klüver-Bucy (masturbação, hiperoralidade, hipermetamorfose, placidez) Comportamento repetitivo Comportamento de ordenação	Mutismo completo Sinal do espelho Comportamento repetitivo: separa a comida em seu prato de forma obsessiva	Demência completa Restrito ao leito Hiperoralidade acentuada Apatia grave
Exame neurológico	Normal	Normal (exceto pela hiper-reatividade a estímulos dolorosos)	Reflexos primitivos exaltados		Apraxia à direita Disfagia Hipertonia difusa Paraparesia crural com arreflexia e sem o sinal de Babinski
CDR	0,5	1	2	2	3
Pfeffer	0	15	20	30	30

(continua)

TABELA 17.1 (continuação)
Evolução clínica, funcional e de neuroimagem de um caso de DS (paciente MCR)

	Avaliação 1 (1998)	Avaliação 2 (2004)	Avaliação 3 (2005)	Avaliação 4 (2006)	Avaliação 5 (2008)
RM	Atrofia bitemporal assimétrica (E>D)		Atrofia intensa de predomínio frontotemporal e maior à E		Atrofia intensa de predomínio frontotemporal e maior à E
SPECT	Hipoperfusão fronto-temporal esquerda				
Diagnóstico	Demência semântica	DFT	DFT	DFT	DCB

CDR = Clinical Dementia Rating; E = esquerda; D = direita; DCB = degeneração corticobasal.

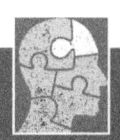

CASO CLÍNICO 1

MCR, empresário, 62 anos, destro, ensino médio completo.
Aos 58 anos, começou a apresentar "esquecimento" progressivo de nomes próprios e comuns e do significado de determinadas palavras, bem como dificuldade em compreender o conteúdo de conversas entre amigos ou na empresa que administra, reconhecer pessoas e acompanhar programas de televisão. No início, o problema foi interpretado como sendo resultante de possível redução da acuidade auditiva, hipótese que foi logo afastada por meio de audiometria e do potencial evocado auditivo do tronco cerebral cujos resultados foram normais.

A partir de 1998, foi se tornando progressivamente mais calado e introvertido, limitando muito seu repertório social e justificando tais mudanças com o fato de não conseguir entender o que as pessoas falavam, sobretudo se o faziam de modo rápido ou em situação de conversa com várias pessoas ao mesmo tempo (como em uma roda de amigos), o que dificultava muito o convívio.

De modo gradual, vem substituindo substantivos por termos mais vagos e genéricos (substitui vários nomes por "coisa"), bem como vem utilizando com impropriedade um mesmo verbo para se referir a ações muito diferentes (p. ex., utiliza o verbo "chutar" tanto para "jogar fora" quanto "mudar de lugar", "deixar de lado", etc.).

Há três meses, a família percebeu o aparecimento de erros ortográficos grosseiros em sua escrita, além de ter passado a apresentar hipofonia e dificuldade para olhar as horas no relógio de ponteiros. A partir desse período foi se tornando irritado, teimoso, ansioso e preocupado em demasia com os filhos e com compromissos irrelevantes (características que não faziam parte de sua personalidade pré-mórbida). Apresentava reações dramáticas e desproporcionais a estímulos álgicos discretos.

MCR tem perseverado muito na queixa de que seus familiares não lhe dão a devida atenção e não o auxiliam em suas dificuldades de comunicação. Traz essa queixa de forma estereotipada em todas as consultas, a repetindo várias vezes. Ele apresenta crítica em relação ao seu distúrbio de linguagem e às dificuldades sociais que derivam disso, e sua memória do dia a dia se encontra preservada. Funções psicomotoras relacionadas a atividades cotidianas também se encontram preservadas (joga sinuca, dominó e bingo com perfeição; veste-se sozinho; dirige corretamente, ainda que não compreenda determinadas sinalizações de trânsito). Sua adaptação funcional continua muito boa (na Escala de Avaliação das Atividades da Vida Diária tem pontuação zero) nesses dois anos em que vem sendo acompanhado pelos autores.

Nos antecedentes familiares, há o relato de que o pai e uma tia paterna do paciente apresentaram demência em idades já avançadas.

Os exames físico, neurológico e psicopatológico de MCR estavam normais.

Exames laboratoriais, para que fossem afastadas causas de demência reversíveis (hipotireoidismo, infecções do SNC, hipovitaminoses, distúrbios metabólicos/hidreletrolíticos) também estavam normais. Na genotipagem da apolipoproteína E, apresentou o genótipo E3/E3. Os exames de neuroimagem estrutural e funcional são mostrados nas Figuras 17.1 e 17.2.

(continua)

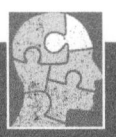

> **CASO CLÍNICO I (continuação)**
>
> O escore obtido no Miniexame do Estado Mental (MEEM) foi de 26 pontos (perdeu um ponto na nomeação da caneta e três pontos na memória de evocação). A avaliação neuropsicológica revelou uma capacidade cognitiva global (expressa pelo QI obtido da Bateria Wechsler) abaixo do esperado para a idade e escolaridade, ocorrendo o mesmo com a memória auditivo-verbal, o raciocínio lógico-sequencial, a capacidade de abstração e planejamento, a flexibilidade mental e com o nível de conhecimentos gerais.
>
> A atenção mostrou-se normal nos seus aspectos de sustentação, seletividade, rastreamento e alternância. A capacidade de cálculo, a destreza visuomotora, as habilidades visuoperceptivas e visuoconstrutivas também estavam normais. Não reconheceu personalidades como o presidente FHC, Lula, Xuxa, o juiz Lalau.
>
> Na avaliação do processamento auditivo central, foi constatado distúrbio grave, com prejuízo dos processos gnósicos auditivos denominados decodificação e organização.

COMENTÁRIOS

Inicialmente, dois aspectos merecem ser destacados pela possibilidade de induzirem ao erro diagnóstico da síndrome demencial considerada, o que, em última análise, pode contribuir para o subdiagnóstico da demência semântica. O primeiro aspecto se refere à queixa de *esquecimento* (relatada com frequência pelo paciente e pela família como sendo a queixa principal), que pode muitas vezes, quando não investigada de modo conveniente pelo clínico, conduzir a uma interpretação equivocada de um distúrbio primário de memória episódica, remetendo a uma hipótese diagnóstica incorreta de doença de Alzheimer, como aconteceu no caso MCR, que não se recordava do significado das palavras e do nome das pessoas e objetos. Ocorre que, no presente caso, o *esquecimento* não se deve a uma falha da chamada memória "límbica" (memória episódica relacionada às formações hipocampais das regiões mesiais temporais), como costuma acontecer na doença de Alzheimer, mas sim à memória semântica. Como as baterias neuropsicológicas utilizadas para avaliação das funções mnésticas apoiam-se sobretudo na capacidade de compreensão de material auditivo-verbal e visual (capacidades comprometidas na demência semântica), pode-se obter a falsa impressão de que pacientes com essa forma de demência apresentam prejuízo da memória episódica, o que contrasta com a preservação da memória do dia a dia, característica dessa doença.

O segundo aspecto a ser contemplado, relevante para o correto diagnóstico dos casos de DS, é que uma pontuação normal no MEEM (como no caso

Demências do tipo não Alzheimer   197

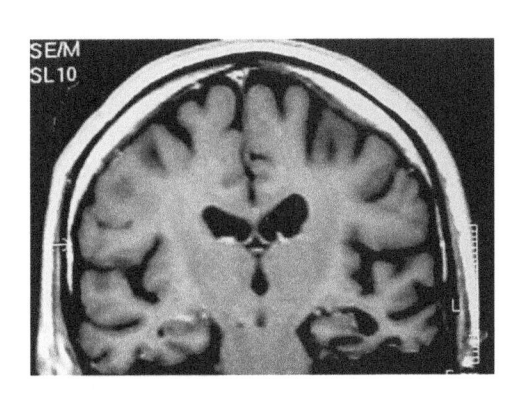

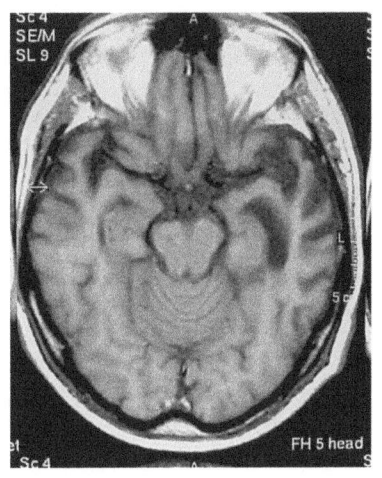

FIGURA 17.1

RM do encéfalo (corte coronal e axial em T1) do caso MCR evidenciando atrofia bitemporal assimétrica com predomínio à esquerda.

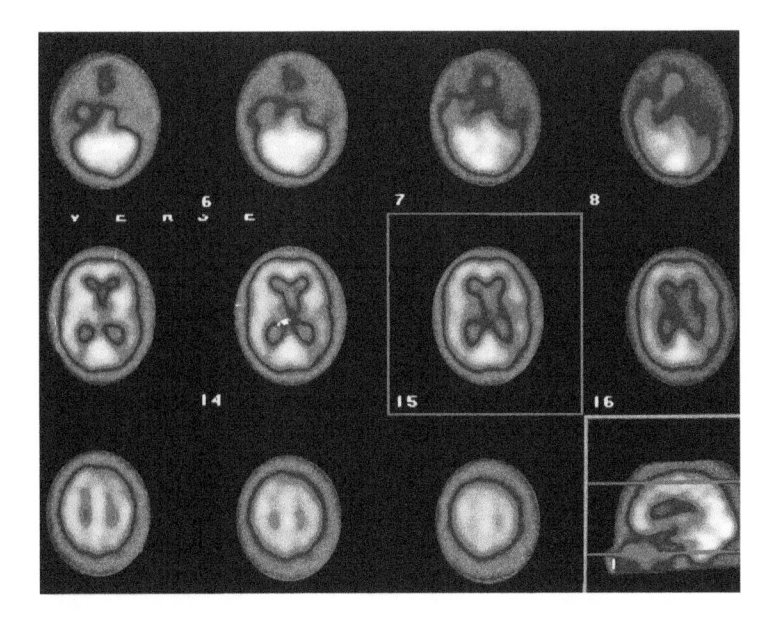

FIGURA 17.2

SPECT cerebral do caso MCR evidenciando hipoperfusão bitemporal assimétrica, mais acentuada à esquerda (lado direito da figura). Veja esta figura em cores ao final deste livro.

de MCR) pode afastar de forma precipitada o raciocínio clínico que porventura se ampare apenas em um teste de varredura para o diagnóstico de demência. A demência semântica, como as outras formas de degeneração lobar frontotemporal, costuma se apresentar em indivíduos relativamente preservados, durante anos, em diversos domínios cognitivos (pelo menos naqueles contemplados no MEEM). Portanto, o MEEM não se revela um bom teste de varredura epidemiológica, nem mesmo em situação clínica para a detecção desses casos. Aliás, o próprio conceito de demência, tal como postulado no DSM-IV ou na CID-10, não abarcaria a DS, que, de acordo com esses manuais classificatórios, entraria como um distúrbio unimodal específico e não como uma demência (que seria uma condição mais global). Apesar de os critérios diagnósticos da DS terem sido estabelecidos por Neary e colaboradores (1998), existem divergências em relação ao seu constructo. Mesulan (2000) prefere o conceito de afasia fluente, e Hodges (2003) a denomina como sendo uma variante temporal da demência frontotemporal.

CAPÍTULO 18

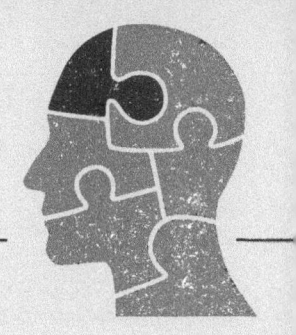

Gliose subcortical progressiva

A glicose subcortical progressiva pode ser classificada no grupo denominado "complexo de Pick" (que inclui: demência frontotemporal, degeneração corticobasal, demência semântica e outras) uma vez que apresenta características de comprometimento frontal (clínicas e de neuroimagem) que justificariam sua inclusão nesse grupo (Kertesz; Munoz, 1998a e 1998b).

Pode ainda ser classificada como parte do grupo das tauopatias, isto é, doenças degenerativas primárias que são caracterizadas, do ponto de vista histopatológico, pela presença de grande quantidade de emaranhados neurofibrilares associados à fosforilação inadequada da proteína tau.

GENÉTICA

Uma parte dos casos de gliose subcortical progressiva é familiar (Caselli, 1996). Muitos desses apresentam mutações no cromossomo 17 (17q21-22), como acontece com alguns casos familiares da DFT. É interessante a constatação de que o cérebro desses pacientes contém depósitos de proteína relacionada ao príon, apesar da ausência de qualquer mutação no gene relacionado à proteína priônica no cromossomo 20 (Petersen et al., 1995).

DIAGNÓSTICO

A gliose subcortical progressiva é uma forma de demência que se apresenta com alterações de comportamento e se assemelha tanto com a DFT que quem a descreveu (Neumann, 1949), em seu primeiro relato da síndrome, acreditava se tratar de uma forma separada da doença de Pick. Muitas características, no entanto, diferem as duas síndromes: surgimento precoce de sinais neurológicos focais, como, por exemplo, distúrbios de marcha; EEG com ondas teta inespecíficas; no exame histopatológico, as lesões se estendem ao tálamo e às olivas inferiores, bem como para a substância cinzenta da medula, o que nunca foi observado na DFT (Caixeta, 1999). Segundo Henon e Jonker (1996), as diferenças mais exuberantes, porém, recaem sobre: 1) a discrepância entre o comprometimento grave da substância branca com relativa preservação do córtex frontal subjacente e 2) gliose proeminente das lâminas corticais profundas (diferindo da DFT, na qual temos maior comprometimento das camadas corticais mais superficiais [I a III]).

O diagnóstico diferencial ainda deve ser feito com todas as encefalopatias que cursam com lesões de substância branca subcortical, desmielinização, etc. Cabe lembrarmos da deficiência de vitamina B12 que pode cursar com lesões de substância branca (Chatterjee et al. 1996), demência vascular, esclerose múltipla, leucoencefalopatia multifocal progressiva (geralmente o padrão de distribuição das lesões nessas doenças é diverso do apresentado pela gliose subcortical progressiva).

A RM mostra lesões da substância branca restritas às regiões subcorticais frontais e que aumentam com a evolução da doença, porém sem nunca se estender para além dessas áreas (ver Fig. 18.1).

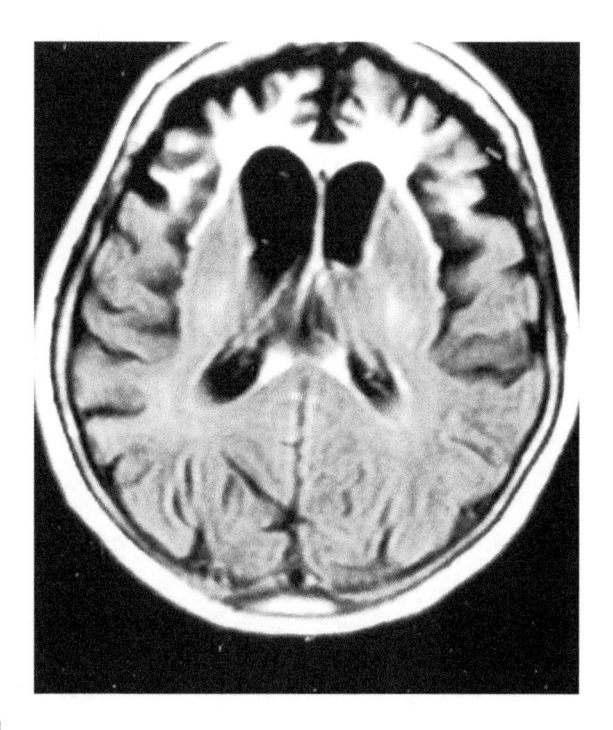

FIGURA 18.1

RM (corte axial em FLAIR) em paciente com gliose subcortical progressiva com área de gliose (sugerida pelo hipersinal) localizada exclusivamente em substância branca frontal (região superior da figura).

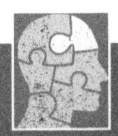

CASO CLÍNICO 1

MJS, 66 anos (ver Fig. 18.1), branca, solteira, natural de Pernambuco, procedente de São Paulo, professora primária aposentada, escolaridade de cinco anos, destra.

Dados da história

Aos 58 anos MJS, iniciou sua doença com um episódio de erotomania: apaixonou-se por um amigo de sua família e tinha convicção da reciprocidade do sentimento simplesmente porque o senhor visitou sua casa uma única vez (à procura de seu pai) e, ao se despedir, beijou-lhe a face (bem como a de suas irmãs); após esse fato, começou então a preparar guloseimas para o pretenso amante justificando para as irmãs que se casaria em breve, bem como a enviar correspondências amorosas ao mesmo; o pretenso amante jamais lhe correspondeu, além de desaparecer do circuito familiar da paciente atemorizado.

Pouco tempo depois, quando um sobrinho que lhe era muito querido foi assassinado, MJS reagiu à situação de forma inadequada, segundo a família, e ameaçou pegar uma arma para matar o assassino. Paradoxalmente, entretanto, alguns dias depois estava indiferente ao fato e nem sequer citava o sobrinho. Nessa época, saiu de casa e perdeu-se, permanecendo dois dias fora.

A família vinha percebendo que algo de muito profundo se modificara na personalidade de MJS, já que progressivamente estava se tornando inadequada, descuidada da higiene pessoal e das obrigações domésticas, sem noção de perigo (sem necessidade, subia na laje de sua casa e depois não sabia como descer), com tendência a andar a esmo (tornou-se carente de vigilância contínua por parte dos cuidadores), pródiga (dava seus pertences para desconhecidos), porém, ao mesmo tempo, com comportamento autocentrado (não demonstrava qualquer preocupação com a problemática dos outros, o que sentiam, pensavam). Outras alterações de comportamento foram surgindo pouco a pouco, como, por exemplo, episódios de agressividade (batia em crianças e em carros estacionados em frente a sua casa), solilóquios, discurso estereotipado, risos imotivados, hiperfagia ("se deixarmos, ela come 10 bananas de uma vez", *sic*, irmã), confabulação (dizia que as irmãs eram promíscuas, que saiam todas as noites acompanhadas e que estavam grávidas; a cada dia informava a morte fictícia de um familiar; solicitava às irmãs que preparassem o café para visitas virtuais provenientes do Rio de Janeiro). Apresentou um novo episódio de erotomania, desta vez com um vizinho que a teria engravidado e com quem dizia ter filhos (julgava que o fato dele manobrar seu caminhão na frente de sua casa era a prova de sua paixão por ela). Nessa ocasião, surgiram também algumas alterações de provável natureza cognitiva (deixava as chamas do fogão acesas, pegava o ônibus errado). Há cerca de quatro anos, iniciou incontinência urinária, e há um ano, incontinência fecal.

Evolução

MJS é acompanhada há vários anos pelo autor. Durante o processo, evoluiu com perdas em praticamente todas as esferas, mantendo apenas as habilidades visuo-

(continua)

CASO CLÍNICO I (continuação)

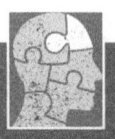

espaciais. É totalmente dependente das outras pessoas (passou a tomar banho só quando lhe ordenavam). Cognitivamente, tornou-se mais empobrecida (piora da alogia). Seu MEEM passou de 20 (out.94) para 14 (set. 95) e após para 11 (mar. 96) e 7 (mar.98). Diminuiu a espontaneidade do discurso, com tendência ao mutismo. Desapareceram a erotomania e as confabulações. Os comportamentos repetitivos persistem, porém mais acentuados (sai medindo e dando vários tapinhas em todos os objetos que vê pela frente), assim como a hipermetamorfose (recentemente, quando internada em nossa enfermaria, pôs-se a explorar todos os objetos pertencentes ao novo ambiente). A desinibição-inquietação com tendência a andar a esmo reduziram de forma drástica, dando lugar a um quadro mais apático (hoje, fica horas em um mesmo local, em mutismo, com o olhar perdido, sem qualquer iniciativa, batendo algum objeto na mesa ou cadeira de maneira perseverativa, sendo necessário que alguém a puxe para que se levante e troque de atividade ou mesmo para se alimentar).

A introdução de risperidona em março/1998 (inicialmente com 3 mg ao dia) resultou em controle satisfatório da tendência de andar a esmo, surgindo porém alguns efeitos colaterais (fala pastosa, abulia).

Exame neurológico – Espasmo hemifacial à direita (desde seus 48 anos); axiais da face exaltados; "*grasping*", palmomentual e paratonia bilateralmente.
Exames laboratoriais. Normais (incluindo hormônios tireoidianos, sorologia para sífilis, dosagens de vitamina B12 e ácido fólico, líquido cerebrospinal).
Eletroencefalograma – Normal.
Exames de neuroimagem – TC de crânio (18/8/94) – Importante atrofia frontotemporal bilateral tipo "borda de faca"; atrofia de núcleos caudados mais acentuada à direita, dilatação *ex-vacum* dos cornos ventriculares. TC de crânio (5/3/98) – Resultado semelhante ao anterior. RM (16/3/95) – Resultado semelhante ao anterior, acrescido de hipersinal em substância branca de lobos frontais e joelho de corpo caloso em DP e T2, sugerindo provável degeneração walleriana. SPECT (22/11/94) – Déficit perfusional frontotemporal bilateralmente.

Avaliação comportamental
Comportamento repetitivo – Toca de modo esteriotipado nas pontas da grade do portão de sua casa, várias vezes por minuto e em vários períodos do dia; a esse respeito, dizia: "fico impaciente se não contar". Agora, usando a palma da mão, mede quaisquer objetos com que se depare, além de ficar batendo objetos contra a mesa ou contra outros objetos. Conta os dedos várias vezes. Canta sempre o mesmo fragmento do mesmo hino religioso e da mesma cantiga popular, respectivamente: "perdoai, ó Senhor; perdoai, ó Senhor" e "marcha soldado cabeça de papel". Essa cantoria foi diminuindo à medida que tendia ao mutismo, a ponto de desaparecer. Verbigeração. Ecolalia. Perseveração.

(continua)

CASO CLÍNICO I (continuação)

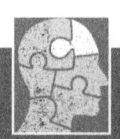

Comportamento de utilização e imitação – Presente, espontâneo e em grau intenso. Lê tudo o que lhe é solicitado (atualmente não faz mais isso), pega e utiliza a caneta, manipula os papéis da mesa, tenta usar o esfigmomanômetro. Hipermetamorfose.

Avaliação cognitiva
A avaliação foi dificultada e prejudicada pelo comportamento inadequado e inquieto da paciente, que saía do consultório várias vezes, interrompendo a atividade que executava; desorganizava o material apresentado e desviava atenção para outros objetos do consultório. Sob esse pano de fundo evidenciou-se o seguinte:
Apresentou *span* de atenção bastante rebaixado, ocorrendo na cópia de símbolos alternados rotação de parte do desenho, perda da sequência, utilização de estereótipos previamente estabelecidos, modificação de símbolos por letras formando palavras (p. ex., ΠΛΠΛ = MArIA), além de perseverações (*Desenhos Alternados*); na repetição de dígitos, a paciente não foi capaz de seguir a instrução e somava os números apresentados, o que prejudicou seu desempenho (*Dígitos Diretos* – WAIS-R).
O controle mental também se apresentou deficitário: MJS calculava por adição, em vez de repetir em ordem inversa os dígitos que eram verbalizados (*Dígitos Inversos* – WAIS-R); apresentou produção lenta e com várias respostas perseverativas, além de incapacidade de abandonar uma resposta correta inicialmente (fluência verbal para animal e pessoas) e incorreta na testagem seguinte (FAS).
As desordens atencionais também se evidenciaram, quando lhe foi exigida a utilização de controle inibitório por meio dos seguintes comportamentos: lentificação na produção, perdas de *setting* importantes, varredura visual de estímulos incompleta, incapacidade em sequenciar números e letras (*Trail Making Test*), dificuldade em fornecer uma resposta inusual em detrimento de uma usualmente aceita, dificuldade inconsistente em nomear cores (não ocorrendo em todas as respostas) e produção bastante lenta (*Stroop Test*).
A flexibilidade apresentou-se bastante comprometida. A paciente não se beneficiou de estimulação externa para orientar seu desempenho; desse modo, mostrou perseveração de resposta considerada incorreta, perdas de *setting* e incapacidade de formar conceitos abstratos (*Wisconsin Card Sorting Test*).
Nas provas motoras ocorreu dificuldade em reproduzir sequências manuais mesmo na presença de modelo, falta de coordenação de padrões alternados (*Séries Motoras de Dedos, Palmas e Ozeretsky*).
A praxia construtiva estava prejudicada, tanto na cópia de figura simples como complexas, bi e tridimensionais (desenho sobre comando, reprodução de figuras [*Strub Black*] e *Figura de Rey I*).
A nomeação apresentou-se deficitária, e a paciente não se beneficiou de pistas de categoria para fornecer resposta correta e não foi capaz de reconhecimento significa-

(continua)

CASO CLÍNICO I (continuação)

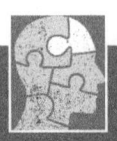

tivo de figuras após pistas fonêmicas (*Boston Naming Test*). A fluência verbal também estava reduzida, tanto para categorias mais amplas (nome de animais e pessoas) como para categorias restritas (FAS).

Com relação aos processos mnésicos, testes que avaliaram memória verbal e visual, imediata ou tardia (*Memória lógica I e II e Reprodução Visual*), a paciente teve resultados medianos; além disso, ocorreram perseverações.

Os resultados quantitativos somados à qualidade das respostas denunciam comprometimento frontal bilateral, bem como de sistemas frontobasais.

Avaliação fonoaudiológica (março/98)
Aqui também a avaliação foi dificultada pelo prejuízo atencional apresentado pela paciente.

Funcionalmente (em situação de conversa), foi verificado que MJS se apoia na fala do interlocutor para estabelecer a troca de turnos. Além disso, seu discurso é caracterizado por falta de planejamento, julgamento e intencionalidade.

Durante a aplicação das provas do Teste de Boston, a paciente foi capaz de identificar algumas figuras (pertencentes a classes semânticas variadas) sob solicitação oral, atender a ordens simples, repetir frases e palavras, nomear objetos e ler palavras. Apesar de tais habilidades estarem relativamente preservadas, todas as respostas sofreram o efeito das condições subjacentes da linguagem que estão seriamente afetadas (iniciativa e atenção).

Assim sendo, na realização das tarefas, observou-se: necessidade de repetição da solicitação, latência de resposta aumentada, nível de atenção decrescente à medida que os estímulos eram apresentados e necessidade de intenso reforço externo para iniciação do movimento (nos casos em que as respostas dependiam de um ato motor). Ao longo da avaliação houve perseveração frequente, registrada sobretudo nas provas escritas.

CAPÍTULO 19

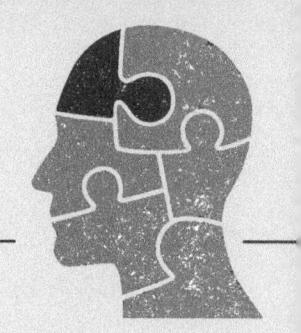

Degeneração corticobasal

A degeneração corticobasal (DCB) (também conhecida como degeneração ganglionar corticobasal, degeneração corticonigral com acromasia neuronal, degeneração corticodentatonigral com acromasia neuronal e degeneração cortical com neurônios cromatolíticos edemaciados [Thompson; Marsden, 1992]) foi descrita inicialmente por Rebeiz, Kolodny e Richardson (1967) por meio de relato detalhado de três casos que se apresentavam com um membro disfuncional, afetado por perda da destreza, tremor, bradicinesia, rigidez e que assumia posturas distônicas.

Essa degeneração constitui um distúrbio neurodegenerativo primário, raro, esporádico, lentamente progressivo, caracterizado em essência pela presença de uma síndrome extrapiramidal do tipo rígido-acinética assimétrica acompanhada de uma síndrome cognitiva do tipo cortical representada sobretudo por apraxia (Lang; Riley; Bergeron, 1994).

Sua classificação (colocação nosográfica) ainda é objeto de disputa, mesmo nos dias atuais. Enquanto alguns autores (Kertesz; Munoz, 1998a, 1998b) a encaixam no chamado "complexo de Pick", outros (Caselli, 1996) colocam-na sob a rubrica de "síndromes degenerativas corticais assimétricas e focais" (grupo que também inclui demência semântica, doença de Pick, afasia progressiva primária, demência frontotemporal, atrofia cortical posterior, apraxia progressiva e prosopagnosia progressiva). Outros ainda (Watts; Koller, 1997), preferem situá-la no capítulo dos distúrbios do movimento.

Com o avanço das técnicas de biologia molecular, vem sendo classificada como uma síndrome do grupo das "tauopatias", isto é, um grupo de síndromes associadas que têm em comum o metabolismo alterado da proteína tau. Como exemplares dessa categoria temos, além da DCB: as degenerações lobares frontotemporais, a paralisia supranuclear progressiva, a degeneração palidopontonigral, alguns casos de doença de Alzheimer, entre outros (Cummings, 2003).

PATOLOGIA

Macroscopia

Na DCB, observa-se uma atrofia cortical frontoparietal geralmente assimétrica, envolvendo o córtex perirolândico. As regiões mais superiores do córtex frontoparietal estão com frequência mais envolvidas, porém os giros frontais mais rostrais, médios e inferiores podem também estar comprometidos (Dickson et al., 2000). Em nossa casuística temos encontrado com frequência a atrofia do giro temporossuperior (Fig. 19.1). O córtex insular e do cíngulo podem evidenciar comprometimento variável. O córtex temporal em geral é poupado, o que auxilia no diagnóstico diferencial com a doença de Pick, uma vez que nesta o comprometimento é mais frontotemporal, enquanto na DCB é mais frontoparietal (Morris, 1997). Além disso, a atrofia frontal na doença de Pick é melhor demarcada em "fio de navalha" (Fig. 19.2). O córtex occipital e o cerebelar também são poupados, aspecto que auxilia no diagnóstico diferencial com a degeneração olivopontocerebelar. O comprometimento dos núcleos subcorticais varia de caso para caso. A substância negra apresenta-se pálida pela perda da neuromelanina, o que não ocorre no *locus coeruleus*. A cabeça do núcleo caudado pode estar reduzida no tamanho, o mesmo acontecendo com o tálamo. A substância branca adjacente às áreas afetadas está habitualmente atenuada. Pode-se observar hidrocefalia *ex-vacum* como consequência da atrofia cortical adjacente (Case..., 1985).

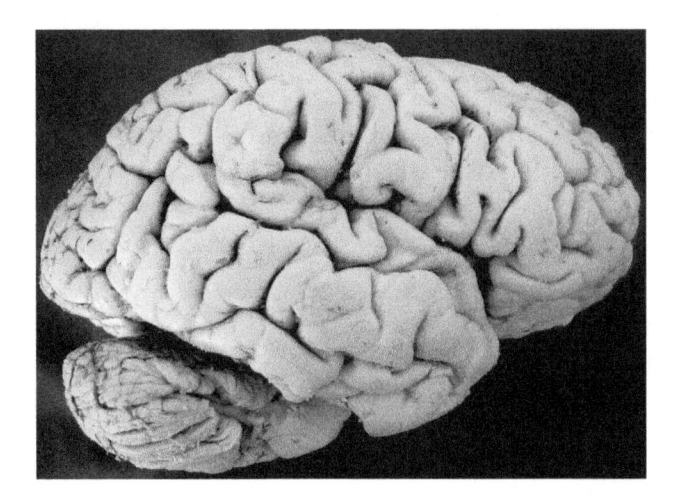

FIGURA 19.1

Macroscopia de um caso de DCB (caso Sandoval) evidenciando atrofia circunscrita em giro temporal superior.

FIGURA 19.2

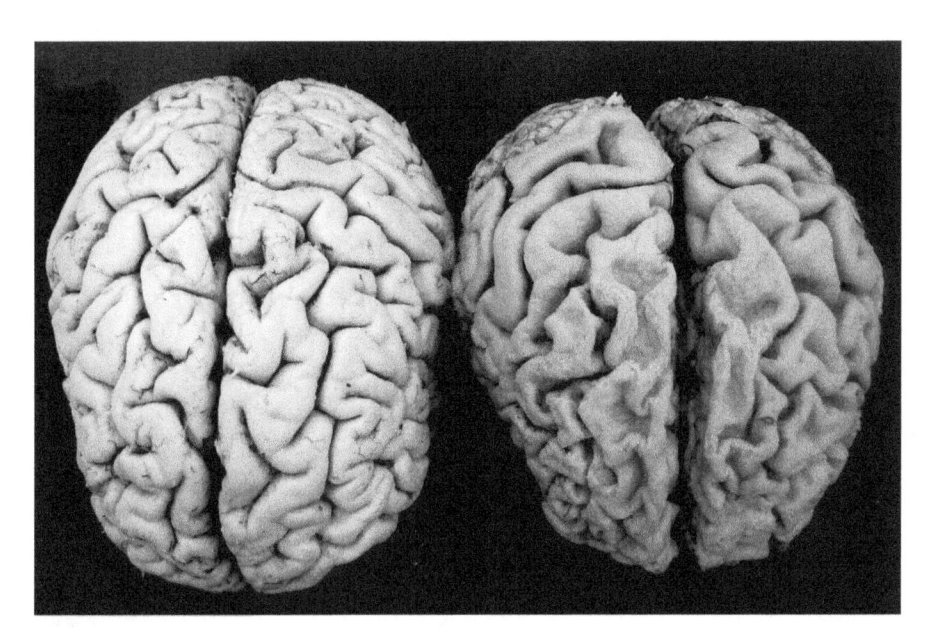

Comparação de um caso de DCB (caso Sandoval, à esquerda) com um caso de doença de Pick (caso RSP, à direita). Em ambos ocorre atrofia anterior, mas percebe-se à direita que o padrão de atrofia é mais circunscrito (frontal, em fio de navalha) na doença de Pick.

Microscopia

Ainda são muito válidos os relatos originais de Rebeiz, Kolodny e Richardson (1967), nos quais foram observados perda neuronal com gliose associada; edema dos corpos celulares dos neurônios (Fig. 19.3), que não se coravam com a substância de Nissl (daí receberem o termo descritivo "acromáticos", incorporado por alguns autores na denominação da síndrome); edema com aparência eosinofílica e hialina com a coloração por hematoxilina-eosina nos neurônios piramidais das camadas corticais três e cinco, além de perda considerável de neurônios pigmentados da substância negra, comprometimento neuronal subcortical variável e degeneração secundária do trato corticoespinal.

A patologia do citoesqueleto na DCB é complexa, no sentido de que combina conspícuos neurônios cromatolíticos em grande quantidade sem inclusões argentofílicas. Podem ser observadas inclusões neuronais semelhantes aos corpúsculos de Pick (Dickson, 1986). Corpos de Lewy e novelos neurofibrilares não participam da patologia da DCB. A substância negra mostra perda neuronal com melanina extraneuronal, além de gliose e inclusões neurofibrilares, denominadas "corpos corticobasais" (Hain, 1999). É descrita

FIGURA 19.3

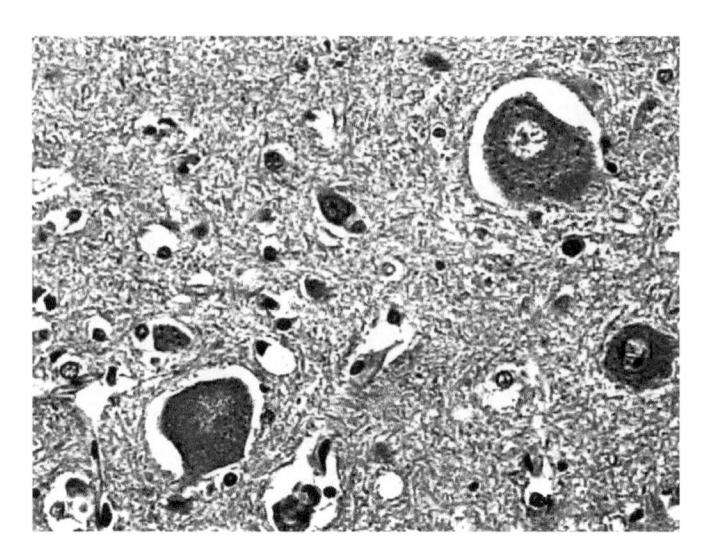

Neurônios abalonados em região frontal pré-central esquerda (HE 400x). Microscopia realizada pela neuropatologista Dra. Lea Grinberg (Faculdade de Medicina da Universidade de São Paulo) a partir de um caso de nosso serviço (caso Sandoval). Veja esta figura em cores ao final deste livro.

a presença de placas gliofibrilares corticais (Fig. 19.4) e neuritos aberrantes na substância branca. Há extensa perda de axônios mielinizados nessa substância (Halliday et al., 1995).

Etiologia

Como ocorre no caso de diversas outras doenças degenerativas primárias do SNC, não se conhece até o presente a causa da DCB. Sabe-se, entretanto, que pode estar relacionada a uma mutação no gene que codifica a proteína *tau*, posto que ocorre acúmulo dessa proteína na demência corticobasal e em outras formas de demência (doença de Alzheimer, doença de Pick, demência frontotemporal associada ao parkinsonismo, paralisia supranuclear progressiva, demência associada à esclerose lateral amiotrófica e parkinsonismo do complexo de Guam, entre outras), daí a denominação *tauopatias* para tais demências (Higgins et al., 1999). A proteína tau, abundante nos neurônios, encontra-se ligada aos microtúbulos, estruturas que compõem o citoesqueleto neuronal. É interessante notar que a DCB apresenta o mesmo haplótipo da *tau* encontrado na paralisia supranuclear progressiva, sugerindo que possivelmente essas duas degenerações compartilhem a mesma base genética e por conseguinte o mesmo mecanismo patogênico, podendo se tratar, segundo

FIGURA 19.4

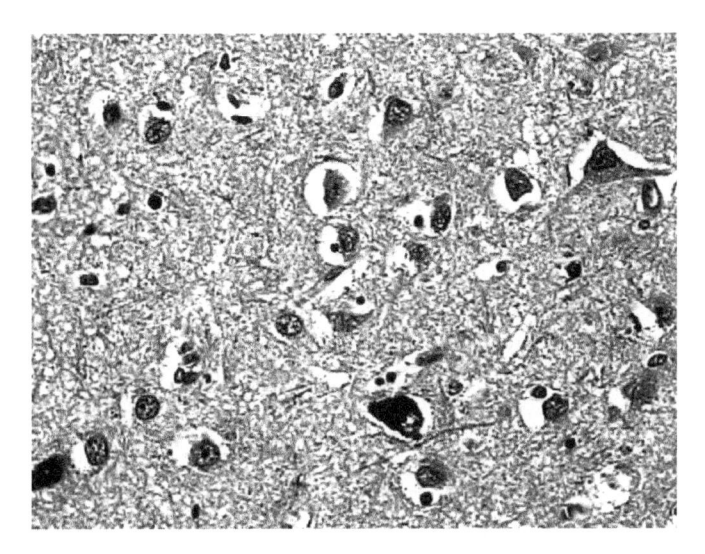

Placas. Giro temporossuperior esquerdo (phs400x). Microscopia realizada pela neuropatologista Dra. Lea Grinberg (Faculdade de Medicina da Universidade de São Paulo) a partir de um caso de nosso serviço (caso Sandoval). Veja esta figura em cores ao final deste livro.

alguns autores, de duas apresentações clínicas para uma mesma doença (Di Maria et al., 2000; Houlden et al., 2001).

Epidemiologia e evolução

Os sintomas da DCB começam a surgir entre a sexta e a sétima década de vida, aproximadamente aos 63 anos. Considerada por alguns autores um exemplo de demência pré-senil, têm-se relatos de casos com surgimento da doença aos 40 anos, apesar de ser de 45 anos a idade do caso mais precoce que dispôs de comprovação patológica (Wenning et al., 1998).

Compromete qualquer gênero, porém parece haver ligeira predileção pelo sexo feminino.

De modo geral, constitui uma doença degenerativa de surgimento esporádico, uma vez que a história familiar costuma ser negativa para casos de demência; porém, alguns sugerem que podem existir fatores de risco genéticos para o surgimento da doença.

Até o momento, não foi comprovada associação da doença com alguma forma de ligação com agentes biológicos, tóxicos, etc. (Stover; Watts, 2001), mas em nossa observação pessoal, em fase de publicação, temos encontrado uma ligação positiva entre diabete melito e DCB em vários pacientes.

Os sintomas são progressivos e a doença evolui inexoravelmente para o óbito, em geral de 5 a 10 anos após o início dos primeiros sinais (Wenning et al., 1998). Os sintomas associados a uma evolução mais rápida da doença nesses pacientes são: surgimento precoce de parkinsonismo bilateral e presença de uma síndrome de hipofrontalidade.

Quadro clínico

O quadro clínico é composto de uma associação de sintomas corticais e subcorticais, tornando a síndrome extremamente complexa.

Entre as manifestações subcorticais, podemos citar as parkinsonianas (rigidez, bradicinesia, distúrbio da marcha e tremor) e outras extrapiramidais (distonia) (Gibb; Luthert; Marsden, 1989).

Entre os sinais corticais da DCB, podemos citar: fenômeno da mão estrangeira, apraxia, disfasia e outras alterações de linguagem, perda sensorial cortical, sinais piramidais e demência (Riley et al., 1990).

Hoje vêm sendo destacadas apresentações clínicas heterogêneas da DCB. Dois grandes subgrupos são descritos:

1. Grupo com predomínio de alterações de linguagem, com apresentação de uma síndrome semelhante ao fenótipo da afasia progressiva primária e que mais tardiamente evolui com a apresentação mais clássica da DCB. A área encefálica de maior sobrecarga patológica nesse grupo parece ser a motora suplementar e o córtex pré-motor.
2. Grupo com predomínio de alterações motoras e sensitivas, com a clássica apresentação da DCB. A área encefálica de maior sobrecarga patológica nesse grupo parece ser os córtices parietal e frontal.

Na maior série já relatada (Kompoliti et al., 1998), foram descritas as frequências das diversas manifestações clínicas entre 147 pacientes (apenas sete com comprovação pela autópsia). Sintomas parkinsonianos estavam presentes em 100% deles, e outros distúrbios do movimento em 89%, porém existe a possibilidade de que essas altas porcentagens reflitam na verdade um viés de seleção, uma vez que toda a amostra foi proveniente de serviços especializados em distúrbios do movimento. Ao menos em nossa humilde prática, temos observado pacientes que apresentam, como elemento mais destacado da síndrome, alterações de comportamento sugestivas de dano frontal, enquanto os sinais parkinsonianos apenas tardiamente aparecem na evolução da doença. Continuando no rol de achados do referido estudo (Kompoliti et al., 1998), a disfunção cortical superior foi observada em 93% dos casos. O sinal parkinsoniano mais frequente foi rigidez (92%), seguido por bradicinesia (80%), distúrbio da marcha (80%) e tremor (55%). Outros distúrbios do movimento encontrados foram: distonia (71% dos casos) e mioclonias

(55%). Disfunção cortical superior incluiu: dispraxia (82% dos casos), fenômeno da mão estrangeira (42%), perda sensorial cortical (33%) e demência (em apenas 25% do total de casos).

A seguir, descreveremos algumas das manifestações clínicas mais importantes e mais específicas da DCB:

- Alterações sensitivas de origem cortical experimentadas contralateralmente ao hemisfério cerebral mais comprometido. O paciente relata que seu membro está "diferente", "dormente", "esquisito", "com menos força ou destreza", não sentindo-o como antes.
- Apraxia assimétrica: alteração da "memória do movimento". Distúrbio cognitivo-motor caracterizado pela incapacidade de efetuar um determinado movimento sob comando, apesar da preservação da força, sensibilidade, coordenação, compreensão e do nível de consciência. Constitui o déficit cognitivo mais evidente e limitante na DCB e tem nítida distribuição assimétrica, em geral afetando ambos os membros de um mesmo hemicorpo. É de surgimento precoce na evolução da síndrome e está presente em 80% dos pacientes (Leiguarda et al., 1994).
- Fenômeno da mão estrangeira (*alien limb phenomenon*): um dos sinais mais intrigantes de toda neurologia, caracterizado pela falha no reconhecimento da propriedade de um membro na ausência de pistas visuais e associado a uma atividade autônoma do referido membro, a qual pode ser percebida pelo sujeito como alheia ao seu controle voluntário. Segundo Doody e Jankovic (1992), para o diagnóstico da síndrome clássica da mão estrangeira são necessárias pelo menos 3 de 4 características:
  1. Sensação de estranheza em relação ao membro.
  2. Incapacidade de reconhecê-lo como sendo seu quando pistas visuais são removidas.
  3. Atividades motoras autônomas percebidas como involuntárias e que são diferentes de outros distúrbios do movimento reconhecíveis.
  4. Personificação da parte do corpo afetada (Doody; Jankovic, 1992). É bastante específico da DCB (apesar de, em raros casos de paralisia supranuclear progressiva [PSP], poder ser observado um fenômeno parecido: o da mão levitante [Barclay; Bergeron; Lang, 1999]), porém é raro como apresentação inicial e não é obrigatório seu achado para o diagnóstico, ocorrendo em cerca de 50% dos casos, de modo habitual associado a distonia e perda sensorial cortical (Carrilho et al., 2001).
- Alterações de comportamento: estão presentes em praticamente todos os casos, em algum momento de suas evoluções, podendo se manifestar de forma exuberante, como na DFT, o que dificulta seu diagnóstico diferencial. Incluem depressão (73% dos casos), apatia (40%),

agitação (20%) e irritabilidade (20%), conforme Litvan, Cummings e Mega (1998). Alterações psicopatológicas menos comuns, mas também relatadas, são: ansiedade, desinibição, delírios e comportamento motor aberrante. Quando o hemisfério direito é o mais afetado, é possível esperar desinibição, apatia e irritabilidade. Além disso, esses pacientes têm escores de depressão mais baixos, quando comparados àqueles com envolvimento predominante do hemisfério esquerdo. Sintomas obsessivo-compulsivos, incluindo pensamentos intrusivos recorrentes, atos repetitivos e ritualizados, indecisão, comportamentos de checagem e preocupação com perfeccionismo podem também ser incluídos no perfil psiquiátrico desses pacientes (Rey et al., 1995).

- Alterações de linguagem: antes subestimadas nas revisões da DCB, atualmente sabe-se que estão presentes na maioria dos pacientes. Alentecimento da produção discursiva, disfonia, ecolalia e palilalia fazem parte do espectro de alterações encontradas. Com o avançar do processo, podem surgir erros parafásicos com afasia, e os pacientes podem se tornar anártricos e afônicos nos estádios mais adiantados da doença, quando também pode surgir dificuldade para deglutição (Frattali; Sonies, 2000).

Diagnóstico

Segundo autores importantes desta área (Litvan et al., 1997), é provável que a DCB seja subdiagnosticada em virtude da heterogeneidade de suas características clínicas, da sobreposição tanto de seus sintomas quanto de suas características patológicas com a de outras síndromes neurodegenerativas correlatas (vide seção de diagnóstico diferencial).

Não existem critérios diagnósticos para DCB universalmente aceitos e nem validados de forma absoluta. Ainda assim, apresentaremos no Quadro 19.1 os de Lang, Riley e Bergeron (1994), por serem os mais utilizados na prática clínica.

A DCB é difícil de ser diagnosticada em suas fases iniciais, e mesmo médicos experientes a diagnosticam de forma correta apenas em 50% das vezes ou menos (Litvan et al., 1997). Como a sensibilidade diagnóstica é baixa, a confirmação neuropatológica permanece o padrão-ouro para o diagnóstico definitivo (como acontece com outras formas de demência), apesar de a caracterização dessa doença não ser absolutamente definida nem em termos patológicos. Por tudo isso, o diagnóstico de DCB não deve ser feito tendo por base apenas características clínicas ou neuropatológicas ou de neuroimagem, já que todos esses, quando considerados de forma isolada, apresentam baixa especificidade para o diagnóstico dessa degeneração, indicando que a combinação de todo esse conjunto de dados constitui a melhor estratégia diagnóstica (Stover; Watts, 2001).

> **QUADRO 19.1**
> Critérios diagnósticos da DCB

Critérios de inclusão
- Rigidez (apraxia, perda sensorial cortical ou fenômeno da mão estrangeira); ou
- Rigidez assimétrica, distonia e mioclonias reflexas locais

Qualificação das características clínicas
- Rigidez: facilmente detectável sem sensibilização
- Apraxia: mais do que o simples uso do membro como um objeto; clara ausência de déficit motor ou cognitivo suficiente para explicar o distúrbio
- Perda sensorial cortical: sensibilidade primária preservada; assimétrica
- Fenômeno da mão estrangeira: mais que simples levitação
- Distonia: focal no membro – presente em repouso no início
- Mioclonia: mioclonia reflexa se espraia além dos dígitos estimulados

Critérios de exclusão
- Demência de início precoce (esse critério irá excluir alguns pacientes que têm DCB, mas cuja doença não pode ser distinguida clinicamente de outras demências primárias)
- Paralisia precoce do olhar vertical
- Tremor em repouso
- Distúrbios autonômicos graves
- Resposta sustentada à levodopa
- Lesões nos estudos de imagem que indiquem a responsabilidade de outro processo patológico

Fonte: Lang, Riley e Bergeron, 1994.

Avaliação neuropsicológica

O reconhecimento da existência de vários fenótipos diferentes da DCB tem repercutido em uma heterogeneidade de achados neuropsicológicos. Em alguns, predominam alterações de linguagem, enquanto em outros, disfunções práxicas, mas todos parecem apresentar disfunção executiva, mais intensa a partir das fases intermediárias da doença.

Um padrão de demência frontossubcortical associado com distúrbios gestuais é muito sugestivo de DCB (Grimes; Lang; Bergeron, 1999). Os portadores de DCB apresentam dificuldades particularmente nas funções executivas, a exemplo do que ocorre com a PSP (Pillon et al., 1995). Mais do que nessa condição, são verificados problemas na execução motora dinâmica, bem como dificuldades nas praxias e na nomeação. Entretanto, quando comparados a portadores de DA, apresentam melhor desempenho em testes de recuperação imediata e atenção (Massman et al., 1996). Pacientes com DCB exibem pior desempenho em testes que envolvam praxias, *Span* de Dígitos e exames de séries motoras unimanuais e bimanuais. O reconhecimento pode estar preservado, mas o registro e as estratégias de resgate estão prejudicados (Massman et al., 1996; Pillon et al., 1995).

O perfil neuropsicológico dos pacientes, portanto, é geralmente anormal, ainda que, na descrição original da DCB, conste como sendo raras as alterações cognitivas e a demência (Rebeiz; Kolodny; Richardson, 1968) e outros autores também insistam que tais alterações serão encontradas apenas nas fases mais tardias da doença (Watts; Brewer, 1996).

Exames complementares

Infelizmente, tanto a tomografia computadorizada (TC) quanto a ressonância magnética (RM) do encéfalo podem se apresentar normais nas fases iniciais da DCB, o que pode protelar o diagnóstico dessa condição degenerativa. Outro dado que colabora com a demora no diagnóstico é o fato de a maior parte dos médicos (sobretudo radiologistas) não atentarem para o achado de assimetria entre os hemisférios cerebrais, (um lado mais atrófico que o outro) muito característico da DCB (Fig. 19.5), ou não lhe darem valor.

O padrão de atrofia assimétrica, envolvendo em especial os córtices frontal e parietal, começa a ser evidenciado, na maioria dos pacientes, à medida que a doença progride. Seguindo-o, ocorre dilatação do ventrículo lateral. Em seus estádios intermediários e tardios, é possível surpreender atrofia cortical bilateral, porém a marcante assimetria pode persistir até fases mais tardias da doença. Como características resultantes da degeneração cortical, poderão ser observadas atrofia e alteração de sinal do corpo caloso, as quais mostram forte correlação com o grau de prejuízo cognitivo verificado. A mesma correlação pode ser encontrada entre este último e a dilatação ventricular (Stover; Watts, 2001). Avaliações seriadas de TC ou RM no intervalo de 6 a 12 meses costumam ser mais úteis que a análise isolada de um momento específico.

Os exames de neuroimagem funcional constituem também valiosos auxiliares para o diagnóstico da DCB. No SPECT (Fig. 19.6), podemos observar redução no fluxo sanguíneo regional mais evidente nas regiões corticais frontoparietais, mesiais frontais e temporais (Okuda et al., 2000), enquanto na PET encontramos redução global do metabolismo da glicose e do oxigênio, proeminente no hemisfério cerebral contralateral ao membro mais afetado. A única área subcortical significativamente envolvida é o tálamo, onde o metabolismo pode estar reduzido em 15% (Markus et al., 1995).

Os exames de neuroimagem são importantes também como auxílio no diagnóstico diferencial com outras doenças degenerativas. O *diagnóstico diferencial imagenológico* deve ser feito com várias entidades correlatas. Assim, no caso da PSP, em geral é encontrada atrofia no mesencéfalo, achado ausente na DCB. Na DA, o sítio da atrofia é sobretudo temporal e hipocampal, além de não ser habitual a existência de assimetrias importantes e o comprometimento cortical ser mais difuso, o que não coincide com o encontrado na DCB. Na *degeneração estriatonigral*, a RM evidencia hipointensidades nas aquisições pesadas em T2, no putâmen lateral posterior. Na *atrofia olivopontocerebelar*, a atrofia é mais evidente na ponte e no cerebelo (Testa et al., 1993).

Potenciais evocados somatossensitivos não auxiliam no estudo diagnóstico da DCB.

O exame de rotina do líquido cerebrospinal é normal, porém podem ser detectados níveis anormalmente baixos de somatostatina em alguns pacientes. Da mesma forma, exames laboratoriais de rotina são normais nesse tipo de degeneração.

Apesar de poder estar normal nos estádios iniciais da doença, o eletroencefalograma (EEG) pode revelar alterações com o avançar do processo degenerativo, como, por exemplo, lentificação assimétrica, mais intensa sobre o hemisfério cerebral contralateral ao membro mais afetado, o qual tende a se tornar bilateral com a progressão da doença. Descargas epileptiformes geralmente não estão presentes (Stover; Watts, 2001).

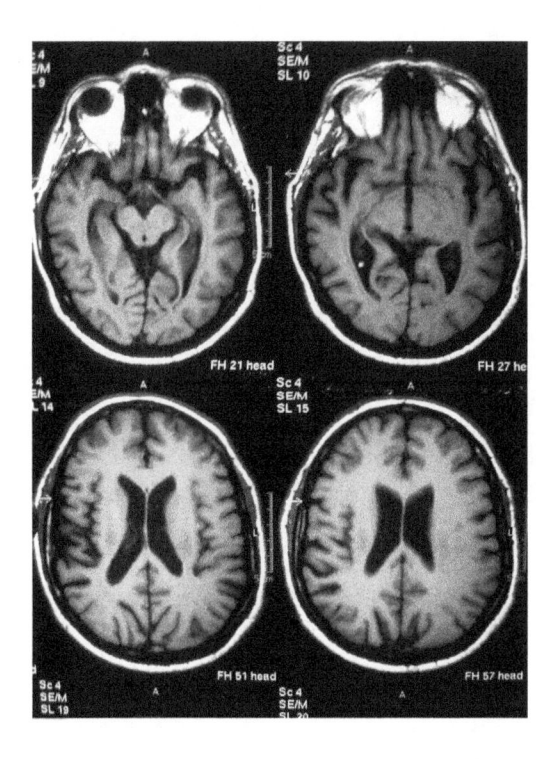

FIGURA 19.5

RM (corte axial, T1) de paciente com DCB (caso Sandoval), comprovado por necropsia, evidenciando atrofia assimétrica, predominando à direita (lado esquerdo da figura).

FIGURA 19.6

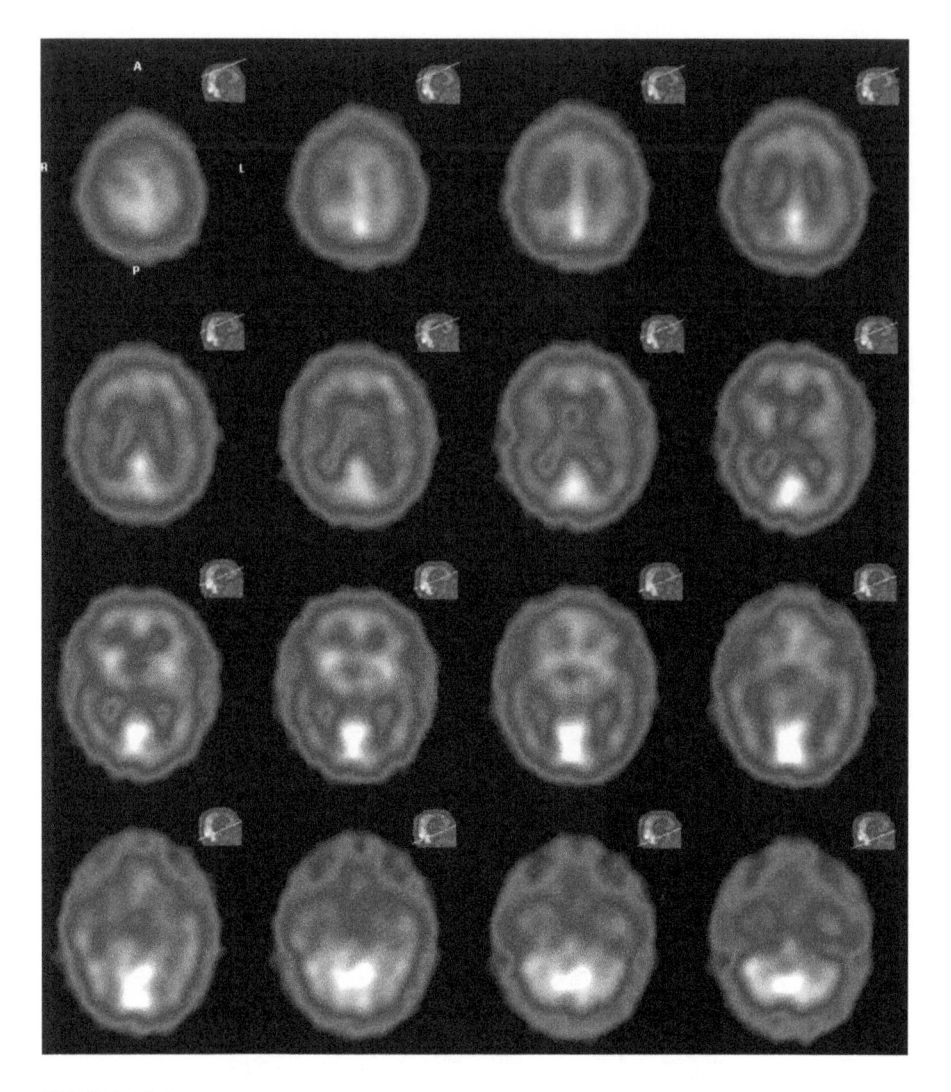

SPECT (corte axial) evidenciando hipoperfusão assimétrica à direita (lado esquerdo da figura). Veja esta figura em cores ao final deste livro.

Diagnóstico diferencial

A composição de sintomas encontrada na DCB pode ser observada em proporções diversas em outras doenças degenerativas e variadas condições clínicas que atinjam caprichosamente as áreas encefálicas envolvidas nessa forma de demência, tornando o diagnóstico diferencial mais difícil, tendo em vista a sobreposição e heterogeneidade existente entre as várias doenças degenerativas. O diagnóstico de DCB não é fácil, e são vários os diagnósticos diferenciais a serem contemplados quando se está diante de uma suspeita de DCB.

Um dos diagnósticos diferenciais mais difíceis é entre a *degeneração estriatonigral* e a DCB. A presença de sinais corticais (principalmente apraxia e alteração sensitiva assimétricas), importantes elementos no diagnóstico diferencial dessa degeneração com outras formas de demência, será útil também aqui, uma vez que não costumam ser encontrados na degeneração estriatonigral (Boeve; Maragone; Parisi, 1996).

Com a *paralisia supranuclear progressiva* (PSP), muitas vezes é impossível a diferenciação, mesmo porque não raramente pacientes exibem características de ambas ao mesmo tempo. Existem várias descrições de pacientes com fenótipo de PSP com comprovação anatomopatológica de DCB e vice-versa. De forma geral, no entanto, a DCB é menos prevalente que a PSP, além de apresentar atrofia cortical mais intensa e também predominância de comprometimento frontoparietal (preservando em parte a área central), quando comparada a essa paralisia. A velocidade de progressão da doença é muito parecida entre as duas condições. Talvez a diferença mais marcante e definida entre ambas se dê ao nível neuropatológico e imunoquímico. A patologia dos gânglios da base e do romboencéfalo está presente de modo mais intenso e localizada em núcleos específicos na PSP que na DCB. Do ponto de vista bioquímico, o tipo de emaranhados neurofibrilares é parecido com o encontrado na PSP, assim como o perfil eletroforético da proteína tau (Buee-Scherrer; Hof; Buee, 1996). Esse parece o principal diagnóstico diferencial com a DCB, não só porque existem muitas características comuns, mas também pela sobreposição conceitual e clínica que existe entre elas (Feany; Dickson, 1996).

Na prática, o diferencial entre a *doença de Parkinson associada à demência* e a DCB constitui o erro diagnóstico mais frequente, sobretudo quando nos estádios iniciais desta. Na DCB, verifica-se importante comprometimento cortical, além das alterações subcorticais, sendo que na doença de Parkinson idiopática (DPI) apenas essas últimas são verificadas, ocasionando portanto um padrão de demência estritamente do tipo subcortical. A presença e a importância do tremor no cenário clínico da DPI são muito mais destacadas do que na DCB, na qual esse sinal ocorre em apenas pouco mais de metade dos casos (Kompoliti et al., 1998). A progressão da doença é mais acelerada na DCB que na DPI. Uma das principais características diferenciadoras das duas doenças é a resposta pobre e não sustentada à levodopa no caso da DCB, ao contrário do que ocorre com a DPI (Koller; Montgomery, 1997).

Apesar de ser incluída no *complexo de Pick* por alguns autores (Kertesz; Munoz, 1998a, 1998b), a DCB deve ser diferenciada de outros componentes desse complexo, como, por exemplo, demência frontotemporal e doença de

Pick. Como elemento comum entre elas, destaca-se sua condição de tauopatias (lembrando que nem todos os casos de DFT e doença de Pick se enquadram nessa condição), bem como a possibilidade das manifestações comportamentais e do comprometimento frontoparietal constituírem o elemento mais evidente do quadro clínico em todas essas doenças (Jendroska et al., 1995; Lang et al., 1994). Alguns autores chamam atenção, entretanto, para o fato de que o comprometimento parietal é muito mais assíduo na DCB do que no complexo de Pick (Neary, 1994).

A *doença de Alzheimer*, por sua importância epidemiológica, deve ser sempre pesquisada, principalmente quando associada a sintomas extrapiramidais, situação em que conjuga características corticais e subcorticais, como é o caso da DCB (Bhatia et al., 2000).

A *doença cerebrovascular*, com sua fisiopatologia variada, podendo se manifestar com características de comprometimento corticosubcortical, pode mimetizar a DCB. Nosso serviço conta com dois pacientes que apresentaram sintomas idênticos ao da DCB, apresentando, inclusive, o fenômeno da mão estrangeira, associados a infarto em território talâmico.

Outros diagnósticos diferenciais devem ser considerados, em especial aqueles que acarretam sintomas associados de modo muito particular à DCB, como é o caso do fenômeno da mão estrangeira ou das apraxias assimétricas. Doenças como a encefalopatia pelo HIV, tumores (meningiomas, gliomas, linfomas), doenças priônicas e outras doenças focais raras devem ser consideradas.

Tratamento

Uma das características marcantes da maior parte dos casos de DCB, bem como de outras doenças que compõem o grupo de parkinsonismo plus, é que as drogas antiparkinsonianas em geral, e a levodopa em particular, têm pouca ou nenhuma ação sobre os sintomas extrapiramidais da doença e, portanto, apenas raramente estão indicadas.

Um inibidor da monoaminoxidase tipo B, selegilina, usado na doença de Parkinson e com provável efeito sobre a formação de radicais livres, pode ser tentado com a intenção de reduzir a velocidade do processo degenerativo nas circuitárias dopaminérgicas, porém nenhum estudo até o presente comprovou inequívoca eficácia dessa droga para a DCB.

Raros são os estudos até o momento que apresentaram de forma sistemática a evolução da DCB sob tratamento farmacológico em grandes séries de pacientes. Kompoliti e colaboradores (1998) conduziram um estudo com essas características avaliando 147 casos, sendo que 92% dos pacientes receberam drogas dopaminérgicas, as quais apresentaram efeito benéfico em 24%. Os sinais parkinsonianos foram os que mais responderam à intervenção farmacológica; e a levodopa figurou como a droga mais efetiva nesse aspecto. Benzodiazepínicos em geral, e o clonazepan em particular, foram administrados a 47 pacientes, dos quais 23% apresentaram melhora da mioclonia e 9%, da distonia. Os efeitos colaterais mais incapacitantes nesse grupo de estudo foram sonolência (em 24 casos), queixas gastrintestinais (23), confusão mental (16), vertigem (12), alucinações (5) e xerostomia (5). Os autores concluíram que a intervenção farmacológica é altamente ineficaz no manuseio da DCB e evocaram a necessidade de novas investigações para descoberta de novos medicamentos que possam de fato amenizar os sintomas dessa forma de demência.

Nosso grupo tem utilizado com sucesso a metisergida (um antagonista serotoninérgico) em altas doses de 8 a 12 mg para o tratamento da disfagia, em geral intensa nesses pacientes. A eficácia de altas doses desse medicamento indica uma possível alteração de mecanismos serotoninérgicos que bloqueiam o efeito facilitatório que a estimulação da rafe promove nos neurônios bulboespinais (Rafal; Grimm, 1981). Cabe lembrar que é esse sintoma que costuma acarretar as pneumonias aspirativas, que constituem a mais comum *causa mortis* nessa forma de demência.

Planejamento referente a cuidados invasivos (intubação, sonda nasogástrica), cuja necessidade surgirá nas fases mais adiantadas da enfermidade, deverá ser programado em conjunto com a família.

A abordagem das alterações de comportamento deverá seguir as recomendações gerais mencionadas nos capítulos específicos sobre terapêuticas medicamentosas e não medicamentosas desses distúrbios.

CAPÍTULO 20

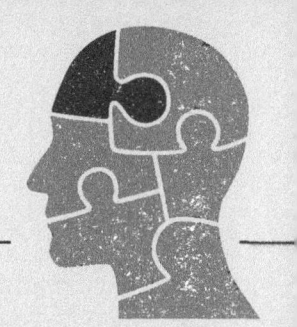

Outras síndromes degenerativas focais progressivas

Este capítulo abarca síndromes focais raras, de início geralmente na meia-idade e que não parecem possuir uma etiologia comum, apesar de manterem estreita relação com a DFT em muitos aspectos. Entre outras coisas, a relação entre elas recai sobre o conceito comum de quadros clínicos bem circunscritos, determinados por lesões também bem localizadas, focais. Arnold Pick foi um dos pioneiros no estudo desse conceito de síndromes cognitivas focais, tendo descrito várias das síndromes hoje conhecidas, tais como demência semântica, afasia progressiva primária, gliose subcortical progressiva, etc.

A seguir, serão descritas algumas degenerações que se encaixam nessa rubrica, mas cujo *status* nosológico ainda é incerto, necessitando melhor definição nosográfica e verificação quanto à estabilidade do diagnóstico no seguimento em longo prazo.

DISPROSÓDIA PROGRESSIVA PRIMÁRIA

Nosso grupo descreveu recentemente um paciente (caso Sandoval) com atrofia focal anterior direita, envolvendo sobretudo a região especular à área de Broca, apresentando-se, do ponto de vista clínico, com alterações nos elementos paralinguísticos da fala, em particular aprosódia, na ausência de outras alterações neuropsicológicas nos dois primeiros anos da doença. Mais tarde, agregou-se disartria ao quadro de apraxia orofacial e da fala.

Os exames de neuroimagem estrutural (TC e RM) revelaram atrofia cortical progressiva assimétrica (direita > esquerda), predominante na região frontal posterior inferior, principalmente no opérculo frontal direito. O SPECT demonstrou hipoperfusão também assimétrica, proeminente no giro frontal posterior inferior direito e no córtex pré-motor. Como é possível observar, os achados de neuroimagem se sobrepõem, o que atesta a representatividade dessa região cerebral na fisiopatologia do processo degenerativo em questão.

O exame anatomopatológico de material de necropsia encefálica revelou áreas focais de atrofia em diferentes sítios. A área mais comprometida concentrava-se nas regiões pré-motoras. O giro temporossuperior direito encontrava-se moderadamente atrófico, porém os giros temporais médio e inferior estavam preservados. Da mesma forma, o giro transverso anterior (giro de Heschl's) e a área entorrinal do giro para-hipocampal (todos à direita) estavam moderadamente atróficos.

Esse caso estende o espectro clínico das síndromes corticais focais ao incluir uma degeneração primária progressiva do hemisfério não dominante, com quadro clínico distinto da APP, e apresentando características clínicas de uma síndrome de alteração de linguagem hemisférica direita com disprosódia e apragmatismo.

Propusemo-nos a denominar essa síndrome peculiar *disprosódia progressiva primária* (Figs. 20.1 e 20.2), baseando-nos em sua apresentação clínica específica e em sua particular distribuição neuropatológica.

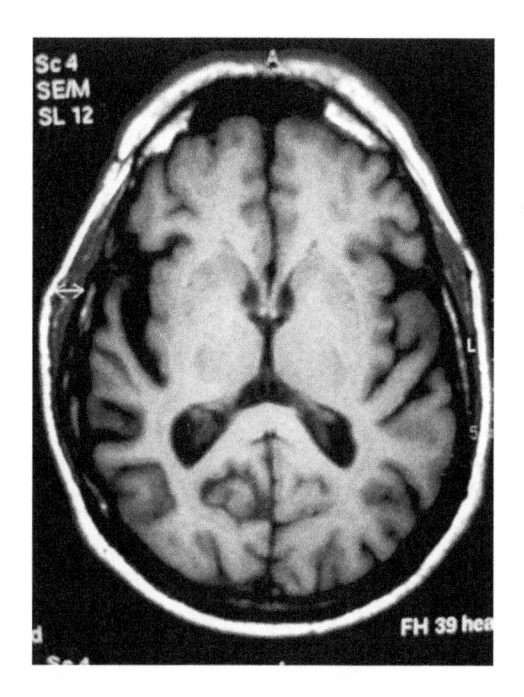

FIGURA 20.1

RM (corte axial, T1) de paciente com disprosódia progressiva primária (caso Sandoval), comprovado por necropsia, evidenciando atrofia assimétrica que predomina em região frontotemporal à direita (lado esquerdo da figura). Notar que a região afetada equivale à área comprometida na afasia progressiva primária. Esse caso evoluiu clinicamente de um estádio posterior para degeneração corticobasal (comprovada por necropsia).

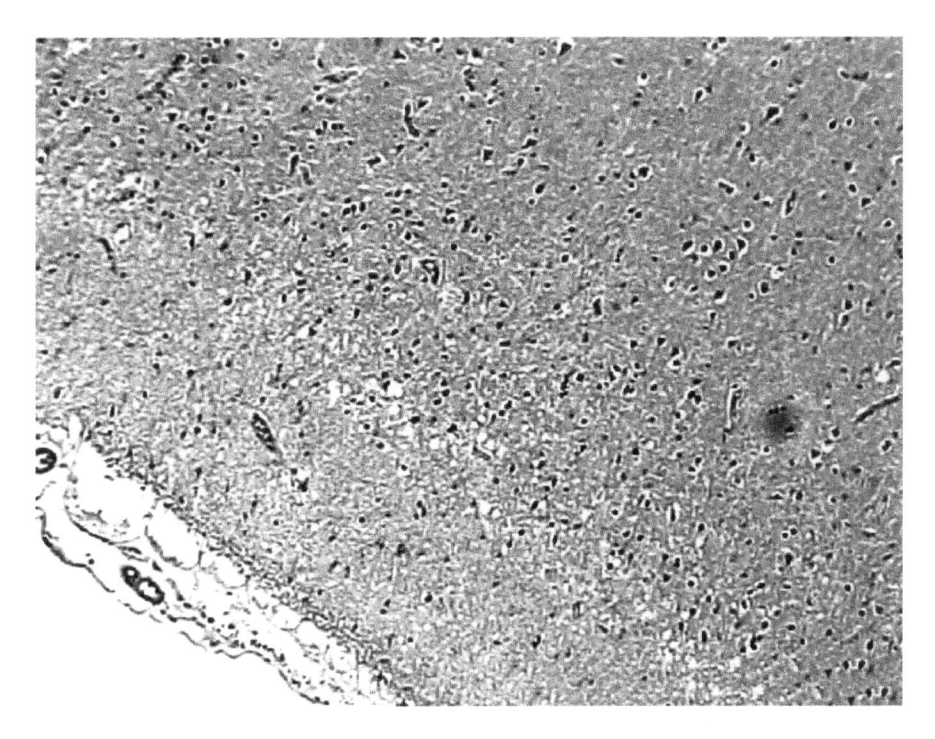

FIGURA 20.2

Área de perda neuronal cortical com vacuolização (GTSd 100x HE). Microscopia realizada pela neuropatologista Dra. Lea T. Grinberg, da Faculdade de Medicina da Universidade de São Paulo.

ATROFIA CORTICAL POSTERIOR

A atrofia cortical posterior é uma síndrome rara e foi descrita inicialmente por Benson, Davis e Snyder (1988). Ela se refere a uma degeneração focal das regiões parietal posterior e occiptal. Existe uma discussão sobre se de fato essa síndrome não representaria uma forma de DA focal ou uma forma de "DFT de localização posterior" (Snowden; Neary; Mann, 1996).

Epidemiologia

O início do quadro é pré-senil, sobretudo na sexta década de vida. Inicia com sintomas visuais e não raramente o paciente procura primeiro o oftalmologista para a avaliação inicial.

Patologia

A atrofia focal, localizada nos córtices posteriores, com a presença mais acentuada de emaranhados neurofibrilares, é encontrada nas regiões parietoccipitais. Em um dos casos descritos por Benson, Davis e Snyder (1988), ocorreu a confirmação patológica do diagnóstico de doença de Alzheimer, assim como a sobreposição sindrômica entre ambas.

Quadro clínico

O quadro clínico é dominado por sintomas visuais (agnosia visual, principalmente), a ponto de o paciente caminhar como se fosse cego. Outros sintomas incluem: acalculia, alexia, agrafia e desorientação topográfica. Em alguns casos, nota-se também afasia transcortical sensorial. Em muitos pacientes, o distúrbio visual parece ser de natureza espacial, mais que perceptiva (o paciente não "veria" o objeto porque na verdade teria dificuldade em localizá-lo) (Snowden; Neary; Mann, 1996).

Diagnóstico

O principal diagnóstico diferencial da atrofia cortical posterior é com a DA. Apesar das semelhanças clínicas (presença de distúrbio visuoespacial) e patológicas (atrofia cortical posterior), a DA constitui geralmente um quadro mais difuso que a atrofia cortical posterior. Diferindo da doença de Alzheimer (que também pode se apresentar com agnosia visual, dada a presença de lesões no córtex associativo das regiões posteriores, características da DA), a memória autobiográfica e a memória do dia a dia estão preservadas na atrofia cortical posterior, assim como o *insight* para o déficit visual e as habilidades sociais.

Os exames de neuroimagem apontam para alterações parietais posteriores, em geral assimétricas, e o EEG pode mostrar lentificação difusa do traçado nos estádios mais avançados da doença. Esses achados são muito sugestivos de DA.

PROSOPAGNOSIA PROGRESSIVA

Tyrrell (1990) relatou o primeiro caso de dificuldade seletiva na identificação de pessoas associado à atrofia temporal direita. Pouco depois, Evans e colaboradores (1995) também descreveram um caso parecido (o chamado "caso VH"). A princípio, VH parecia apresentar as características clássicas da prosopagnosia modalidade-específica, isto é, uma incapacidade grave de reconhecer pessoas familiares a partir de suas faces, porém tinha melhor desempenho quando o reconhecimento se processava por meio da fala e de nomes. Com a evolução do quadro, entretanto, ficou claro que o processo envolvia também a perda de informações sobre pessoas, afetando todas as modalidades de acesso ao conhecimento.

Diferentemente da demência semântica (que pode também se apresentar com prosopagnosia, sobretudo quando a atrofia temporal encontrada nessa síndrome é mais à direita), a memória semântica geral se encontra preservada. Diferentemente da doença de Alzheimer (que também pode se apresentar com prosopagnosia, dada a extensão das lesões mesiais temporais, características da DA, para regiões anterolaterais do lobo temporal direito), a memória autobiográfica também está preservada (Hodges, 2002).

Os exames de neuroimagem mostram alterações localizadas na região anterolateral do lobo temporal direito (Tyrrell, 1990).

O interessante caso da primatologista Jane Godal, ecoativista especialista e defensora dos gorilas, pode ser usado para ilustrar um caso paradigmático dessa forma de atrofia focal. Esta pesquisadora começou a apresentar uma curiosa dificuldade progressiva para reconhecer fisionomias de seres humanos. De modo intrigante, no entanto, não desenvolveu a mesma dificuldade para reconhecer fisionomias de animais (no caso, gorilas), que eram individualizados por ela por nomes próprios e características de personalidade particulares no grupo de símios com o qual convivia. Esses achados parecem comprovar que diferentes áreas cerebrais são responsáveis pela identificação de fisionomias humanas e animais.

APRAXIA PROGRESSIVA

A apraxia progressiva pode se manifestar como uma apraxia bucofacial em pacientes com atrofia cerebral focal, localizada no lobo frontal, ou por meio de uma apraxia de membros, associada à atrofia focal dos lobos parietais. A primeira ocorre no contexto de uma expressiva alteração de linguagem, e acredita-se que sejam, na verdade, casos que poderiam fazer parte do grupo das degenerações lobares frontotemporais (Snowden; Neary; Mann, 1996). A segunda foi descrita por De Renzi (1986) e constitui a forma mais conhecida de apraxia progressiva. O *status* diagnóstico e a posição nosográfica dessa síndrome são ainda muito incertos.

Quadro clínico

A doença em geral inicia na meia-idade. Observamos tanto apraxia ideatória quanto ideomotora e construtiva. Os pacientes exibem acentuada dificuldade na implementação de ações com os membros e na coordenação de movimentos bimanuais, o que pode comprometer significativamente as atividades da vida diária. O restante do exame neurológico é absolutamente normal.

Diagnóstico

A apraxia progressiva pode ser confundida com a doença de Alzheimer, uma vez que, em alguns pacientes com DA, a apraxia constitui uma característica de destaque (Mesulan, 2000). A apraxia na DA, entretanto, costuma vir acompanhada por um conjunto de outros déficits (dismnesia, desorientação espacial), ao contrário do que ocorre na apraxia progressiva, na qual o distúrbio práxico é extremamente circunscrito e grave.

Outro diagnóstico diferencial que pode ser levantado é o de degeneração corticobasal, doença em que a apraxia também constitui o principal elemento de destaque no cenário clínico (Caselli, 1996; Hodges, 2002). Contudo, nesta, os sintomas extrapiramidais têm relevo. Já na apraxia progressiva, estão ausentes. A acentuada e clássica assimetria de comprometimento práxico da DCB também não é observada na AP.

Bertolucci e colaboradores (1998) descreveram um paciente que não apenas apresentava apraxia orofacial, mas, também, em todo o hemicorpo direito, associada a distúrbios de linguagem, lembrando muito os casos descritos por Snowden, Neary e Mann (1996).

Quadros não degenerativos, como, por exemplo, hematomas cerebrais, também podem ocasionar síndromes apráxicas como as que aqui foram apresentadas, porém esses hematomas não são quadros progressivos.

A neuroimagem estrutural (TC e RM) e a funcional (SPECT) podem evidenciar alterações parietais superiores bilaterais e respectivamente atrofia e hipoperfusão (Dick, 1989).

CAPÍTULO 21

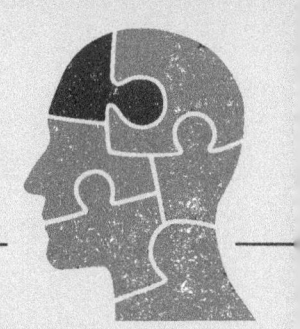

Tratamento I – tratamento não farmacológico e reabilitação

As demências em geral, e a DFT em particular, costumam ser acompanhadas por alterações de comportamento que podem ocorrer em diferentes estádios da enfermidade, em intensidade variável, causando sofrimento significativo ao paciente e a seus cuidadores, normalmente maior do que o estresse causado pelos déficits cognitivos. Estão ainda fortemente associados a hospitalização e institucionalização, visto que as demandas de supervisão às vezes contínua, risco de agressão, fuga, etc. podem dificultar o cuidado domiciliar desses pacientes. Sua grande frequência, de até 90% (Finkel, 1998; Finkel et al., 1996), aumento de custos de tratamento, redução da qualidade de vida do paciente e das pessoas envolvidas em seu cuidado justificam todos os esforços para reconhecer e tratar tais sintomas o mais precoce e eficazmente possível (Deimling; Bass, 1986; O'Donnell et al., 1992).

De maneira geral, no tratamento das alterações comportamentais (quando são leves e não colocam em risco o paciente e/ou seus cuidadores) do grupo das degenerações lobares frontotemporais deve-se dar preferência a abordagens não farmacológicas, tais como:

a) Aumentar as estratégias de *coping* familiar.
b) Evitar contendas desnecessárias e por motivos banais com o paciente. Muitas vezes a família leva a sério e reage de forma negativa aos comentários jocosos e pueris e às críticas infelizes manifestados pelos pacientes. Tais comentários são com frequência inverídicos e manifestados de forma implausível e impulsiva, fruto da desinibição experimentada pelos pacientes, devendo-se orientar a família para que faça uma *releitura* dos mesmos, não considerando seu conteúdo, mas proporcionando atenção à pessoa.
c) Adaptação do ambiente psicológico de modo a torná-lo menos estressante. As famílias que apresentam altas taxas da chamada emoção ex-

pressa (carga afetiva negativa que impregna as mensagens enviadas de forma subliminar aos pacientes) podem tornar os pacientes mais nervosos e agressivos.
d) Evitar mudanças drásticas no ambiente físico (modificação da disposição dos móveis, grandes reformas, mudanças de endereço).
e) Musicoterapia.
f) Atividades recreacionais que permitem a liberação de energia (às vezes excessiva nos pacientes com DFT que se apresentam hiperativos, inquietos, agressivos, com tendência a andar a esmo – *wandering*) de forma positiva e construtiva. O exercício, além disso, proporciona bem-estar físico e melhora a modulação emocional.
g) *Pet*-terapia (terapia com o uso de animais domésticos).

REABILITAÇÃO DAS FUNÇÕES EXECUTIVAS NA DEMÊNCIA FRONTOTEMPORAL

A rigor, não se pode falar de *reabilitação* das funções executivas na DFT, pois até o momento não se conhece maneira de reverter a intensa disfunção executiva já presente nas fases iniciais dessa forma de demência.

O material existente referente à reabilitação das funções executivas para doenças neurológicas adquiridas (para revisão, ver Munoz Cespedes; Tirapu Ustarroz, 2004) em geral não pode ser plenamente extrapolado para a DFT por se tratar de doença progressiva e, sobretudo, porque, além da disfunção executiva, esses pacientes se apresentam com graves alterações de comportamento (p. ex., apatia ou desinibição), as quais comprometem a adesão e realização dos programas propostos. É importante acrescentarmos a isso o fato de a disfunção executiva observada na DFT ser particularmente grave e difusa, não atingindo apenas uma parte do conjunto de funções executivas, como é o caso do transtorno de déficit de atenção/hiperatividade de alguns traumatismos cranianos que comprometem de forma seletiva apenas algumas das funções executivas, preservando outras essenciais para a efetivação de um programa de reabilitação, como o *insight*, o juízo crítico, entre outras.

Talvez nas fases muito precoces da DFT seja possível o estabelecimento de algumas técnicas para otimizar as funções executivas residuais nesses pacientes.

Um aspecto importante a ser considerado na tentativa de reabilitar alguma função executiva nesses pacientes é o papel que podem desempenhar as emoções nas tomadas de decisão, visto que emoção e cognição estão muito relacionadas. Quando um adequado aporte afetivo é proporcionado e quando as taxas de *emoção expressa* (emoção com valência negativa que está embutida de forma subliminar no discurso ou nas atitudes dos familiares e cuidadores no trato com as vítimas da DFT) são reduzidas, o paciente tende a diminuir seus comportamentos disruptivos no ambiente e, assim, errar menos nas tomadas de decisão, envolver-se menos em litígios ou discussões irrelevantes.

HABILIDADES ARTÍSTICAS NAS DEGENERAÇÕES LOBARES FRONTOTEMPORAIS E POSSIBILIDADE DE APROVEITAMENTO NA TERAPIA OCUPACIONAL

Não podemos deixar de registrar que não apenas aspectos negativos estão relacionados à eclosão de DLFTs. Alguns autores relatam o desenvolvimento de habilidades artísticas em alguns pacientes, enquanto outros descrevem o aperfeiçoamento de habilidades preexistentes em artistas talentosos, que se tornaram mais livres e originais em sua expressão artística, demonstrando que o dom artístico pode se desenvolver no contexto de DLFTs com alterações de linguagem, levantando a hipótese de que a linguagem verbal não é necessária, podendo inclusive ser inibitória, para a expressão de certas modalidades de criatividade visual (Mell; Howard; Miller, 2003).

De forma intuitiva e ainda não comprovada cientificamente, acreditamos que talvez esses achados possam ser aproveitados pela terapia ocupacional de diversas formas:

a) Acesso e mobilização emocional de conteúdos em pacientes com dificuldades graves na comunicação verbal expressiva (p. ex., na afasia progressiva primária e na demência semântica).
b) Formação de disciplina e consolidação de rotinas benéficas.
c) Estímulo de novas modalidades de expressão e comunicação.
d) Gasto de energia com atividades propositivas, deslocando a energia que seria utilizada para atividades inúteis ou mesmo agressividade.

Nosso grupo tem conduzido investigações (Caixeta, 2006) para validar o uso de técnicas que se propõem a compensar o déficit cognitivo focal associado a determinado hemisfério, com programas que reforcem atividades que irão mobilizar funções cognitivas em uma mesma categoria, mas com expressões diversas. Para exemplificar, citamos o caso dos portadores de afasia progressiva primária que apresentam lesões do hemisfério esquerdo (dominante) e que se tornam incompetentes na comunicação verbal expressiva, o que repercute muito em sua vida social de relação. Visto que, nesses pacientes, a comunicação não verbal se encontra relativamente íntegra, pois não costuma haver comprometimento do hemisfério não dominante (associado a comunicação simbólica, emocional, gestual, musical), nosso programa contempla o exercício de atividades relacionadas ao hemisfério não dominante (preservado no início da doença) para reforçar a contribuição da comunicação não verbal em relação à comunicação verbal comprometida na APP. Com isso, ambicionamos uma espécie de *transferência* da função da linguagem de seu uso verbal (hemisfério dominante) para uma utilização não verbal (hemisfério não dominante).

CAPÍTULO 22

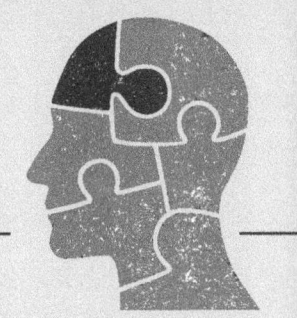

Tratamento II - tratamento farmacológico

CONSIDERAÇÕES BIOQUÍMICAS PARA O TRATAMENTO FARMACOLÓGICO DA DEMÊNCIA FRONTOTEMPORAL

Poucos estudos têm sido dedicados à correlação entre déficits neuroquímicos e sintomas comportamentais nas demências em geral e na DFT em particular (Minthon; Edvinsson; Gustafson, 1997).

Os níveis reduzidos de somatostatina (um provável neurotransmissor do tipo modulador) e de neuropeptídeo Y (um neuropeptídeo com potente característica ansiolítica) no líquido cerebrospinal de pacientes com DFT parecem estar correlacionados significativamente com sintomas como inquietação, ansiedade, agitação e delírios paranoides (Minthon; Edvinsson; Gustafson, 1997).

Relatos de caso anedóticos nos quais pacientes com DFT que apresentam sintomas afetivos melhoram com o uso de inibidores seletivos da recaptação da serotonina (ISRSs) têm enfatizado o papel da falta de serotonina na gênese de alguns dos sintomas comportamentais dessa doença (Anderson; Scott; Hasborne, 1995). Dados mais recentes, provenientes tanto de estudos neuroquímicos de cérebros necropsiados quanto de neuroimagem funcional usando PET, têm indicado anormalidades no metabolismo da serotonina, o que tem estimulado pesquisas com uso de drogas serotoninérgicas nessa forma de demência. Os resultados de ensaios que tentam modular a serotonina na DFT por meio do uso de ISRSs têm sido ambíguos. É interessante registrar que as concentrações de serotonina e de seus metabólitos são altas em alguns casos de DLFTs. Uma redução nos receptores de serotonina nos neurônios corticais piramidais glutamatérgicos pode simplesmente indicar a perda celular de neurônios. A preservação de aferências serotoninérgicas (as quais são inibitórias), contudo, pode levar a um excesso de serotonina extraneuronal, causando subatividade de um grupo já reduzido de neurônios piramidais glutamatérgicos remanescentes (Neary; Snowden; Mann, 2005). De acordo com tal hipótese, ensaios terapêuticos com antagonistas serotoninérgicos podem estar indicados.

ABORDAGENS FARMACOLÓGICAS

Com frequência, torna-se necessário o emprego de medicamentos mesmo em estádios iniciais da doença, o que deve ser feito tentando também associar abordagens não farmacológicas. Alguns princípios (expostos a seguir) devem nortear tais condutas a fim de otimizar seus benefícios e reduzir potenciais danos aos pacientes.

Antes de iniciar qualquer tratamento farmacológico, é preciso proceder a uma avaliação médica completa em busca de causas reversíveis de alterações comportamentais. Esta deve incluir anamnese, exame físico geral e neurológico, exame do estado mental, antecedentes pessoais e familiares psiquiátricos, história de uso, introdução ou aumento de dose de medicações e mudança de casa ou de cuidadores.

Uma vez estabelecida a necessidade de medicação, a mesma não deve ser postergada, bem como devem ser observados certos cuidados (Caixeta; De Simone; Nitrini, 1998):

a) início com doses baixas e aumento lento (*"start low, go slow"*);
b) evitar polifarmácia – há maior risco de interações medicamentosas devido ao grande número de medicações, muitas vezes utilizadas para o tratamento de outras doenças concomitantes;
c) monitoração cuidadosa de efeitos colaterais – são mais frequentes, pois os níveis séricos de droga tendem a ser maiores em virtude de o metabolismo hepático e a excreção renal serem reduzidos, da menor concentração sérica de albumina e da menor proporção de gordura corporal na população idosa;
d) avaliação periódica da resposta. Em muitos casos, após algum tempo (p. ex., três meses para sintomas psicóticos), a medicação pode ser reduzida ou até descontinuada sem que haja retorno dos sintomas.

As taxas de resposta são muitas vezes baixas em pacientes com DFT, devido aos seguintes fatores:

a) ocorrência de comportamentos apresentando relação direta com déficits cognitivos (dificuldade de gerenciar as complexas demandas cognitivas do ambiente, produzindo respostas emocionais inadequadas e desproporcionais; por exemplo, dizer que houve roubo de pertences quando na verdade se esqueceu onde foram colocados);
b) as alterações de comportamento podem ter substratos diferentes das doenças psiquiátricas primárias, para as quais a maior parte dessas medicações foi originalmente indicada;
c) limitação do aumento de doses pelos efeitos colaterais;

d) déficit monoaminérgico típico desses quadros, dificultando a ação dos medicamentos que agem modulando esses neurotransmissores.

Apesar de atualmente ser possível diagnosticar a DFT com razoável acerto, essa continua sendo a forma de demência mais negligenciada pela pesquisa farmacológica (Lebert, 2004). Os Quadros 22.1 e 22.2 apresentam resumos relevantes de revisões sobre as abordagens farmacológicas nessa demência.

Uma revisão sistemática da literatura conduzida por Chow (2005) revelou poucos estudos controlados e randomizados para o tratamento farmacológico da DFT. Embora exista evidência de que um déficit serotoninérgico dê suporte a essa demência e os clínicos com frequência prescrevam inibidores seletivos da recaptação de serotonina (Swartz et al., 1997), apenas a trazodona e a paroxetina foram devidamente estudadas para esse propósito. Ainda assim, os resultados são conflitantes para a paroxetina, uma vez que existe um estudo sugerindo que essa medicação pode não ajudar nas alterações de comportamento e até piorar as alterações cognitivas observadas na DFT (Deakin et al., 2004).

Swartz e colaboradores (1997) estudaram 11 portadores de DFT que foram submetidos a tratamento com ISRSs (paroxetina, sertralina ou fluoxetina) e reavaliados após três meses, especificamente para respostas sobre desinibição, sintomas depressivos, bulimia por carboidratos e compulsões. Os ISRSs apresentaram efeitos benéficos na metade dos pacientes. Um paciente teve de cessar a sertralina devido a diarreia, e outro, a paroxetina, em razão de aumento na ansiedade. A presença de sintomas comportamentais específicos e também a resposta de cada sintoma ao tratamento com ISRS não estavam relacionados ao prejuízo cognitivo.

Existe evidência classe II para o uso de rivastigmina nos sintomas comportamentais da DFT (Chow, 2005; Kessler; Supprian; Falkai, 2006), apesar de não haver evidência convincente de déficit colinérgico nessa doença. Nosso grupo tem observado, por meio de ensaio aberto realizado com rivastigmina em 10 portadores de DFT, que esses pacientes são altamente sensíveis aos efeitos colaterais colinérgicos, mesmo com baixas doses dessa medicação, o que pode sugerir a ausência de déficit colinérgico exuberante nessa forma de demência, enfatizando a falta de justificativa para o uso de anticolinesterásicos na mesma. Por outro lado, o uso de memantina pode ser muito interessante nessa forma de demência e vem sendo estimulado por alguns investigadores (Kessler; Supprian; Falkai, 2006), até mesmo com estudos controlados. Nosso grupo está conduzindo neste momento um ensaio aberto com a utilização de memantina em pacientes com DFT, APP e DS. Essa medicação mostrou-se muito bem tolerada, e não verificamos efeitos colaterais que pudessem obrigar sua descontinuação. A memantina é um antagonista do receptor de glutamato (N-methyl-D-aspartato) NMDA, e é apresentada em comprimidos de 10 mg. Inicia-se com meio comprimido (5 mg) pela manhã, com o desjejum, por 1 semana; aumenta-se para meio comprimido 2 vezes ao dia (10 mg) – desjejum e jantar, durante 2 semanas; passa-se a 15 mg, sendo 10 mg cedo e 5 mg no jantar, por 3 semanas, e chega-se à dose terapêutica de 20 mg ao dia em duas doses.

Na DFT, as opções terapêuticas não têm ganhado reforços, ao contrário do que ocorre no caso da DA. A DFT oferece até desafios mais complexos no manejo farmacológico, como atesta um trabalho (Mendez; Lipton, 2001) que relata a sensibilidade aumentada desse grupo para os efeitos colaterais dos neurolépticos, lembrando o que acontece na demência com corpos de Lewy. Os efeitos mais evidentes são os extrapiramidais (principalmente bradicinesia) e sedação excessiva. Uma explicação possível para esse fato seria o comprometimento da substância negra, presente em parte dos casos dessa doença. Esse fato torna a utilização de antipsicóticos atípicos, em particular a quetiapina, interessante nessa forma de demência.

ABORDAGEM FARMACOLÓGICA POR GRUPOS DE SINTOMAS

Para fins didáticos, subdividiremos as abordagens farmacológicas por grupamentos de sintomas.

Uma sinopse das principais alterações de comportamento, sua neuroanatomia e bioquímica mais prováveis, além do tratamento sugerido, podem ser observados no Quadro 22.1. Uma síntese dos vários trabalhos sobre tratamento da DFT podem ser observados no Quadro 22.2.

Distúrbios da atividade – ansiedade, agressividade, agitação

Os distúrbios de comportamento na DFT são considerados difíceis de ser tratados. O sistema serotoninérgico está muito presente nos circuitos frontais e sua degeneração contribui para as manifestações comportamentais da demência.

Existe um leque de apresentações fenomenológicas quando abordamos os distúrbios da atividade: ansiedade, angústia, hiperatividade, mania, agressividade, agitação orgânica e várias outras possibilidades no portador de DFT. As causas são múltiplas e podem ter relação com o distúrbio orgânico em si (consequência de lesão em circuitárias neuronais importantes para os mecanismos de ansiedade, agressão, etc.) ou constituir reação inadequada ao ambiente, dificuldade de adaptação à nova realidade imposta pelas limitações cognitivas.

Não raramente, essas são as alterações de comportamento que geram mais desconforto aos cuidadores de pacientes com demência. Em razão de-

QUADRO 22.1
Sinopse das principais alterações de comportamento, sua neuroanatomia e bioquímica mais prováveis e o tratamento sugerido

APATIA
 Neuroanatomia
  Região pré-frontal mesial
  Cíngulo anterior
 Bioquímica
  Dopamina
 Tratamento
  Venlafaxina
  Bupropiona
  Metilfenidato
  ISRSs

DESINIBIÇÃO
 Neuroanatomia
  Orbitofrontal
 Bioquímica
  Dopamina
 Tratamento
  Trazodona
  Antipsicóticos
  Propranolol
  Benzodiazepínicos
  Anticonvulsivantes

DEPRESSÃO
 Neuroanatomia
  Circuitos frontobasais?
 Bioquímica
  Serotonina
   Noradrenalina
   Dopamina
 Tratamento
  Antidepressivos
  Eletroconvulsoterapia

COMPORTAMENTOS REPETITIVOS
 Neuroanatomia
  Circuitos frontobasais
 Bioquímica
  Dopamina
  Serotonina

 Tratamento
  Antidepressivos
  Tricíclicos
  ISRSs
  Antipsicóticos

PERSEVERAÇÃO
 Neuroanatomia
  Regiões frontais superiores
 Bioquímica
  Dopamina(D1 e D2)
 Tratamento
  Agonistas dopaminérgicos
  Bromocriptina

WANDERING
 Neuroanatomia
  Desconhecida
 Bioquímica
  Dopamina
  Serotonina
 Tratamento
  Trazodona
  Antipsicóticos atípicos (evitar aqueles que induzem acatisia, como aripiprazol e risperidona)

HIPERFAGIA
 Neuroanatomia
  Temporal anterior
 Bioquímica
  Serotonina
 Tratamento
  Antidepressivos ISRSs
  DAE (drogas antiepilépticas)
   Topiramato
   Lamotrigina

HIPERSEXUALIDADE
 Neuroanatomia
  Temporoanterior

(continua)

> **QUADRO 22.1 (continuação)**
> Sinopse das principais alterações de comportamento, sua neuroanatomia e bioquímica mais prováveis e o tratamento sugerido

Bioquímica 　Serotonina **Tratamento** 　Medroxiprogesterona 　Ciproterona 　Antidepressivos ISRSs 　Antipsicóticos 　　Sulpirida 　　Olanzapina **INSÔNIA** 　**Neuroanatomia** 　　Sistema reticular ativador 　　ascendente	Tálamo? **Bioquímica** 　Serotonina **Tratamento** 　Hipnóticos não BZDs 　　Zolpiden 　　Zopiclone 　Antidepressivos 　　Trazodona 　Antipsicóticos sedativos 　　Olanzapina 　　Quetiapina

> **QUADRO 22.2**
> Síntese de vários trabalhos sobre tratamento da DFT

Tratamento	Detalhes do estudo	Evolução	Efeitos colaterais
ISRSs	Swartz et al., 1997: 11 pacientes; estudo aberto (sertralina, paroxetina, fluoxetina)	9/11 melhoraram o comportamento	Diarreia (1/11) Aumento de ansiedade (1/11)
	Moretti et al., 2003: 8 pacientes; estudo aberto (paroxetina)	Melhoraram o comportamento Reduziu o estresse de cuidadores	Náusea temporária (37,5%)
	Deakin et al., 2004: 10 pacientes; RCT (paroxetina)	Sem melhora nos escores do NPI nem CBI Piora nas tarefas de aprendizado/ reconhecimento	Nada relatado
	Ikeda et al., 2004: 16 pacientes; estudo aberto (fluvoxamina)	Melhora comportamental Redução das estereotipias	Nada relatado

(continua)

QUADRO 22.2 (continuação)
Síntese de vários trabalhos sobre tratamento da DFT

Tratamento	Detalhes do estudo	Evolução	Efeitos colaterais
Trazodona	Lebert, 1999: 14 pacientes; aberto	Melhora dos delírios, irritabilidade, agressividade, desinibição (dose-dependente)	Nada relatado
	Lebert, 2004: 26 pacientes; estudo randomizado, controlado	Melhora na irritabilidade, agitação, depressão, distúrbios alimentares	Nada relatado
	Lebert, 2006: 26 pacientes; aberto, extensão de 2004, RCT	Melhora de sintomas comportamentais e dos escores do NPI	Hipotensão (15%)
Antipsicóticos	Curtis e Resch, 2000: 1 paciente; relato de caso (risperidona)	Melhoraram a psicose e as interações sociais	Acatisia, parkinsonismo leve
	Pijnenburg et al., 2003: 24 pacientes; revisão de estudos retrospectivos (maioria dos pacientes recebeu antipsicóticos típicos)	Não relatado	Sintomas extrapiramidais (33%) sedação (12,5%)
Outros	Moretti et al., 2004: 20 pacientes; aberto (rivastigmina)	Melhora de sintomas. Reduziu estresse do cuidador, sem mudança no MEEM	Náusea (25%), cãibras musculares (20%), mudanças na pressão arterial (15%)
	Goforth et al., 2004: 1 paciente; relato de caso (metilfenidato)	Melhoraram sintomas comportamentais	Nada relatado

RCT = estudo randomizado controlado; NPI = Neuropsychiatric Inventory; CBI = Cambridge Behavioral Inventory; MEEM = Miniexame do Estado Mental.

las, o paciente pode se machucar e também ferir os outros. Na maioria das vezes, entretanto, o portador de DFT não é agressivo e, quando sim, quase sempre é devido a uma conjuntura desagradável (quando solicitado a cuidar da própria higiene; recusa de cuidados; não obedece ordens – p. ex., parar de dirigir o veículo; desentendimento com parentes que não entendem sua doença; quando contrariado no atendimento de seus desejos), motivo pelo qual as medidas não farmacológicas podem ser eficazes em muitas situações.

Quando essas medidas não forem suficientes para conter o episódio agudo de agitação ou agressividade, a primeira indicação recai sobre os antipsicóticos atípicos (sobretudo quetiapina) e a trazodona, um antidepressivo atípico que aumenta os níveis extracelulares de 5HT no córtex frontal e que hoje é a medicação mais usada e estudada na DFT. A utilização da trazodona (em torno de 300 mg/dia) como opção para o tratamento da inquietação motora existente na demência frontotemporal denominada *wandering* vem crescendo nos últimos anos (Lebert et al., 2004). O primeiro estudo randomizado, duplo-cego e controlado com placebo dedicado especificamente ao tratamento farmacológico dos sintomas comportamentais da DFT foi conduzido com a trazodona. Nesse trabalho ocorreu uma redução significativa do escore total do Inventário Neuropsiquiátrico (NPI) nos pacientes com essa demência (n=26) que usaram o medicamento. As melhores respostas ficaram a cargo dos subitens do NPI que avaliam irritabilidade, agitação, sintomas depressivos e transtornos da alimentação. Não ocorreram modificações no MEEM, e a tolerabilidade à medicação foi boa (Lebert et al., 2004).

Antipsicóticos (Cummings, 2003; Davidson; Weiser; Soares, 2000; Devanand, 1995; Drevets; Rubin, 1989) também podem ser usados no tratamento dos distúrbios da atividade, tendo sempre a preocupação de descontinuar a medicação quando possível, uma vez que tais episódios em geral são autolimitados e efêmeros, desaparecendo, portanto, a indicação que motivou o uso. Cabe lembrar, todavia, que a retirada do neuroléptico não deve ser repentina naqueles pacientes que fazem uso crônico da medicação, sob o risco de apresentarem sintomas de retirada (Bridges-Parlet; Knopman; Steffes, 1997; Thapa et al., 1994). A acatisia provocada por alguns desses agentes pode, paradoxalmente, agravar a agitação, ao invés de diminuí-la, confundindo assim o manejo desse sintoma. Dessa forma, a opção deve recair sobre os antipsicóticos atípicos, sobretudo a quetiapina. Nos dias atuais já existem apresentações injetáveis de alguns antipsicóticos atípicos (risperidona, ziprasidona e olanzapina, todos por via intramuscular), o que proporciona uma resposta rápida no controle dos sintomas, além de facilitar a aplicação em pacientes não cooperativos ou resistentes ao tratamento de urgência.

A abordagem medicamentosa nos comportamentos ansioso-agitados, porém, não deve ficar restrita aos antipsicóticos.

Em época mais recente, tem-se acumulado um número grande de evidências que apontam para a utilidade de drogas em princípio utilizadas para outras condições e que agora estão sendo indicadas para essas alterações de comportamento (Mellow; Aronson, 1995). Entre elas está o propranolol (doses de 40 a 300 mg), usado principalmente naqueles pacientes que apresentam episódios agudos de agressão explosiva. Como atua também na acatisia, pode ser interessante associá-lo com neurolépticos ou antidepressivos da família dos ISRSs, uma vez que esses medicamentos podem ocasionar acatisia. Cuidado deve ser tomado em relação às contraindicações e à necessidade de controle da frequência cardíaca e dos níveis pressóricos do paciente.

Drogas antiepilépticas, como o valproato de sódio e a carbamazepina, também têm sido utilizadas para o controle da agitação nas mesmas doses indicadas como anticonvulsivantes, com a vantagem de que podem ter sua concentração no plasma monitorada. Valproato de sódio nas doses de 250 a 2.500 mg/dia, com níveis plasmáticos variando de 51 a 93 µg/mL. Carbamazepina nas doses de 200 a 1.200 mg/dia (a maior parte dos estudos, entretanto, utilizou doses em torno de 300-500 mg/d, com níveis plasmáticos variando de 4 a 12 µg/mL). Essas são as drogas mais utilizadas, depois dos antipsicóticos, nessa indicação particular.

A ansiedade deve ser tratada de preferência com ISRS. Em alguns casos, pode ser necessário o uso de benzodiazepínicos para o tratamento de formas agudas de ansiedade (dado seu rápido início de ação e excelente eficácia), isoladamente ou em associação com os ISRSs. Todavia, é preciso cautela quanto às interações farmacológicas adversas que podem surgir de tal combinação, já que os ISRSs podem inibir isoenzimas envolvidas no metabolismo dos benzodiazepínicos, aumentando assim a concentração plasmática desses últimos. É forçoso lembrar também que os benzodiazepínicos podem acarretar dependência (quando utilizados por longos períodos, em especial aqueles de meia-vida curta), fenômenos de tolerância e abstinência quando seu uso é descontinuado de forma intempestiva. Adicionais riscos potenciais com o uso desses agentes, os quais podem ser muito problemáticos para esse grupo de pacientes, incluem: déficits de atenção e memória, sedação, piora da fadiga e astenia, bem como aumento na ocorrência de quedas e fraturas. Por fim, medidas não farmacológicas, como, por exemplo, técnicas de suporte comportamental, podem ser aplicadas em alguns casos de forma isolada ou em associação com a medicação.

Benzodiazepínicos como o clonazepan (2 a 4 mg/d) podem ser úteis no tratamento desses sintomas, porém com risco aumentado de quedas (logo, de fraturas) se os pacientes ficarem sedados mas continuarem agitados. Temos observado em alguns de nossos pacientes a necessidade de doses muito grandes dessa substância para conter o comportamento agitado, algo desproporcional para seu peso e sua idade. Levantamos a hipótese de que a redução do poder ansiolítico dos benzodiazepínicos nessa população de pacientes seja explicado pela degeneração das regiões frontais e, por conseguinte, dos receptores GABA ali localizados, os quais constituem os sítios de atuação desse grupo de psicofármacos.

Insônia

O indutor de sono não benzodiazepínico mais prescrito atualmente nos Estados Unidos (e que constitui uma ótima opção também para os casos de DLFTs) é a trazodona (em doses de 50 a 400 mg), sobretudo quando a insônia está associada ao *wandering* (tendência de andar a esmo), situação frequente na DFT. A trazodona é muito bem tolerada, seu uso é consagrado e bastante estudado nessa demência, e não traz as desvantagens de antipsicóticos usados também para insônia, mas que podem desencadear sintomas como acatisia e, por isso, ocasionar a resposta paradoxal de piorar o sono ao invés de melhorá-lo.

Existe uma tendência atual a evitar hipnóticos benzodiazepínicos em pacientes com demência em geral pelo risco de comprometimento da já prejudicada memória e porque não constituem medicações seguras na terceira idade. Visto que nas DLFTs, habitualmente, não ocorrem distúrbios acentuados de memória, e já que essa forma de demência atinge de modo preferencial indivíduos de meia-idade, tal contraindicação, a princípio, não existiria. A sedação proporcionada por esse grupo de medicamentos, entretanto, pode piorar o comportamento de alguns portadores de DLFT que não consigam dormir ("lutam contra o sono", na expressão de alguns cuidadores) e de alguma forma reagem de maneira irritada e agitada aos efeitos da sedação ("agitação paradoxal"). Acrescente-se o fato de que os benzodiazepínicos podem causar dependência e ocasionar fenômeno de abstinência quando de sua retirada ou redução, o que pode se misturar com as alterações de comportamento das DLFTs, atrapalhando o raciocínio clínico.

Os indutores de sono não benzodiazepínicos pareciam uma excelente promessa até surgirem os relatos de efeitos colaterais graves com o zolpiden. Em nossa experiência, muitos pacientes que fazem uso desse medicamento apresentam distúrbios comportamentais durante o sono ou parecem apresentar episódios de confusão mental à noite. O zopiclone também é representante dessa classe e tem meia-vida curta (em torno de 4 horas), apresentando, portanto, um bom perfil para indução do sono (Allen; Burns, 1998); porém, frequentemente cefaleia está associada como importante efeito colateral de seu uso.

Drogas anti-histamínicas e anticolinérgicas devem ser evitadas pelo risco de *delirium* anticolinérgico, ressecamento de mucosas e ganho de peso.

Barbitúricos também devem ser evitados pelo risco de depressão respiratória e dependência. O hidrato de cloral pode ser usado em alguns casos.

Comportamentos repetitivos

Podem ser mais complexos, lembrando os sintomas do transtorno obsessivo-compulsivo (TOC), ou ser mais simples, como estereotipias, perseverações, maneirismos, entre outros. As compulsões são mais frequentes que as obsessões (estas são consideradas fenômenos raros entre indivíduos com demência). Comportamentos repetitivos são comuns nas demências em geral e na frontotemporal em particular. Costumam responder bem às medicações disponíveis, podendo ser eficazmente abordados com antidepressivos, em especial os ISRSs (inibidores seletivos da recaptação da serotonina, como, por exemplo, a fluoxetina, a sertralina, a paroxetina e o citalopran, todos geralmente em doses altas) e alguns tricíclicos (nortriptilina, 50 a 150 mg/dia). Apesar de eficazes para o TOC, outros antidepressivos tricíclicos (p. ex., clomipramina) devem ser evitados pelos seus efeitos colaterais anticolinérgicos, apesar de que a desregulação colinérgica não parece constituir um fenômeno muito relevante na DFT.

Hipersexualidade e sexualidade inapropriada

Esses sintomas estão entre os que provocam mais desconforto à família e situações embaraçosas, quando não processos penais por atentado ao pudor, tentativa de estupro, pedofilia, etc., devendo portanto ser prontamente abordados, às vezes de forma farmacológica agressiva.

A maior parte dos autores tem utilizado a "castração química", por meio de um arsenal de agentes antitestosterona que varia de ciproterona de 100 a 300 mg/d, divididos em 2 ou 3 doses ao dia, até medroxiprogesterona (150 a 200 mg, via IM, em semanas alternadas durante três meses, com resposta em um mês). Esse sintoma pode estar associado a síndrome de Klüver-Bucy, comum na DFT, significando comprometimento dos polos temporais (Caixeta, 2004).

A utilização de antipsicóticos pode também constituir uma opção para alguns desses casos devido a sua atuação antagonista dopaminérgica que aumenta os níveis de prolactina (principalmente sulpirida, olanzapina, haloperidol), reduzindo, assim, a libido sexual (Caixeta, 2006).

Alguns antidepressivos em doses maiores (tricíclicos, ISRSs) também podem cumprir esse papel, uma vez que em geral reduzem a libido.

Alteração do comportamento alimentar, hiperoralidade e hiperfagia

Não é totalmente incomum a história de ingestão excessiva de bebidas alcoólicas (em pessoas que antes não tinham esse hábito) ou de aumento de apetite ou, ainda, episódios de *binge eating* (comer compulsivo, em geral envolvendo grandes quantidades de carboidratos) ou mesmo de cacofagia/pica (consumo de lixo, material inorgânico, etc.) em portadores de demência.

Muito comuns nas demências em geral, e na frontotemporal em particular, esses sintomas podem estar relacionados à síndrome de Klüver-Bucy ou à da dependência ambiental ("comportamento de utilização") e podem responder (de forma parcial ou total) aos antidepressivos, sobretudo à trazodona e aos ISRSs, como a fluoxetina, a sertralina, a paroxetina e o citalopran, todos geralmente em doses altas, que não apenas interferem nesses sintomas como também podem levar a redução do peso secundária (Caixeta, 2006).

Apatia

A diferença semiológica entre apatia (alteração da volição, do *drive*) e depressão (alteração do humor) nem sempre é fácil, até porque não raro encontramos apatia como um dos importantes sintomas constituintes de uma síndrome depressiva. O arsenal farmacológico de que dispomos para tratar apatia não impressiona como no caso da depressão, e a maior parte deles representa tentativas desesperadas anunciadas em relatos de caso (Allen; Burns, 1998).

Os medicamentos pró-dopaminérgicos estão entre os mais consagrados para esse fim. Entre eles, estão a bromoergocriptina (dose de 5 a 15 mg/d), o metilfenidato (aumentos graduais até 20 mg/d, com resposta em um mês) e a amantadina (até 300 mg/d), os quais devem ser usados com cautela (contraindicação relativa na hipertensão arterial, na insuficiência cardíaca congestiva e na epilepsia) e trazem quase sempre resultados medíocres.

Uma outra estratégia de tratamento é o uso dos antidepressivos, como a bupropiona (150 a 300 mg/d, em duas doses, sendo uma após o café-da--manhã e outra após o almoço), mirtazapina (15 a 30 mg/d, em dose única à noite), venlafaxina (na dose de 75 a 150 mg/dia, divididas em duas vezes), desipramina (50 a 250 mg/d), todos reconhecidos por suas ações no *drive* volitivo, graças a seu perfil noradrenérgico. Os ISRSs (como a fluoxetina, em doses de 20 a 80 mg/d; a sertralina, em doses de 50 a 200 mg/d; a paroxetina, em doses de 20 a 40 mg/d e o citalopran, em doses de 20 a 40 mg/d) também podem ser tentados, apesar de paradoxalmente existir uma síndrome amotivacional relacionada ao uso de alguns representantes desse grupo em certos casos (Caixeta, 2006).

Mania associada a degenerações lobares frontotemporais

A mania deve ser tratada sempre por especialista em psiquiatria devido a sua complexidade. O uso de anticonvulsivantes (carbamazepina, oxcarbazepina) constitui opção interessante, com o benefício adicional de que também atuam sobre a agressividade, disforia e melhoram a insônia. Deve-se observar sempre os efeitos colaterais, tendo em vista que muitas comorbidades clínicas podem se associar às DLFTs. O uso de lítio em pacientes com DLFTs deve ser cuidadoso, uma vez que exige boa hidratação e esses pacientes apresentam distúrbios vesicais, além de muitos serem sensíveis a litioterapia (por neurotoxicidade?). O uso de antipsicóticos também deve se cercar de cuidados, porque muitos promovem ganho de peso, síndrome metabólica, hipotensão ortostática e sedação, podendo agravar doenças médicas não raramente associadas às DLFTs (obesidade, diabete, hipertensão arterial, doenças cardiovasculares).

A eletroconvulsoterapia é considerada terapêutica segura e muito eficaz para o tratamento das fases da doença bipolar, mesmo em pacientes portadores de demência, mas infelizmente é subutilizada por preconceitos históricos relacionados a seu uso. Nosso serviço a tem utilizado há anos, com ótimos resultados e sem qualquer caso de efeitos colaterais graves.

Sintomas depressivos

Para o tratamento da depressão nas DLFTs pode-se usar os mesmos agentes farmacológicos geralmente utilizados para tratar depressão em pacientes sem DLFTs. Os mais usados nessas degenerações, contudo, são os ISRSs (inibidores seletivos da recaptação de serotonina), por seu perfil vantajoso de efeitos colaterais, mas com o cuidado de monitorar os efeitos extrapiramidais, infelizmente comuns quando a população geriátrica usa essa família de antidepressivos. Entretanto, pacientes refratários aos mesmos ou aqueles portadores de sintomas extrapiramidais (p. ex., degeneração corticobasal, DFT e parkinsonismo associados ao cromossomo 17), podem se beneficiar de outras classes (IMAOs, tricíclicos, duais), sobretudo quando apresentam sintomas dolorosos ou insônia. Abordagem psicossocial deve ser acrescentada ao tratamento farmacológico quando o caso em particular sugerir atuação de aspectos ambientais no quadro e o médico assistente assim orientar.

Os antidepressivos estão indicados não apenas para o tratamento da depressão como síndrome mas também de sintomas depressivos isolados, ainda que sua eficácia seja reduzida nesse último caso. Entre as diversas famílias de antidepressivos disponíveis, deveremos fazer a opção por aquelas que se adaptem mais ao perfil específico de cada paciente.

A regra de ajustarmos os vários perfis psicopatológicos existentes na depressão aos perfis neuroquímicos dos diferentes antidepressivos deverá ser perseguida na medida do possível e da realidade econômica do paciente/serviço. A regra é a seguinte:

a) Depressão ansiosa e/ou agitada – trazodona (doses entre 50 e 400 mg/d), ISRSs como a fluoxetina, em doses de 20 a 80 mg/d; a sertralina, em doses de 50 a 200 mg/d; a paroxetina, em doses de 20 a 40 mg/d e o citalopran, em doses de 20 a 40 mg/d). Nefazodona (dose de 100 a 300 mg/d) ou mirtazapina (dose de ±30 mg/d), por seus perfis sedativos, também constituem opções. Os antidepressivos tricíclicos – ADT (sobretudo nortriptilina, 50 mg/d, e clomipramina, de 50 a 150 mg/d) também são boas escolhas nesse grupo de demências, já que nelas o déficit colinérgico não constitui um problema como acontece na doença de Alzheimer.

b) Depressão atípica – ISRSs (como a fluoxetina, em doses de 20 a 80 mg/d; a sertralina, em doses de 50 a 200 mg/d; a paroxetina, em doses de 20 a 40 mg/d e o citalopran, em doses de 20 a 40 mg/d). IMAOs (inibidores da monoaminoxidase, como a tranilcipromina, em doses de 20 a 90 mg/dia) podem também ser utilizados, porém com inconvenientes como a necessidade de seguir dieta específica (pobre em tiramina) e com os riscos inerentes à interrupção dessa dieta (picos hipertensivos graves e consequentes acidentes vasculares cerebrais, mal-estar intenso, tonteiras, cefaleia importante, *rash* cutâneo, etc.).

c) Depressão apática – bupropiona (150 a 300 mg/d), mirtazapina (15 a 45 mg/d), desipramina (50 a 250 mg/d), venlafaxina (75 a 225 mg/d).

d) Depressão melancólica – antidepressivos tricíclicos – ADT (nortriptilina, em dose de 50 a 100 mg/d, respeitando-se sua janela terapêutica, ou clomipramina até 150 mg/d). ISRSs (como a fluoxetina, em doses de 20 a 80 mg/d; a sertralina, em doses de 50 a 200 mg/d; a paroxetina, em doses de 20 a 40 mg/d e o citalopran, em doses de 20 a 40 mg/d), também podem ser utizados, geralmente em sua dosagem máxima.

e) Depressões resistentes ou refratárias – caso a síndrome depressiva não responda aos diversos esquemas suprarrelacionados (tentativas obrigatórias com pelo menos um ISRS, um ADT, um IMAO e associações de antidepressivos), pode ser tentada a ECT (eletroconvulsoterapia), desde que não existam contraindicações formais para isso (a síndrome demencial não constitui em si uma contraindicação ao procedimento).

Afeto pseudobulbar

Apesar de não existir medicação específica para o tratamento do afeto pseudobulbar, pode-se obter algum benefício com baixas doses de amitriptilina, clomipramina, fluoxetina, drogas dopaminérgicas e, mais recentemente, dextromethorphan[*] combinado ao sulfato de quinidina (AVP-923). Essa última

---

[*] Ainda não comercializado no Brasil.

droga vem sendo usada de forma promissora em alguns casos no tratamento da síndrome pseudobulbar da esclerose lateral amiotrófica.

Sintomas psicóticos

Os sintomas psicóticos em geral, e as alucinações em particular, não são considerados ocorrências frequentes na demência frontotemporal (3% dos casos, segundo Gustafson 1987, 1993). Quando ocorrem, são suficientemente estressantes para demandar pronto tratamento farmacológico.

A opção deve recair sobre aqueles agentes que apresentem menores riscos de induzir sintomas extrapiramidais, posto que os pacientes com DFT apresentam especial vulnerabilidade a esses efeitos colaterais (Davidson; Weiser; Soares, 2000; Devanand, 1995; Drevets; Rubin, 1989). Estudos mais recentes têm sugerido que a alta sensibilidade aos efeitos colaterais de antipsicóticos pode sinalizar o aparecimento de demência em indivíduos até então não diagnosticados (Mendez; Lipton, 2001).

Dentre os antipsicóticos de primeira geração (ou típicos), os de baixa potência, como a clorpromazina, tioridazina (uso proscrito devido ao risco de morte súbita por síndrome do QT longo), levomepromazina, sulpirida (uma das melhores opções desse grupo, em nossa opinião), entre outros, induzem em menor grau (mas, ainda assim, significativo) parkinsonismo medicamentoso, se comparados aos de alta potência, cujo principal exemplo é o haloperidol. Seu uso, entretanto, é limitado pelo alto poder sedativo, duplamente indesejável pelo risco de hipotensão postural e instabilidade hemodinâmica, que pode levar a quedas e fraturas (osteoporose) e piora dos déficits cognitivos devido à atividade anticolinérgica.

Os antipsicóticos atípicos parecem constituir a melhor opção no tratamento dos sintomas psicóticos, da agitação e da agressividade nessa população, pela grande segurança, tolerabilidade e baixa indução de efeitos colaterais, sobretudo sintomas extrapiramidais, que são raros ou inexistentes. A principal limitação a seu uso (de especial relevância para a realidade brasileira), em geral, é de ordem financeira. Mesmo o ganho de peso (observado em praticamente todos os componentes do grupo, em especial com a olanzapina), talvez o efeito colateral mais temido entre os psicóticos jovens, não parece constituir ameaça ao tratamento, já que a maior parte dos pacientes apresenta redução de peso com a doença.

A seguir, serão expostos alguns aspectos importantes dos principais antipsicóticos.

O haloperidol, segundo uma revisão da Cochrane (Lonergan; Luxemberg; Colford, 2004), só é eficiente para agressividade e não para outras manifestações de agitação. Os efeitos colaterais apresentados não foram importantes o bastante para provocar abandono dos estudos em geral comparados ao placebo e isso ocorreu por pobre controle dos sintomas. A comparação entre haloperidol e risperidona tem sido feita em vários estudos (De Deyn et al., 1999; Frenchman; Prince, 1997).

A clozapina (25 a 200 mg/dia) é considerada o "padrão-ouro" no controle dos sintomas psicóticos e pode oferecer algum benefício também nos sintomas negativos da DFT, como acontece em pacientes com esquizofrenia. É bom lembrar, aliás, que muitos dos sintomas comportamentais dessa demência lembram as alterações psicopatológicas encontradas na esquizofrenia (prejuízo no *insight*, apatia, sintomas autísticos, agressividade, disforia, tendência a andar a esmo, alterações do ciclo sono-vigília e do apetite). A clozapina demanda acompanhamento hematológico regular, porém a avaliação hematológica vai se espaçando à medida que o tratamento se estende e o paciente não apresenta alterações nessa área.

A quetiapina (dose de 150 a 600 mg/dia) parece promissora como antipsicótico em pacientes idosos com demência, porém existem poucos estudos a esse respeito. É estruturalmente relacionada à clozapina, mas não necessita controle hematológico. Não requer controle com ECG e não altera de forma significativa a prolactina. É eficaz para sintomas positivos e negativos e possui baixo perfil de efeitos colaterais extrapiramidais, como todos os antipsicóticos atípicos (Caixeta, 2004). Um estudo aberto, não controlado, observando uma população de 20 pacientes com demência frontotemporal de início senil ou pré-senil e 40 portadores de outras formas de demência, incluindo doença de Alzheimer (DA), demência com corpos de Lewy, demência vascular, entre outras, confirma esse medicamento como uma boa opção para o tratamento de sintomas psicóticos. Para a DFT, nossa experiência acumulada mostrou que muitas vezes necessitamos de doses ao redor de 200 mg/d, pelo menos nas fases iniciais, e isso talvez ocorra porque esses pacientes apresentam alterações de comportamento mais intensas que em outras formas de demência. Poucos pacientes de nosso estudo (estudo aberto, não controlado) apresentaram efeitos colaterais graves (mesmo se incluirmos aqueles portadores de outras demências e diversas condições clínicas associadas e com uso de polifarmácia) que contraindicassem a continuação da quetiapina, o que repercutiu na boa adesão de quase todos os pacientes da amostra ao tratamento proposto. A eficácia da quetiapina para a correção dos sintomas psicóticos também foi expressiva, e apenas uns poucos pacientes necessitaram, no início do tratamento e temporariamente (é provável que até o momento do efeito ótimo da medicação, que pode ser variável de caso a caso), de complementação com outros antipsicóticos.

A risperidona (dose de 0,5 a 2 mg/dia) oferece comodidade na apresentação de solução oral, e seu valor em geral é bem menor que os dos outros antipsicóticos atípicos, porém com muito mais efeitos colaterais indesejáveis, sobretudo os extrapiramidais. Em um estudo de nossa autoria, foram encontradas boa eficácia e segurança (muitos pacientes com doenças clínicas associadas, como, por exemplo, insuficiência renal, diabete, ICC, etc). Devemos, entretanto, ter cuidado com doses maiores, posto que temos encontrado uma taxa representativa de efeitos colaterais extrapiramidais (principalmente distonia de tronco, rigidez e acinesia) em pacientes idosos (Caixeta, 1996; Frenchman; Prince, 1997). Efeitos como sedação com quedas; ganho de peso; distonia de tronco, que se torna encurvado para a frente; disfagia; bradicinesia e rigidez podem ocorrer.

A olanzapina, apesar de muito eficaz para controle de sintomas psicóticos nessa população (Caixeta, 2005), vem sendo cada vez menos utilizada pelo risco de morte associada a fenômenos cardiovasculares e síndrome metabólica. Seu uso a longo prazo nesses pacientes deve ser desestimulado. Portadores de demência frontotemporal associada a sintomas parkinsonianos podem apresentar piora discreta de seus sintomas extrapiramidais com a utilização desse medicamento. Precaução deve ser tomada em pacientes diabéticos.

A ziprazidona (dose de 40 a 80 mg/dia) vem sendo progressivamente mais utilizada no seguimento etário mais avançado, porém também são poucos os estudos em pacientes com demência e psicose.

A sulpirida (doses de 50 a 600 mg/dia), apesar de ser considerada por alguns autores um antipsicótico atípico, quando em altas doses poderá desencadear efeitos colaterais extrapiramidais, acatisia, discinesia e distonia tardias, muitas vezes de difícil correção e comprometendo a adesão ao tratamento. Ainda assim, constitui boa opção terapêutica em muitos casos, tendo como aliado seu baixo preço.

Entre os neurolépticos clássicos mais sedativos, podemos utilizar a tioridazina (doses médias que podem variar de 25 a 300 mg) e a propericiazina (10 a 75 mg/d). Ambas têm apresentação de solução oral, o que facilita naqueles casos em que o paciente rejeita a medicação ou tem dificuldades de deglutição. O haloperidol também é eficaz no controle dos sintomas produtivos, porém com efeitos indesejáveis na cognição e risco de efeitos extrapiramidais (muito comuns entre aqueles que não são esquizofrênicos), o que praticamente o descarta do arsenal farmacológico na terceira idade (Caixeta, 2004).

A expectativa de dirimir por completo os sintomas psicóticos é quase sempre fantasiosa e, portanto, contraproducente, já que costumam sobrar resíduos de alguns sintomas que não interferem de modo relevante na adaptação funcional dos pacientes.

Um cuidado que se deve ter no manejo dos sintomas psicóticos desses pacientes é em relação ao fato de que muitos desses sintomas desaparecerão naturalmente na evolução do processo demencial, quando então os antipsicóticos deverão ser descontinuados de modo gradual, diferindo do que ocorre com portadores de determinados transtornos psiquiátricos (esquizofrenia, paranoia, etc.), os quais necessitarão dessas medicações *ad eternum* (Mellow; Aronson, 1995).

CAPÍTULO 23

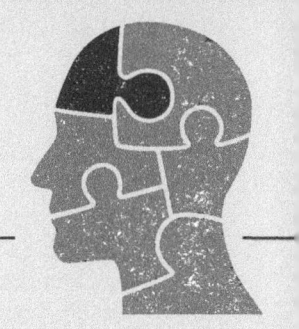

Relação médico-paciente-cuidador na demência frontotemporal

Como se sabe, as doenças degenerativas são crônicas, incuráveis (e, portanto, de evolução inexorável para a morte) e incapacitantes, atingindo de modo preferencial pacientes de idade mais provecta. As DLFTs, entretanto, impõem dificuldades particulares na relação médico-paciente-família porque incidem primordialmente em indivíduos de meia-idade ou mesmo adultos jovens, pessoas no ápice de suas vidas produtivas, muitas delas arrimos de família. Não é difícil perceber que em geral tal cenário será muito mais complexo e o diagnóstico mais devastador do que nas demências senis. Poderíamos dizer que, nestas últimas, a situação de receber o diagnóstico de uma doença degenerativa é mais fisiológica, já que a velhice está naturalmente associada a limitações e dependências. No contexto de um paradigma cultural, de alguma forma, a família já espera mudanças desagradáveis com o avançar da idade. A degeneração gradual de órgãos e funções constitui ocorrência normal do processo de envelhecimento, e essa noção faz parte do conhecimento semântico de todas as civilizações em todas as épocas.

Um cenário clínico especial, portanto, é representado por aquele em que o médico se depara com um paciente jovem ou de meia-idade portador de uma doença degenerativa encefálica.

Por serem doenças crônicas, as DLFTs demandarão um contato prolongado do paciente com o médico e sua equipe, além de altos custos para o paciente e sua família com medicações (em regra polifarmácia), exames periódicos, internamentos, equipamentos especiais de adaptação, contratação de auxiliares de enfermagem, etc.

Por serem incuráveis, envolverão solicitações afetivas por parte do paciente e sua família, e entrarão em cena fenômenos psicodinâmicos relacionados à elaboração da morte e ao luto pelas perdas de habilidades tão caras à autonomia do ser humano.

A incapacidade gerada pelas DLFTs poderá ser motora (principalmente no caso da DFT associada à doença do neurônio motor) ou cognitivo-comportamental (por comprometimento da atenção, *insight*, pragmatismo, adequação social e outras funções executivas). Vale lembrar que as disfunções executivas frontais, tão presentes nas DLFTs, são as que mais implicam dificuldades de adaptação funcional nas atividades da vida diária (administração de atividades relacionadas à vida em casa, no trabalho e na comunidade), por isso, gerando marcante restrição da autonomia desses pacientes.

A perda da autonomia, se acompanhada da manutenção do *insight* ou de crítica em relação ao próprio estado mórbido (caso das fases iniciais da demência semântica e da afasia progressiva primária), pode causar intenso desconforto e sofrimento ao paciente, que assiste ao desabamento gradativo de vários de seus atributos, os quais, em última análise, são a marca registrada de sua personalidade e situação como alguém singular no mundo. Tais percepções por parte do paciente podem gerar até quadros reacionais, de ansiedade e/ou depressão, contribuindo ainda mais para a perda de sua qualidade de vida. Também suas famílias se tornam vítimas de tais quadros psiquiátricos reacionais, como consequência das demandas afetivas e pelas dificuldades de manejo impostas pelas DLFTs, como podemos constatar pelas estatísticas relatadas pela literatura científica da área, que aponta altas incidências desses quadros entre os cuidadores de portadores de doenças degenerativas, principalmente quando estas se manifestam mediante alterações de comportamento.

Isso posto, fica claro que a relação terapêutica nesses casos é cercada de complexidades infinitas que, se por um lado dependerão de cada situação, por outro, seguirão algumas constantes que estarão presentes em praticamente todos os casos. Assim, podemos esperar que, no caso de portadores de DLFTs, o binômio médico-paciente se transforme em uma relação triangular na medida em que, pelo comprometimento quase universal da autonomia desses pacientes, será solicitada a presença de um cuidador (que poderá ser uma secretária/enfermeira contratada apenas para esse fim ou, o que é mais comum em nosso país, uma pessoa da família – cônjugue, irmãos mais velhos, filhos).

Essa transformação de uma relação tradicionalmente a dois (médico e paciente) em uma relação triangular (médico-paciente-cuidador-médico) acrescentará complexidade à relação terapêutica. Nessa nova situação, o sigilo médico não se encontra tão concentrado e deixa de abranger apenas duas pessoas para se diluir em outras mais, muitas vezes várias, porque, em muitos casos, existe alternância de cuidadores (em uma situação um cônjuge, em outra ocasião um filho, depois um auxiliar de enfermagem, etc.), obrigando o médico algumas vezes a dar orientações e prestar esclarecimentos repetidos a respeito de um mesmo paciente para diversos cuidadores, sobretudo quando ocorrem situações de litígio entre eles, impedindo que entrem em contato.

Um outro aspecto particular da relação médico-paciente nas DLFTs e que se relaciona a uma limitação na plena execução do princípio bioético da autonomia é o fato de que o consentimento informado (tomadas de decisão conjuntas entre o médico e o paciente) não mais contará com a participação do paciente (pelo comprometimento do *insight*) e, em seu lugar, o cuidador principal deverá defender o que supostamente seria o melhor para aquele paciente quando diante de situações que impliquem opções por determinadas estratégias diagnósticas ou procedimentos terapêuticos. Não são raras as situações em que tais opções caminham em sentido contrário à vontade do paciente com juízo crítico comprometido como, por exemplo, no caso em que a família deseja institucionalizar o paciente contra sua vontade, submetê-lo a procedimentos diagnósticos/terapêuticos dolorosos (coleta de sangue, injeção de medicamentos, efeitos colaterais de medicamentos), incluí-lo em protocolos de pesquisa, etc. (Caixeta, 2004, 2006).

Muitas vezes o princípio bioético da não maleficência (*primum non nocere*) deverá ser evocado em uma situação em que a família ou o médico desejem saber a todo custo o diagnóstico definitivo da doença degenerativa em questão, mesmo que para isso seja necessário um procedimento agressivo como a biópsia (o diagnóstico definitivo da maior parte das doenças degenerativas só pode ser feito por meio de biópsia ou necropsia). Cabe ao médico esclarecer, nesses casos, que tais procedimentos são justificados apenas em situações nas quais o diagnóstico definitivo implique modificações radicais nas estratégias de tratamento, acrescentando inquestionáveis contribuições à terapêutica em curso. Caso contrário, não se poderá colocar em risco a vida do paciente ou ameaçar sua já precária qualidade de vida ao submetê-lo a procedimentos invasivos apenas para a satisfação da curiosidade técnica do médico ou da família. Cabe acrescentar que, na maior parte das vezes, o diagnóstico clínico provável revela um alto grau de correspondência com o diagnóstico anatomopatológico definitivo. Situação diferente ocorre no caso da necropsia, pois já não há malefício para o paciente por um lado e, por outro, tanto a família quanto o médico terão benefícios ao confirmarem a forma de demência em questão, o que poderá auxiliar no aconselhamento genético da família, na catalogação científica do caso, na pesquisa e, em última análise, no avanço do conhecimento científico sobre esse grupo de doenças ainda tão misteriosas e devastadoras.

No decorrer da relação médico-paciente com portadores de DLFTs, também o princípio da beneficência (*bonum facere*) por vezes é ameaçado ou esquecido. Isso ocorre, por exemplo, quando o médico adota uma postura niilista (como ocorreu durante décadas de abordagem de pacientes com doenças degenerativas), deixando de contemplar muitos dos aspectos tratáveis dessas nosologias (como agitação psicomotora, agressividade, apatia, desinibição, insônia, ansiedade, depressão e outros sintomas muito frequentes) e por conseguinte deixando de expandir os benefícios que a medicina já dispõe para seus pacientes. Não só a formação técnica do médico como também a humana podem interferir nesse tipo de postura. Um médico com formação humanista precária não saberá entender que o portador de DLFT merece atenção nos fatores que possam ameaçar sua qualidade de vida e que todos estes deverão ser rastreados e abordados de forma agressiva até os últimos momentos de sua vida, quando o contexto clínico assim exigir (Caixeta, 2004, 2006).

Uma característica observada principalmente no acompanhamento de pacientes com DFT é que, pelo fato de em geral apresentarem alterações graves do comportamento, muitos serviços ou médicos desistem de seu acompanhamento pelas dificuldades inerentes à abordagem desses distúrbios e os encaminham para outros profissionais, adotando uma postura desumana (de querer fugir da responsabilidade) que apavora a família.

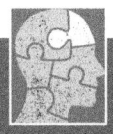

CASO CLÍNICO I

João, um rapaz de 34 anos, estava com 29 anos quando começou a apresentar os primeiros sintomas de DFT. Antes atuando como dentista, fora obrigado a se afastar de suas atividades profissionais pelas limitações cognitivas impostas pela doença: dificuldades executivas de planejamento, sistematização, pragmatismo, tomadas de decisão, bem como de abstração e *insight*.

A família ficou especialmente preocupada quando João abandonou suas atividades (um consultório bem-sucedido em franca expansão) e foi se tornando pouco a pouco mais apático e apresentando isolamento social, descuido da própria higiene, indiferença afetiva. Os pais levaram-no a vários médicos, uma vez que estavam desesperados e sequiosos por um diagnóstico e pelo tratamento o mais rápido possível. O primeiro médico o diagnosticou como tendo transtorno obsessivo-compulsivo (TOC). Como não se sentiu seguro para lidar com a gravidade do caso, a família decidiu procurar outro profissional. No segundo médico, foi dado um diagnóstico diferente do primeiro (esquizofrenia), aumentando mais ainda a angústia da família por entenderem que, não havendo consenso entre médicos, o tratamento estipulado seria no mínimo duvidoso. Resolveram então procurar um terceiro médico na esperança de encontrar confirmação de algum dos dois diagnósticos anteriormente formulados. A surpresa veio, entretanto, quando um terceiro diagnóstico foi levantado. Nesse ínterim, o paciente já havia sido submetido a vários exames complementares, muitos deles onerosos para a família (que era carente de recursos); porém, visto os exames não terem sido solicitados como parte de um racional clínico adequado e sim na tentativa desesperada de que apresentassem o diagnóstico pronto, e não apenas o auxiliassem, os médicos

(continua)

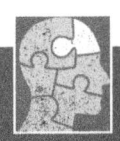

CASO CLÍNICO I (continuação)

não souberam interpretá-los de maneira correta (lembro aqui as palavras do célebre fisiologista francês Claude Bernard: "Quem não sabe o que procura não consegue interpretar o que encontra"). Algum tempo depois, e como o paciente não melhorou com os tratamentos instituídos, foi recomendado a procura de determinado médico especialista na área. Este chegou prontamente ao diagnóstico, depois de colhida a anamnese, realizados os exames físico, neuropsicológico e psicopatológico e observados os exames complementares. O diagnóstico, porém, não agradou à família por se tratar de uma condição degenerativa do SNC com um prognóstico reservado: demência frontotemporal.

O médico dedicou longos períodos na elucidação das dúvidas da família, explicou de forma acessível o que era a doença, como e em quanto tempo progredia e esclareceu que a ciência ainda não havia descoberto, até aquele momento, uma cura definitiva, mas que a medicina poderia contribuir muito para uma melhor qualidade de vida do paciente e de seus cuidadores à medida que fossem tratadas a insônia, a irritabilidade, e que seria tentada uma abordagem para tratar a apatia e a incontinência urinária apresentadas por João, facilitando assim seus cuidados. O médico acolheu as lágrimas dos familiares, solidarizando-se com o sofrimento manifestado e tentou atenuar a atmosfera pesarosa dizendo que a medicina avançava a passos largos e que não deveriam perder as esperanças no surgimento de algum tratamento mais específico para a doença, além de que ele se atualizava em congressos e estaria atento a quaisquer novidades que porventura surgissem, bem como levaria o caso de João para ser discutido com outros especialistas. Depois de dois outros retornos, entretanto, a família ainda estava atônita porque a doença continuava progredindo e novamente questionaram se não havia mesmo cura definitiva. Mais uma vez o médico-assistente esclareceu sobre a gravidade do problema, que a evolução na área acontecia de forma não tão rápida quanto desejada pela família e que eles teriam de lidar com as dificuldades impostas de modo a não negar a realidade ou impor-lhe resistência. Ainda acrescentou que, mesmo sendo muito dolorida, deveria ser enfrentada e, para isso, ele estaria sempre ali, para servir ao paciente e a sua família. Talvez porque o médico fosse muito jovem ou por não ter solicitado mais exames (como era o anseio dos pais), a família resolveu procurar outro profissional. Já que o médico seguinte atestou a competência do anterior, dizendo se tratar do profissional mais indicado para o caso, além de possuir formação específica na área, a família decidiu retornar a ele, apesar do constrangimento que sentiam por terem procurado outro médico sem avisá-lo. O médico, como a família esperava, se mostrou descontente com a situação, lamentou a família não ter sentido liberdade para manifestar-lhe suas dúvidas e seu descontentamento com o trabalho realizado, para que pudessem desenvolver um relacionamento transparente, e revelou sentir-se humilhado por não ter recebido crédito pela sua competência, que foi desautorizada quando a família resolveu procurar outro profissional mais famoso. A família novamente o abandonou, dessa vez assustada com a reação dele.

No intuito de ilustrarmos o objeto de estudo deste capítulo de modo mais prático, relataremos um caso clínico real, porém com nome fictício.

COMENTÁRIOS

Diferentemente do que observamos, por exemplo, na doença de Alzheimer, o paciente portador de DFT em geral é evitado por muitos especialistas, uma vez que essa doença cursa com dramáticas alterações de comportamento, muitas vezes causando temor e constrangimentos não só na família, mas no próprio médico-assistente do caso, quando este não está acostumado a lidar com alterações psiquiátricas graves.

Como vimos em outros capítulos, a maior parte desses pacientes é encaminhada para serviços de psiquiatria e recebe diagnósticos equivocados de outras doenças psiquiátricas (sobretudo esquizofrenia, depressão atípica refratária, mania), o que traz repercussões negativas para o tratamento proposto, além de suscitar expectativas ilusórias com relação ao prognóstico, o que confunde a família e levanta suspeitas em relação à competência técnica do médico responsável pelo caso.

É muito natural que o paciente ou a família de portadores de doenças incuráveis se desesperem na busca do médico perfeito, ideal, que lhes comunique o que querem ouvir, que atenda aos anseios de suas fantasmáticas, que, em última análise, lhes diga que a vida não acabou, que lhes restam muitas esperanças. O médico deverá ser continente e interpretar tais pedidos com precisão, identificando o que está subjacente a cada solicitação e devolvendo ao paciente e a sua família, em uma linguagem acessível e acolhedora, a tradução para o mundo da consciência do conteúdo inconsciente que eles lhe trazem. Assim, se a família e/ou o paciente chegarem manifestando determinação em realizar determinado método diagnóstico, disponível apenas nos Estados Unidos e cuja propaganda veiculada nos meios leigos de comunicação de massa o destacou como a última novidade em certo campo da ciência, ao médico caberá traduzir e trazer à consciência do paciente e de sua família o desespero que os cega e os torna vítimas de iscas comerciais não convenientemente atestadas pelo rigor do método científico atual. O médico, entretanto, deve ter cuidado de dar "algo em troca" das expectativas ilusórias trazidas por eles (e não apenas desautorizar/desconfirmar a esperança manifesta no desejo desesperado pelo diagnóstico definitivo e/ou pela cura), para que não tenham de ir embora com "as mãos vazias", com a sensação de que algo precioso lhes foi retirado e nada colocado no lugar. O médico deverá dar-lhes esperanças verdadeiras, ainda que estas estejam em lugares diferentes daqueles imaginados pelos pacientes e por suas famílias. O médico deverá se incumbir da tarefa de dissociar para o paciente e a família a ilegitimidade do conteúdo da mensagem (p. ex., que é um sucesso o implante de neurônios embrionários no cérebro de portadores de doenças degenerativas, como veiculado de modo sensacionalista pelo "fantástico"), da legitimidade embutida na forma da mensagem (que revela uma vontade saudável de buscar soluções para o problema). Para tal desiderato, o médico deverá reunir capacitação técnica (para poder distinguir o que é ciência baseada em evidências e o que é "lixo comercial, cultural") e habilidades artísticas (para bem conduzir o componente afetivo do relacionamento com o paciente e sua família) em sua prática.

Cabe ressaltar que, em muitos casos, o bom senso (que segundo René Descartes é a coisa mais bem dividida entre os seres humanos) deverá orientar determinadas condutas. Assim, não há porque o médico se indispor com o paciente ou com a família quando solicitam auxílio (concomitante ao acompanhamento médico) de entidades religiosas para o tratamento coadjuvante de doenças incuráveis, o que constitui prática muito disseminada em nosso meio. Quando o acompanhamento religioso não atrapalha a condução médica do paciente, pode até representar importante aliado no tratamento, na medida em que inocula no paciente e na família uma outra perspectiva existencial mais otimista e que não se reduz aos limites impostos pela biologia, oferecendo a oportunidade de *ressignificação* do processo de adoecer e das limitações que ele impõe, contribuindo para a adesão ao acompanhamento médico, melhorando a qualidade de vida e até eventualmente ampliando e otimizando os resultados benéficos do tratamento proposto.

Há situações, entretanto, em que os *tratamentos alternativos* podem prejudicar o acompanhamento médico. Assim, algumas vezes o paciente ou sua família deixam de investir seus recursos no tratamento alopático e substituem-no pela fitoterapia, cromoterapia, terapia de cristais, florais de Bach e outras técnicas sem respaldo científico atual ("medicina" ortomolecular, iridologia, homeopatia...). Em outras situações ainda, o líder espiritual de determinada igreja aconselha ou ordena a seus fiéis que abandonem seus tratamentos e deixem a cura a seu encargo. Diante de todas essas posturas, o médico deve posicionar-se, usando as palavras de Che Guevara, "de forma dura, porém sem jamais perder a ternura". Ele deverá estar sempre pronto a explicar minuciosamente ao paciente e a sua família os prejuízos de tais condutas e preveni-los que os apelos culturais para a entrega do problema às promessas fáceis de cura, receitas da vizinha, dicas dos meios de comunicação de massa, etc., continuarão a bater em suas portas.

Diante de tudo o que foi exposto, deixamos a mensagem de que o médico deverá assumir a nobre tarefa de se constituir em poderoso lenitivo para os padecimentos do paciente e de sua família, e para tanto deverá estar sempre acessível, continente às angústias e expectativas que lhe são depositadas e assumindo abertamente o compromisso hipocrático de cuidar sempre, ainda que a cura não seja vislumbrada no horizonte científico atual.

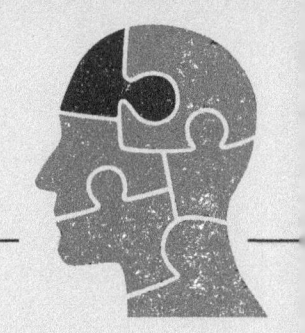

Referências

ALEXANDER, G. E. et al. Cortical perfusion and gray matter weight in frontal lobe dementia. *J Neuropsychiatry Clin Neurosci.*, v. 7, n. 2, p. 188-196, 1995.

ALLEN, H.; BURNS, A. Current pharmacologic treatments for dementia. In: GROWDON, J. H.; ROSSOR, M. N. (Ed.). *The dementias*. Boston: Butterworth-Heinemann, 1998. p. 335-358.

AMADOR, X. F. et al. Awareness of illness in schizophrenia. *Schizophr Bull.*, v. 17, p. 113-132, 1991.

AMADOR, X. F.; DAVID, A .S. *Insight and psychosis*. Oxford: Oxford University Press, 1998.

AMERICAN PSYCHIATRY ASSOCIATION. *Diagnostic and statistical manual of mental disorders*. 4th ed. Washington: American Psychiatric Association, 1994.

AMES, D. et al. Repetitive and compulsive behavior in frontal lobe degenerations. *J Neuropsychiatry Clin Neurosci.*, v. 6, n. 2, p. 100-113, 1994.

AMOUYEL, P.; RICHARD, F. Epidemiology of frontotemporal dementia. In: PASQUIER, F; LEBERT, F.; SCHELTENS, P. (Ed.). *Frontotemporal dementia*. Netherlands: ICG publications, 1996, p. 11-7.

ANDERSON, I. M.; SCOTT, K.; HASBORNE, G. Serotonin and depression in frontal lobe dementia. *Am J Psychiatry.*, v. 152, p. 645, 1995.

ANDERSON, S. W.; DAMASIO, A. A neural basis for collecting behaviour in humans. *Brain.*, v. 128, n. 1, p. 201-212, 2005.

ANDREASEN, N. C. Positive vs. negative schizophrenia: a critical evaluation. *Schizophr Bull.*, v. 11, n. 3, p. 380-389, 1985.

BAK, T. H. et al. Selective impairment of verb processing associated with pathological changes in Brodmann areas 44 and 45 in the motor neurone disease-dementia-aphasia syndrome. *Brain*, v. 124, p. 103-120, 2001.

BAK, T. H.; HODGES, J. R. Cognition, language and behaviour in motor neurone disease: evidence of frontotemporal dementia. *Dement Geriatr Cog Disord.*, v. 10, Suppl 1, p. 29-32, 1999.

BAK, T. H.; HODGES, J. R. Kissing and dancing: a test to distinguish the lexical and conceptual contributions to noun/verb and action/object dissociation: preliminary results in patients with frontotemporal dementia. *J Neurolinguistics*, v. 16, p. 169-181, 2003.

BAK, T. H.; HODGES, J. R. Motor neurone disease, dementia and aphasia: coincidence, co-occurrence or continuum? *J Neurol.*, v. 248, n. 4, p. 260-270, 2001.

BAK, T. H.; HODGES, J. R. Noun-verb dissociation in three patients with motor neuron disease and aphasia. *Brain Lang.*, v. 60, p. 38-40, 1997.

BAK, T. H.; HODGES, J. R. The effects of motor neurone disease on language: further evidence. *Brain Lang.*, v. 89, n. 2, p. 354-361, 2004.

BAKER, M. et al. Association of an extended haplotype in the tau gene with progressive supranuclear palsy. *Hum Mol Genet.*, v. 8, n. 4, p. 711-715, 1999.

BAKER, M. et al. Mutations in progranulin cause tau-negative frontotemporal dementia linked to chromosome 17. *Nature*, v. 442, p. 916-919, p. 2006.

BALDWIN, B.; FORSTL, H. Pick's disease: 101 years on still there, but in need of reform. *Br J Psychiatry*, v. 163, p. 100-194, 1993.

BARBER, R.; SNOWDEN, J. S.; CRAUFURD, D. Frontotemporal dementia and Alzheimer's disease: retrospective differentiation using information from informants. *J. Neurol Neurosurg Psychiatry.*, v. 59, p. 61-70, 1995.

BARCLAY, C. L.; BERGERON, C.; LANG, A. E. Arm levitation in progressive supranuclear palsy. *Neurology.*, v. 52, p. 879-882, 1999.

BARKLEY, R. A.; MURPHY, K. R. *Attention-deficit hyperactivity disorder*: a handbook for diagnosis and treatment. 2nd ed. New York: Guilford Press, 1998.

BARON-COHEN, S. et al. Recognition of mental state terms: a clinical study of autism and a functional neuroimaging study of normal adults. *Br J Psychiatry.*, v. 165, p. 640-649, 1994.

BARON-COHEN, S. *Mindblindness*: an essay on autism and theory of mind. Massashusetts: MIT Press, 1996.

BARON-COHEN, S.; LESLIE, A.; FRITH, U. Does the autistic child have a theory of mind? *Cognition.*, v. 21, p. 27-46, 1985.

BASUN, H. et al. Clinical characteristics of a chromosome 17-linked rapidly progressive familial frontotemporal dementia. *Arch Neurol.,* v. 54, 539-544, 1997.

BATHGATE, D. et al. Behaviour in frontotemporal dementia, Alzheimer's disease and vascular dementia. *Acta Neurol Scand.*, v. 103, n. 6, p. 367-378, 2001.

BEATO, R. G. et al. Brazilian version of the frontal assessment battery (FAB): preliminary data on administration to healthy elderly. *Dementia & Neuropsychologia*, v. 1, n. 1, p. 59-65, 2007.

BEAUCHET, O. et al. Diogenes syndrome in the elderly: clinical form of frontal dysfunction? Report of 4 cases. *Rev Med Interne.,* v. 23, n. 2, p. 122-131, 2002.

BEESON, P. M.; RUBENS, A. B.; KASZNIAK, A. W. Anterograde memory impairment in Pick's disease. *Arch Neurol.*, v. 52, n. 8, p. 742-743, 1995.

BENSON, D. F.; DAVIS, R. J.; SNYDER, B. D. Posterior cortical atrophy. *Arch Neurol.*, v. 45, p. 789-793, 1988.

BERGMANN, M. et al. Different variants of frontotemporal dementia: a neuropathological and immunohistochemical study. *Acta Neuropathol.*, v. 92, n. 2, p. 170-179, 1996.

BERRIOS, G. E. *The history of mental symptoms*: descriptive psychopathology since the nineteenth century. Cambridge: Cambridge University Press, 1996.

BERRIOS, G. E.; PORTER, R. *A history of clinical psychiatry*: the origin and history of psychiatric disorders. New York: New York University Press, 1995.

BERTOLUCCI, et al. Progressive dyspraxia: a case report. *Arq. Neuro-Psiquiatr.*, v. 56, p. 334, 1998.

BHATIA, K. P. et al. Corticobasal degeneration look-alikes. *Adv Neurol.*, v. 82, p. 169-182, 2000.

BIER, J. C. et al. Is the Addenbrooke's Cognitive Examination effective to detect frontotemporal dementia? *J Neurol.*, v. 251, n. 4, p. 428-431, 2004.

BINETTI, G. et al. Executive dysfunction in early Alzheimer's disease. *J Neurol Neurosurg Psychiatry.*, v. 60, n. 1, p. 91-93, 1996.

BLUMENTHAL, M. D. Depressive illness in old age: getting behind the mask. *Geriatrics*, v. 35, n. 4, p. 34-43, 1980.

BLUMER, D.; BENSON, D. F. Alterações da personalidade associadas a lesões dos lobos frontal e temporal. In: BENSON, D. F.; BLUMER, D., (Ed.). *Aspectos psiquiátricos das doenças neurológicas*. São Paulo: Manole, 1977. p. 163-185.

BOEVE, B. F. et al. Longitudinal characterization of two siblings with frontotemporal dementia and parkinsonism linked to chromosome 17 associated with the S305N tau mutation. *Brain*, v. 128, p. 752-772, 2005.

BOEVE, B. F.; MARAGONE, D. M.; PARISI, J. E. Disorders mimicking the "classical" clinical syndrome of corticobasal ganglionic degeneration: report of nine cases. *Mov Disord.*, v. 11, p. 351, 1996.

BOLLER, F. Solid landmarks amidst chaos. *Curr Opin Neurol.*, v. 11, n. 5, p. 413-415, 1998.

BOULAN-PREDSEIL, P. et al. Dementia of frontal lobe type due to adult polyglucosan body disease. *J Neurol.*, v. 242, n. 8, p. 512-516, 1995.

BOZEAT, S. et al. Which neuropsychiatric and behavioural features distinguish frontal and temporal variants of frontotemporal dementia and Alzheimer's disease. *J Neurol Neurosurg Psychiatry.*, v. 69, p. 178-186, 2000.

BRIDGES-PARLET, S.; KNOPMAN, D.; STEFFES, S. Withdrawal of neuroleptic medications from institutionalized dementia patients: results of a double-blind, baseline-treatment-controlled pilot study. *J Geriatr Psychiatry Neurol.*, v. 10, p. 119-126, 1997.

BRUN, A. Dementia of frontal type. *Dementia.*, v. 4, p. 125, 1993.

BRUN, A. Frontal lobe degeneration of non-Alzheimer type I. Neuropathology. *Arch Gerontol Geriatr.*, v. 6, p. 193-208, 1987.

BRUN, A. Identification and characterization of frontal lobe degeneration: historical perspective on the development of FTD. *Alzheimer Dis Assoc Disord.*, v. 21, n. 4, p. S3-4, 2007.

BRUN, A. The emergence of the frontal lobe and its morbidity. In: INTERNATIONAL CONFERENCE ON FRONTAL DEMENTIAS, 3., Lund, 1998.

BRUN, A.; GUSTAFSON, L. Preface. *Dement Geriatr Cogn Disord.*, v. 17, p. 251-252, 2004.

BRUN, A.; GUSTAFSON, L. Psychopathology and frontal lobe involvement in organic dementia. In: IQBAL, K. et al. (Ed.). *Alzheimer disease*: basic mechanism, diagnosis and therapeutics strategies. London: Wiley, 1991. p. 27-33.

BUCHSBAUM, M. S. The frontal lobes, basal ganglia, and temporal lobes as sites for schizophrenia. *Schizophrenia Bull.*, v. 16, p. 379-389, 1990.

BUEE-SCHERRER, V.; HOF, P. R.; BUEE. L. Hyperphosphorylated tau proteins differentiate corticobasal degeneration and Pick's disease. *Acta Neuropathol.*, v. 91, p. 351-39, 1996.

BURN, D. J.; SAWLE, G. V.; BROOKS, D. J. Differential diagnosis of Parkinson's disease, multiple system atrophy, and Steele-Richardson-Olszewski syndrome: discriminant analysis of striatal 18 F-dopa PET data. *J Neurol Neurosurg Psychiatry.*, v. 57, n. 3, p. 278-284, 1994.

BURNS, A.; JACOBY, R.; LEVY, R. Psychiatric phenomena in Alzheimer's Disease. II: Disorders of perception. *Br J Psychiatry.*, v. 157, p. 76-81, 1990.

CAIXETA, L. *Demência*: abordagem multidisciplinar. Rio de Janeiro: Atheneu, 2006.

CAIXETA, L. *Demências*. São Paulo: Lemos, 2004.

CAIXETA, L. Epidemiologia das diferentes formas de demência em Goiás. *Arq Neuropsiquiatr.*, v. 61, Suppl. 2, p. S19, 2003.

CAIXETA, L. Minha experiência com Risperdal em pacientes com demência. *Prática Psiquiátrica*, v. 1, p. 1-6, 1996.

CAIXETA, L. *Neurobiologia e fenomenologia dos distúrbios da auto-consciência na Demência frontotemporal e na doença de Alzheimer*. 2001. Tese (Doutorado) – Faculdade de Medicina da Universidade de São Paulo, Universidade de São Paulo, São Paulo, 2001.

CAIXETA, L. Novel symptoms in frontotemporal dementia. *Dementia & Neuropsychologia*, v. 3, p. 323, 2007.

CAIXETA, L. Olanzapine use in 40 patients with dementia: an open study. In: INTERNATIONAL CONFERENCE ON ALZHEIMER`S DISEASE AND PARKINSON`S DISEASE, Sorriento, Itália, 2005.

CAIXETA, L.; DE SIMONE, A.; NITRINI, R. The use of atypical antipsychotics in frontotemporal dementia. *Neurobiol Aging.*, v. 19, Suppl. 4S, p. 118, 1998.

CAIXETA, L.; NITRINI, R. Demência fronto-temporal: estudo psicopatológico de 10 casos. *Rev Psiquiatr Clín.*, v. 25, n. 3, p. 132-134, 1998.

CAIXETA, L.; NITRINI, R. Subtipos clínicos da demência frontotemporal. *Arq Neuro-Psiquiatr.*, v. 59, n. 3A, p. 577-581, 2001.

CAIXETA, L.; SOARES, V. L.; SOARES, C. Motor neuron disease associated to progressive aphasia: a case report. *Arqui Neuropsiquiatr.*, v. 68, 2010. No prelo.

CARRILHO, P. E. M. et al. Involuntary hand levitation associated with parietal damage. *Arq Neuropsiquiatr.*, v. 59, p. 521-525, 2001.

CASE records of the Massachusetts General Hospital: case 38-1985. *N Engl J Med.*, v. 313, n. 12, p. 739-748, 1985.

CASELLI, R. J. Asymmetric cortical degeneration syndromes. *Curr Opin Neurol.*, v. 9, p. 276-280, 1996.

CASELLI, R. J. et al. Rapidly progressive aphasic dementia and motor neuron disease. *Ann Neurol.*, v. 33, p. 200-207, 1993.

CATANI, M. et al. Rapidly progressive aphasic dementia with motor neuron disease: a distinctive clinical entity. *Dement Geriatr Cogn Disord.*, v. 17, p. 21-28, 2004.

CHAN, D. et al. EEG abnormalities in frontotemporal lobar degeneration. *Neurology*, v. 62, n. 9, p. 1628-1630, 2004.

CHAN, D. et al. Patterns of temporal lobe atrophy in semantic dementia and Alzheimer's disease. *Ann Neurol.*, v. 49, n. 4, p. 433-442, 2001.

CHOW, T. W. Treatment approaches to symptoms associated with frontotemporal degeneration. *Curr Psychiatry Rep.*, v. 7, n. 5, p. 376-380, Oct 2005.

CLARK, L. N. et al. Pathogenic implications of mutations in the tau gene in pallido-ponto-nigral degeneration and related neurodegenerative disorders linked to chromosome 17. *Proc Natl Acad Sci U S A.*, v. 95, n. 22, p. 13103-13107, 1998.

CLARKE, A. N. G.; MANIKAR, G. O.; GRAY. I. Diogenes syndrome: a clinical study of gross neglect in old age. *Lancet.*, v. 1, n. 7903, p., 366-368, 1975.

COLLINGE, J.; PALMER, M. S. Prion diseases in humans and their relevance to other neurodegenerative diseases. *Dementia.*, v. 4, p. 178- 185, 1993.

CONSTANTINIDIS, J. A familial syndrome: a combination of Pick's disease and amyotrophic lateral sclerosis. *Encephale*, v. 13, n. 5, p. 285-293, 1987.

CONSTANTINIDIS, J.; RICHARD, J.; TISSOT, R. Pick's disease: histological and clinical correlations. *Eur Neurol.*, v. 11, n. 4, p. 208-217, 1974.

CUMMINGS, J. L. et al. Neuropsychiatric syndromes in neurodegenerative diseases: frequency and significance. *Semin Clin Neuropsychiatry.*, v. 1, n. 4, p. 241-247, 1996.

CUMMINGS, J. L. et al. The neuropsychiatric inventory: comprehensive assessment of psychopathology in dementia. *Neurology.*, v. 44, p. 2308-2314, 1994.

CUMMINGS, J. L. Frontal-subcortical circuits and human behaviour. *Arch Neurol.*, v. 50, p. 873, 1993.

CUMMINGS, J. L. *The neuropsychiatry of Alzheimer's disease and related dementias*. London: Martin Dunitz, 2003.

CUMMINGS, J. L.; DUCHEN, L. W. Klüver-Bucy syndrome in Pick disease: clinical and pathologic correlations. *Neurology.*, v. 31, p. 1415-1422, 1981.

CURTIS, R. C.; RESCH, D. S. Case of Pick's central lobar atrophy with apparent stabilization of cognitive decline after treatment with risperidone. *J Clin Psychopharmacol.*, v. 20, p. 384-385, 2000.

DAMASIO, A. R. *O erro de Descartes*. São Paulo: Companhia das Letras, 1996.

DAMASIO, H. et al. The return of Phineas Gage: clues about the brain from the skull of a famous patient. *Science*, v. 264, n. 5162, p. 1102-1105, 1994.

DAVID, A .S. Insight and psychosis. *Br J Psychiatry.*, v. 156, p. 798-808, 1990.

DAVID, A. S. Frontal lobology: psychiatry's new pseudoscience. *Br J Psychiatry.*, v. 161, p. 244-248, 1992.

DAVID, A. S. To see oursels as others see us: Aubrey Lewis's insight. *Br J Psychiatry.*, v. 175, p. 210-216, 1999.

DAVIDSON, M.; WEISER, M.; SOARES K. Novel antipsychotics in the treatment of psychosis and aggression associated with dementia: a meta analysis of randomized controlled clinical trials. *Int Psychogeriatr.*, v. 12, Suppl. 1, p. 271-277, 2000.

DE DEYN, P. P. et al. A randomized trial of risperidone, placebo and haloperidol for behavioural symptoms of dementia. *Neurology.*, v. 53, p. 946-955, 1999.

DE RENZI, E. Slowly progressive visual agnosia or apraxia without dementia. *Cortex.*, v. 22, p. 171-180, 1986.

DE RENZI, E.; FAGLIONI, P. Normative data and screening power of a shortened version of the Token Test. *Cortex.*, v. 14, n. 1, p. 41-49, 1978.

DE RENZI, E.; CAVALLERI, F.; FACCHINI, S. Imitation and utilization behaviour. *J Neurol Neurosurg Psychiatry.*, v. 61, p. 396-400, 1996.

DE VILLIERS, C. et al. A flight of fantasy: false memories in frontal lobe disease. *J Neurol Neurosurg Psychiatry.*, v. 61, p. 652-653, 1996.

DEAKIN J. B., et al. Paroxetine does not improve symptoms and impairs cognition in frontotemporal dementia: a double-blind randomized controlled trial. *Psychopharmacology.*, v. 172, n. 4, p. 400-408, Apr 2004.

DEIMLING, G. T.; BASS, D. M. Symptoms of mental impairment among elderly adults and their effects on family caregivers. *J Gerontol.*, v. 41, p. 778-784, 1986.

DELAY, J.; NEVEU, P.; DESCLAUX, P. Les dissolutions du langage dans la maladie de Pick. *Rev Neurol.*, v. 76, p. 37-38, 1944.

DERMAUT, B. et al. A novel presenilin 1 mutation associated with Pick's disease but not B-amyloid plaques. *Ann Neurol.*, v. 55, n. 5, p. 617-626, 2004.

DEROUESNÉ, C. et al. Decreased awareness of cognitive deficits in patients with mild dementia of the Alzheimer type. *Int J Geriatr Psychiatry.*, v. 14, n. 12, p. 1019-1030, 1999.

DEVANAND, D. P. Role of neuroleptics in treatment of behavioral complications. In: LAWLOR, B. A. (Ed.). *Behavioral complications in Alzheimer disease*. Washington: American Psychiatry Press, 1995. p. 131-152.

DEYMEER, F. et al. Thalamic dementia and motor neuron disease. *Neurology.*, v. 39, n. 1, p. 58-61, 1989.

DI MARIA, E. et al. Corticobasal degeneration shares a common genetic background with progressive supranuclear palsy. *Ann Neurol.*, v. 47, p. 374-377, 2000.

DIAMOND, A. Normal development of prefrontal cortex from birth to young adulthood. In: STUSS, D., KNIGHT, R. (Ed.). *Principles of frontal lobe function*. Oxford: Oxford University Press, 2002. p. 466-503.

DICK, J. P. R. Slowly progressive apraxia. *Behavioral Neurology.*, v. 2, p. 101-114, 1989.

DICKSON, D. W. Ballooned neurons in select neurodegenerative disease contain phosphorylated neurofilament epitopes. *Acta Neuropathol.*, v. 71, p. 216-223, 1986.

DICKSON, D. W. et al. Klüver-Bucy syndrome and amyotrophic lateral sclerosis: a case report with biochemistry, morphometrics, and Golgi study. *Neurology.*, v. 36, p. 1323-1329, 1986.

DICKSON, D. W. et al. Neuropathologic and molecular considerations of Corticobasal degeneration. *Adv Neuro.*, v. 82, p. 9-27, 2000.

DONATH, J. Die bedeutung des stirnhirns für die höheren seelischen leistungen. *Dtsch Z Nervenheilkd.*, v. 23, p. 282-306, 1923.

DOODY, R. S. et al. Positive and negative neuropsychiatric features in Alzheimer's Disease. *J Neuropsych Clin Neurosci.*, v. 7, n. 1, p. 54-60, 1995.l

DOODY, R. S.; JANKOVIC, J. The alien hand and related signs. *J Neurol Neurosurg Psychiatry.*, v. 55, p. 806-810, 1992.

DORAN, M.; XUAREB, J.; HODGES, J. R. Rapidly progressive aphasia with bulbar motor neurone disease: a clinical and neuropsychological study. *Behav Neurol.*, v. 8, p. 169-180, 1995.

DREVETS, W. C.; RUBIN, E. H. Psychotic symptoms and the longitudinal course of senile dementia of the Alzheimer type. *Biol Psychiatry.*, v. 25, p. 39-48, 1989.

D'SOUZA, I. et al. Missense and silent tau gene mutations cause frontotemporal dementia with parkinsonism-chromosome 17 type, by affecting multiple alternative RNA splicing regulatory elements. *Proc Natl Acad Sci U S A.*, v. 96, n. 10, p. 5598-5603, 1999.

DUBOIS, B. et al. The FAB: a frontal assessment battery at bedside. *Neurology.*, v. 55, n. 11, p. 1621-1626, 2000.

ELFGREN, C.; PASSANT, U.; RISBERG, J. Neuropsychological findings in frontal lobe dementia. *Dementia.*, v. 4, p. 214-220, 1993.

ELLIOTT, R. et al. Neuropsychological evidence for frontostriatal dysfunction in schizophrenia. *Psychol Med.*, v. 25, p. 619-630, 1995.

ENGELHARDT, E. et al. "Quantas demências degenerativas?" Doença de Alzheimer e outras demências: considerações diagnósticas. *Inform Psiq.*, v. 17, supl. 1, p. S10-S20, 1998.

ENGLUND, E. Frontotemporal dementia. *Review Series Dementia.*, v. 1, p. 2-5, 2000.

ENGLUND, E.; BRUN, A. Frontal lobe degeneration of non-Alzheimer type.IV. White matter changes. *Arch Gerontol Geriatr.*, v. 6, p. 235-243, 1987.

ENOCH, M. D.; TRETHOWAN, W. H. *Uncommon psychiatric syndromes*. Bristol: John Wright and Sons, 1979.

EUROPEAN CONCERTED ACTION ON PICK'S DISEASE (ESCAPD) CONSORTIUM. Provisional clinical and neuroradiological criteria for diagnosis of Pick's disease. *Eur J Neurol.*, v. 5, p. 519-520, 1998.

EVANS, J. J. et al. Progressive prosopagnosia associated with selective right temporal lobe atrophy: a new syndrome? *Brain.*, v. 118, p. 1-13, 1995.

FAIRBURN, C. G.; HOPE, R. A. Changes in behaviour in dementia: a neglected research area. *Br J Psychiatry.*, v. 152, p. 406-407, 1988.

FEANY, M. B.; DICKSON, D. W. Neurodegenerative disorders with extensive tau pathology: a comparative study and review. *Ann Neurol.*, v. 40, p. 139-148, 1996.

FEINBERG, T. E. Some interesting perturbations of the self in neurology. *Seminars in Neurology.*, v. 17, n. 2, p. 129-135, 1997.

FINKEL, S. I. et al. Behavioural and psychological signs and symptoms of dementia: a consensus statement on current knowledge and implications for research and treatment. *Int Psychogeriatr.*, v. 8, Suppl. 3, p. 497-500, 1996.

FINKEL, S. I. The signs of the behavioural and psychological symptoms of dementia. *Clinician.*, v. 16, n. 1, p. 33-42, 1998.

FOGEL, B. S. The significance of frontal system disorders for medical practice and health policy. *J Neuropsychiatry Clin Neurosci.*, v. 6, p. 343-347, 1994.

FORSTL, H. et al. Frontal lobe degeneration and Alzheimer's disease: a controlled study on clinical findings, volumetric brain changes and quantitative electroencephalography data. *Dementia.*, v. 7, p. 27-34, 1996.

FORSTL, H.; BURNS, A.; JACOBY, R. Neuroanatomical correlates of clinical misidentification and misperception in senile dementia of the Alzheimer type. *J Clin Psychiatry.*, v. 52, p. 268-271, 1991.

FOSTER, N. L. et al. Frontal hypo metabolism in Alzheimer's disease is associated with more rapid progression od dementia. *Neurobiol Aging.*, v.21, p. S108, 2000.

FRATTALI, C. M.; SONIES, B. C. Language disturbances in corticobasal degeneration. *Neurology.*, v. 54, p. 990-992, 2000.

FRENCHMAN, I. B.; PRINCE, T. Clinical experience with risperidone, haloperidol and thioridazine for dementia-associated behavioral disturbances. *Int Psychogeriatr.*, v. 9, p. 431-435, 1997.

FREUD, S. *Obras completa.* Rio de Janeiro: Imago, 1969. 24 v.

FRIEDLAND, R. P. et al. Functional imaging, the frontal lobes, and dementia. *Dementia.*, v. 4, n. 3-4, p. 192-203, 1993.

FRISONI, G. B. et al. Brain atrophy in frontotemporal dementia. *J Neurol Neurosurg Psychiatry.*, v. 61, n. 2, p. 157-165, 1996.

FUJIHARA, S. et al. Prevalence of presenile dementia in a terciary outpatient clinic. *Arq Neuropsiquiatr.*, v. 62, n. 3-A, p. 592-595, 2004.

FUSTER, J. M. Frontal lobe and cognitive development. *J Neurocytol.*, n. 31, p. 373-385, 2002.

GALLARDA, T. et al. Un cas de "démence précoce" chez une jeune femme de 23 ans: Démence de Pick juvénile ou schizophrénie hébéphréno-catatonique? *Ann Méd Psychol.*, v. 154, n. 3, p. 186-190, 1996.

GERTZ, H. J.; WOLF, H.; ARENDT, T. Psychiatric disorders of the frontal lobe. *Curr Opin Psychiatry.*, v. 12, p. 321-324, 1999.

GIBB, W. R. G.; LUTHERT, P. J.; MARSDEN, C. D. Corticobasal degeneration. *Brain.*, v. 112, p. 1171-1192, 1989.

GISLASON, T. B. et al. The prevalence of frontal variant frontotemporal dementia and the frontal lobe syndrome in a population based sample of 85 year olds. *J Neurol Neurosurg Psychiatry.*, v. 74, p. 867-871, 2003.

GOEDERT, M. et al. Tau gene mutation in familial progressive subcortical gliosis. *Nat Med.*, v. 5, n. 4, p. 454-457, 1999.

GOFORTH, H. W. et al. Quantitative electroencephalography in frontotemporal dementia with methylphenidate response: a case study. *Clin EEG Neurosci.*, v. 35, p. 108-111, 2004.

GOGTAY, N. et al. Dynamic mapping of human cortical development during childhood through early adulthood. *Proc Natl Acad Sci U S A.*, v. 101, p. 8174-8179, 2004.

GRAFF-RADFORD, N. R; WOODRUFF, B. K. Frontotemporal dementia. *Semin Neurol.*, v. 27, n. 1, p. 48-57, 2007.

GRASBECK, A. et al. Predictors of mortality in frontotemporal dementia: a retrospective study of the prognostic influence of pre-diagnostic features. *Int J Geriatr Psychiatry.*, v. 18, p. 594-601, 2003.

GREGORY, C. A.; MCKENA J.; HODGES J. R. Dementia of frontal type and simple schizophrenia: two sides of the same coin? *Neurocase.*, v. 4, p. 1-6, 1998.

GREGORY, C. A. et al. Can frontotemporal dementia and Alzheimer's disease be differentiated using a brief battery of tests? *Int J Geriatr Psychiatry.*, v. 12, n. 3, p. 375-383, 1997.

GREGORY, C. A; SERRA-MESTRES, J.; HODGES, J. R. Early diagnosis of the frontal variant of frontotemporal dementia: how sensitive are standard neuroimaging and neuropsychologic tests? *Neuropsychiatry Neuropsychol Behav Neurol.*, v. 12, n. 2, p. 128-135, 1999.

GRIFFITHS, H. L. *Communicative disorder in fronto-temporal dementia*: a linguistic and cognitive analysis. A comparative study with Alzheimer's disease. 1996. (MSc thesis) – University of Manchester, Manchester, 1996.

GRIMES, D. A.; LANG, A. E.; BERGERON, C. Dementia as the most common presentation of cortical-basal ganglionic degeneration. *Neurology.*, v. 53, n. 9, p. 1969-1967, 1999.

GROSSI, D. et al. Do visuospatial and constructional disturbances differentiate frontal variant of frontotemporal dementia and Alzheimer's disease? an experimental study of a clinical belief. *Int J Geriatr Psychiatry.*, v. 17, n. 7, p. 641-648, 2002.

GUALTIERI, C. T. The contribution of the frontal lobes to a theory of psychopathology. In: RATEY, J. J. (Ed.). *Neuropsychiatry of personality disorders*. Cambridge: Blackwell Science, 1995. p. 149-171.

GUSTAFSON, L. Clinical picture of frontal lobe degeneration of non-Alzheimer type. *Dementia.*, v. 4, p. 143-148, 1993.

GUSTAFSON, L. et al. Regional cerebral blood flow in degenerative frontal lobe dementia of non-Alzheimer type. *J Cereb Blood Flow Metab.*, v. 5, supl., p. 141-142, 1985.

GUSTAFSON, L. Frontal lobe degeneration of non-Alzheimer type II: clinical picture and differential diagnosis. *Arch Gerontol Geriatr.*, v. 6, p. 209-233, 1987.

GUSTAFSON, L.; NILSSON, L. Differential diagnosis of presenile dementia on clinical grounds. *Acta Psychiatr Scand.*, v. 65, p. 194-209, 1982.

GYDESEN, S. et al. Chromosome 3 linked frontotemporal dementia (FTD-3). *Neurology.*, v. 59, n. 10, p. 1585-1594, 2000.

HAIN, C.; PETER, K. Initial manifestation of a manic syndrome in advanced age in subcortical arteriosclerotic encephalopathy (Binswanger disease). *Psychiatr Prax.*, v. 26, n. 6, p. 305-307, 1999.

HALLIDAY, G. et al. Pick bodies in a family with presenilin-1 Alzheimer's disease. *Ann Neurol.*, v. 57, n. 1, p. 139-143, 2005.

HALLIDAY, G. M. et al. Ubiquitin-positive achromatic neurons in corticobasal degeneration. *Acta Neuropathol.*, v. 90, p. 68-75, 1995.

HARLOW, J. M. Passage of an iron rod through the head. *Boston Medical and Surgical Journal*, v. 39, p. 389-393, 1848.

HARLOW, J. M. Recovery from the passage of an iron bar through the head. *Publications Mass Med Soc.*, v. 2, p. 327-347, 1868. Reprinted in: History of Psychiatry, v. 4, p. 271-281, 1993.

HARLOW, J. M. Recovery of the passage of an iron bar through the head. *Publ Mass Med Soc.*, v. 2, p. 327-334, 1868.

HARRISON, R. W. S.; McKEITH, I. G. Senile dementia of Lewy body type- A review of clinical and pathological features: implication for treatment. *Int J Geriatr Psychiatry.,* v. 10, p. 919-926, 1995.

HARVEY, R. J. Epidemiology of presenile dementia. In: HODGES, J. R. Early-Onset dementia. Oxford: Oxford University Press, 2001, p. 1-21.

HASEGAWA, M.; SMITH, M. J.; GOEDERT, M. Tau proteins with FTDP-17 mutations have a reduced ability to promote microtubule assembly. *FEBS Lett.*, v. 437, n. 3, p. 207-210, 1998.

HAYASHI, S. et al. Late-onset frontotemporal dementia with a novel exon 1 (Arg5His) tau gene mutation. *Ann Neurol.*, v. 51, n. 4, p. 525-530, 2002.

HELY, M. A. et al. Diffuse Lewy body disease: clinical features in nine cases without coexisting Alzheimer's disease. *J Neurol Neurosurg Psychiatry.*, v. 60, n. 5, p. 531-538, 1996.

HÉNON, H.; JONKER, C. Differential diagnosis of frontotemporal dementia. In: PASQUIER, F.; LEBERT, F.; SCHELTENS, P. (Ed.). Frontotemporal dementia. Netherlands: ICG publications, 1996. p. 125-136.

HIGGINS, J. J. et al. A lack of the R406W tau mutation in progressive supranuclear palsy and corticobasal degeneration. *Neurology.*, v. 52, p. 404-406, 1999.

HODGES J. R.; MILLER B. The classification, genetics and neuropathology of frontotemporal dementia: introduction to the special topic papers: part I. *Neurocase.*, v. 7, n. 1, p. 31-35, 2001.

HODGES, J. R. (Ed.). *Frontotemporal dementia syndromes.* Cambridge: Cambridge University Press, 2007.

HODGES, J. R. et al. Clinicopathological correlates in frontotemporal dementia. *Ann Neurol.*, v. 56, p. 399-406, 2004.

HODGES, J. R. et al. Semantic dementia: progressive fluent aphasia with temporal lobe atrophy. *Brain.*, v. 115, p. 1783-1806, 1992.

HODGES, J. R. et al. Survival in frontotemporal dementia. *Neurology.*, v. 61, n. 3, p. 349-354, 2003.

HODGES, J. R. Pure retrograde amnesia exists but what is the explanation? *Cortex.*, v. 38, n. 4, p. 674-677, 2002.

HODGES, J. R. The differentiation of semantic dementia and frontal lobe dementia (temporal and frontal variants of frontotemporal dementia) from early Alzheimer's disease: a comparative neuropsychological study. *Neuropsychol.*, v. 13, n. 1, p. 31-40, 1999.

HODGES, J. R.; GURD, J. M. Remote memory and lexical retrieval in a case of frontal Pick's disease. *Arch Neurol.*, v. 51, p. 821-827, 1994.

HOGG, M. et al. The L266V tau mutation is associated with frontotemporal dementia and Pick-like 3R and 4R tauopathy. *Acta Neuropathol.*, v. 106, n. 4, p. 323-336, 2003.

HOLMAN, B. L. et al. The scintigraphic appearance of Alzheimer's Disease: a prospective study using Technetium-99m-HMPAO SPECT. *J Nucl Med.*, v. 33, n. 2, p. 181-185, 1992.

HONG, M. et al. Mutation-specific functional impairments in distinct tau isoforms of hereditary FTDP-17. *Science*, v. 282, n. 5395, p. 1914-1917, 1998.

HOROUPIAN, D. S. et al. Dementia and motor neuron disease; morphometric, biochemical, and Golgi studies. *Ann Neurol.*, v. 16, p. 305-313, 1984.

HOSLER, B. A. et al. Linkage of familial amyotrophic lateral sclerosis with frontotemporal dementia to chromosome 9q21-q22. *JAMA.*, v. 284, n. 13, p. 1664-1669, 2000.

HOULDEN, H. et al. Corticobasal degeneration and progressive supranuclear palsy share a common tau haplotype. *Neurology.*, v. 56, p. 1702-1706, 2001.

HUTTON, M. et al. Association of missense and 5'-splice-site mutations in tau with the inherited dementia FTDP-17. *Nature*, v. 393, n. 6686, p. 702-705, 1998.

IIJIMA, M. et al. A distinct familial presenile dementia with a novel missense mutation in the tau gene. *Neuroreport.*, v. 10, n. 3, p. 497-501, 1999.

IKEDA, M. et al. Efficacy of fluvoxamine as a treatment for behavioral symptoms in frontotemporal lobar degeneration patients. *Dement Geriatr Cogn Disord.*, v. 17, p. 1117-1121, 2004.

IKEJIRI, Y. et al. Compulsive, stereotyped behavior associated with traumatic brain injury to the right frontal and temporal lobes. *J Neuropsychi Clin Neurosci.*, v. 9, p. 638, 1998. Resumo.

INSEL, T. R. Toward a neuroanatomy of obsessive-compulsive disorder. *Arch Gen Psychiatry.*, v. 49, n. 9, p. 739-744, 1992.

ISEKI, E. et al. Familial frontotemporal dementia and parkinsonism with a novel N296H mutation in exon 10 of the tau gene and widespread tau accumulation in the glial cells. *Acta Neuropathol.*, v. 102, n. 3, p. 285-292, 2001.

JACOB, R. A. The role of micronutrients in DNA synthesis and maintenance. *Adv Exp Med Biol.*, v. 472, p. 101-113, 1999.

JENDROSKA, K. et al. Morphological overlap between corticobasal degeneration and Pick's disease: a clinicopathological report. *Mov Disord.*, v. 10, p. 111-114, 1995.

JOHNSON, J. K. et al. Clinical and pathological evidence for a frontal variant of Alzheimer Disease. *Arch Neurol.*, v. 56, n. 10, p. 1233-1239, 1999.

JOSEPH, A. B.; O'LEARY, D. H. Brain atrophy and interhemispheric fissure enlargement in Cotard's syndrome. *J Clin Psychiatry.*, v. 47, n. 10, p. 518-520, 1986.

JOSEPH, R. Neuroanatomy of normal and abnormal cerebral development. In: JOSEPH, R. *Neuropsychiatry, neuropsychology and clinical neuroscience*. 2nd ed. Baltimore: Williams & Wilkins, 1996b. cap. 18, p. 625-674.

JOSEPH, R. Paleo-neurology and the evolution of the human mind and brain. In: JOSEPH, R. *Neuropsychiatry, neuropsychology and clinical neuroscience*. 2. ed. Baltimore: Williams & Wilkins, 1996a. cap. 2, p. 31-47.

JOSEPHS, K. A. Frontotemporal dementia and related disorders: deciphering the enigma. *Ann Neurol.*, v. 64, n. 1, p. 4-14, 2008.

JULIN, P. et al. Clinical diagnosis of frontal lobe dementia and Alzheimer's disease: relation to cerebral perfusion, brain atrophy and electroencephalography. *Dementia.*, v. 6, p. 142-127, 1995.

JUNG, R.; SOLOMON, R. Psychiatry manifestations of Pick's disease. *Int Psychogeritr.*, v. 5, n. 2, p. 187-202, 1993.

KALFER, D. I. et al. Midline cerebral morphometry distinguishes frontotemporal dementia and Alzheimer's disease. *Neurology.*, v. 48, n. 4, p. 978-985, 1997.

KALFER, D. I.; CUMMINGS, J. L. Personality alterations in degenerative brain diseases. In: RATEY, J. J. (Ed.). *Neuropsychiatry of personality disorders*. Massachusetts: Blackwell Science, 1995. p. 172-209.

KAPUR, N.; COUGHLAN, A .K. Confabulation and frontal lobe dysfunction. *J Neurol Neurosurg Psychiatry.*, v. 43, p. 461-463, 1980.

KERTESZ, A. Frontotemporal dementia/pick's disease. *Arch Neurology.*, v. 61, n. 6, p. 969-971, 2004.

KERTESZ, A. Pick complex: an integrative approach to frontotemporal dementia: primary progressive aphasia, corticobasal degeneration, and progressive supranuclear palsy. *Neurologist.*, v. 9, p. 311-317, 2003.

KERTESZ, A. The quantification of behavior in frontotemporal dementia. In: KERTESZ, A.; MUNOZ, D. *Pick's disease and pick complex*. New York: Wiley, 1998. p. 47-68.

KERTESZ, A.; DAVIDSON, W.; FOX, H. Frontal behavioral Inventory: diagnostic criteria for frontal lobe dementia. *Can J Neurolol Sci.*, v. 24, p. 29-36, 1997.

KERTESZ, A.; MUNOZ, D. *Pick's disease and pick complex*. New York: Wiley, 1998a.

KERTESZ, A.; MUNOZ, D. Pick's disease, frontotemporal dementia, and pick complex: emerging concepts. *Arch Neurol.*, v. 55, p. 302-4, 1998b.

KERTESZ, A.; MUNOZ, D. Relationship between frontotemporal dementia and corticobasal degeneration/progressive supranuclear palsy. *Dement Geriatr Cogn Disord.*, v. 17, p. 282-286, p. 2004.

KERTESZ, A; MUNOZ, D. G. Frontotemporal dementia. *Med Clin North Am.*, v. 86, n. 3, p. 501-518, 2002.

KESSLER, H.; SUPPRIAN, T.; FALKAI, P. Pharmacological treatment options in frontotemporal dementia. *Fortschr Neurol Psychiatr.*, v. 75, n. 12, p. 714-719, 2006.

KNIBB, J. A.; KIPPS, C. M.; HODGES, J. R. Frontotemporal dementia. *Curr Opin Neurol.*, v. 19, n. 6, p. 565-571, 2006.

KNOPMAN, D. S. et al. Antemortem diagnosis of frontotemporal lobar degeneration. *Ann Neurol.*, v. 57, p. 480-488, 2005.

KNOPMAN, D. S. et al. Dementia lacking distinctive histological features: a common non-Alzheimer degenerative dementia. *Neurology.*, v. 40, p. 251-256, 1990.

KNOPMAN, D. S. et al. The spectrum of imaging and neuropsychological findings in Pick's disease. *Neurology.*, v. 39, p. 362-368, 1989.

KNOPMAN, D. S. Overview of dementia lacking distinctive histology: pathological designation of a progressive dementia. *Dementia.*, v. 4, p. 132-136, 1993.

KOBAYASHI, K. et al. Another phenotype of frontotemporal dementia and parkinsonism linked to chromosome-17 (FTDP-17) with a missense mutation of S305N closely resembling Pick's disease. *J Neurol.*, v. 250, n. 8, p. 990-992, 2003.

KOBAYASHI, K. Pick's disease pathology of a missense mutation of S305N of frontotemporal dementia and parkinsonism linked to chromosome 17: another phenotype of S305N. *Dement Geriatr Cogn Disord.*, v. 17, n. 4, p. 293-297, 2004.

KOLLER, W. C.; MONTGOMERY, E. B. Issues in the early diagnosis of Parkinson's disease. *Neurology.*, v. 49, Suppl. 1, p. S10-25, 1997.

KOMPOLITI, K. et al. Clinical presentation and pharmacological therapy in corticobasal degeneration. *Arch Neurol.*, v. 55, n. 7, p. 957-961, 1998.

KOPELMAN, M. D. Two types of confabulation. *J Neurol Neurosurg Psychiatry*, v. 50, n. 11, p. 1482-1487, 1987.

KOVACH, M. J. et al. Clinical delineation and localization to chromosome 9p13.3-p12 of a unique dominant disorder in four families: hereditary inclusion body myopathy, Paget disease of bone, and frontotemporal dementia. *Mol Genet Metab.*, v. 74, n. 4, p. 458-475, 2001.

KUMAR-SINGH, S.; VAN BROECKHOVEN.; C. Frontotemporal Lobar Degeneration: current concepts in the light of recent advances. *Brain Pathol.*, v. 17, p. 104-113, 2007.

LANG, A. E. et al. Parietal Pick's disease mimicking cortical-basal ganglionic degeneration. *Neurology.*, v. 44, n. 8, p. 1436-1440, 1994.

LANG, A. E.; RILEY, D. E.; BERGERON, C. Cortical-basal ganglionic degeneration. In: CALNE, D. B. *Neurodegenerative diseases*. Philadelphia: W. B. Saunders Company, 1994. p. 877-894.

LAVENU, I. et al. Perception of emotion in frontotemporal dementia and Alzheimer disease. *Alzheimer Dis Assoc Disord.*, v. 13, n. 2, p. 96-101, 1999.

LAW, J. Late diagnosis of frontal meningiomas. *BMJ*, v. 297, p. 423, 1988.

LEBERT, F. Assessment of behavioural changes, pharmacotherapy and management of frontotemporal dementia. In: PASQUIER, F.; LEBERT, F.; SCHELTENS, P. (Ed.). *Frontotemporal dementia*. Netherlands: ICG publications, 1996. p. 71-82.

LEBERT, F. Behavioral benefits of trazodone are sustained for the long term in frontotemporal dementia. *Therapy.*, v. 3, p. 93-96, 2006.

LEBERT, F. et al. Frontotemporal dementia: a randomized, controlled trial with trazodone. *Dement Geriatr Cogn Disord.*, v. 17, n. 4, p. 355-359, 2004.

LEBERT, F. P. F. Trazodone in the treatment of behaviour in frontotemporal dementia. *Hum Psychopharmacol.*, v. 14, p. 279, 1999.

LEBERT, F. Treatment of frontotemporal dementia. *Psychol Neuropsychiatr Vieil.*, v. 2, n. 1, p. 35-42, 2004.

LEBERT, F.; PASQUIER, F.; PETIT, H. Personality traits and frontal lobe dementia. *Int J Geriatr Psychiatry.*, v. 10, p. 1047-1049, 1995.

LEIGUARDA, R. et al. The nature of apraxia in corticobasal degeneration. *J Neurol Neurosurg Psychiatry.*, v. 57, p. 455-459, 1994.

LEVY, M. L. et al. Alzheimer disease and frontotemporal dementias: behavioral distinctions. *Arch Neurol.*, v. 53, n. 7, p. 687-690, 1996.

LEVY, M. L.; MILLER, B. L.; CUMMINGS, J. L. Frontal and Frontotemporal Dementia. In: GROWDON, J. H.; ROSSOR, M. N. (Ed.). *The Dementias.* Boston: Butterworth-Heinemann, 1998. p. 45-65.

LEWIS D. A. Neural circuitry of the prefrontal cortex in schizophrenia. *Arch Gen Psychiatry.*, v. 52, p. 269-273, 1995.

LEZAK, M. D. *Neuropsychological assessment.* 3rd ed. New York: Oxford University Press, 1995.

LHERMITTE, F. Human autonomy and the frontal lobes. Part II: patient behavior in complex and social situations: the "environmental dependency syndrome". *Ann Neurol.*, v. 19, n. 4, p. 335-343, 1986a.

LHERMITTE, F. Imitation and utilization behavior in major depressive states. *Bull Acad Natl Med.*, v. 177, n. 6, p. 883-90, 1993.

LHERMITTE, F.; PILLON, B.; SEDARU, M. Human autonomy and the frontal lobes. Part I: imitation and utilization behavior: a neuropsychological study of 75 patients. *Ann Neurol.*, v. 19, n. 4, p. 326-334, 1986b.

LINDAU, M. et al. Quantitative EEG abnormalities and cognitive dysfunctions in frontotemporal dementia and Alzheimer's disease. *Dement Geriatr Cogn Disord.*, v. 15, n. 2, p. 106-114, 2003.

LIPPA, C. F. et al. Frontotemporal dementia with novel tau pathology and a Glu342Val tau mutation. *Ann Neurol.*, v. 48, n. 6, p. 850-858, 2000.

LIPTON, A. M. et al. Lateralization on neuroimaging does not differentiate frontotemporal lobar degeneration from alzheimer's disease. *Dement Geriatr Cogn Disord.*, v. 17, p. 324-327, 2004.

LISHMAN, W. A. Psychiatry and neuropathology: the maturing of a relationship. *J Neurol Neurosurg Psychiatry.*, v. 58, p. 284-292, 1995.

LITVAN, I. et al. Accuracy of the clinical diagnosis of corticobasal degeneration: a clinicopathologic study. *Neurology.*, v. 48, p. 119-125, 1997.

LITVAN, I. et al. Neuropsychiatry aspects of progressive supranuclear palsy. *Neurology.*, v. 47, p. 1184-1189, 1996.

LITVAN, I.; CUMMINGS, J. L.; MEGA, M. Neuropsychiatry features of corticobasal degeneration. *J Neurol Neurosurg Psychiatry.*, v. 65, p. 717-721, 1998.

LIU, W. et al. Behavioral disorders in the frontal and temporal variants of frontotemporal dementia. *Neurology.*, v. 62, p. 742-748, 2004.

LONERGAN, E.; LUXENBERG, J.; COLFORD, J. *Haloperidol for agitation in dementia*: cochrane review. Chichester: John Wiley & Sons, 2004. (The Cochrane Library, Issue 1)

LOPEZ, O. L. et al. The nature of behavioral disorders in human Klüver-Bucy Syndrome. *Neuropsychiatry Neuropsychol Behav Neurol.*, v. 8, p. 215-221, 1995.

LOPEZ, O. L. et al. Symptoms of depression and psychosis in Alzheimer's disease and frontotemporal dementia: exploration of underlying mechanisms. *Neuropsychiatry Neuropsychol Behav Neurol.*, v. 9, n. 3, p. 154-161, 1996.

LUATÈ, J. P. et al. Troubles de l'humeur et démence de type frontal. *L'Encéphale,* v. 20, p. 27-36, 1994.

LURIA, A. R. *Las funciones corticales superiores del hombre*. Habana: Orbe, 1977.

MACMILLAN, M. Phineas cage: a case for all reasons. In: CODE, C. et al. *Classic cases in neuropsychology*. London: Psychology Press, 1996. p. 243-262.

MAIA, L. et al. Afasia progressiva primária de tipo não fluente. *Acta Med Port.*, v. 19, p. 85-92, 2006.

MANN, D. M. A.; SOUTH, P. W. The topografic distribution of brain atrophy in frobtal lobe dementia. *Acta Neuropathol.*, v. 85, p. 334-340, 1993.

MANN, D. M. et al. Amyloid beta protein deposition in patients with frontotemporal lobar degeneration: relationship to age and apolipoprotein E genotype. *Neurosci Lett.*, v. 304, n. 3, p. 161-164, 2001.

MANN, U. M. et al. Heterogeneity in Alzheimer's disease: progression rate segregated by distinct neuropsychological and cerebral metabolic profiles. *J Neurol Neurosurg Psychiatry.*, v. 55, n. 10, p. 956-959, 1992.

MARIN, R. S. Differential diagnosis and classification of apathy. *Am J Psychiatry.*, v. 147, n. 1, p. 22-30, 1990.

MARIN, R. S.; FIRINCIOGULLARI, S.; BIEDRZYCKI, R. C. The sources of convergence between measures of apathy and depression. *J Affect Disord.*, v. 28, n. 1, p. 7-14, 1993.

MARKOVÁ, I. S.; BERRIOS, G. E. Insight in clinical psychiatry: a new model. *J Nerv Ment Dis.*, v. 183, p. 743-751, 1995.

MARKOVÁ, I. S.; BERRIOS, G. E. The meaning of insight in clinical psychiatry. *Br J Psychiatry.*, v. 160, p. 850-860, 1992.

MARKOWITSCH, H. J.; KESSLER, J. Massive impairment in executive functions with partial preservation of other cognitive functions: the case of a young patient with severe degeneration of the prefrontal cortex. *Exp Brain Res.*, v. 133, n. 1, p. 94-102, 2000.

MARKUS, H. S. et al. Patterns of regional cerebral blood flow in corticobasal degeneration studied using HMPAO SPECT. *Mov Disord.*, v. 10, n. 2, p. 179-187, 1995.

MASSMAN, P. J. et al. Neuropsychological functioning in cortico-basal ganglionic degeneration: differentiation from Alzheimer's disease. *Neurology.*, v. 46, p. 720-726, 1996.

MATAIX-COLS, D. et al. Distinct neural correlates of washing, checking, and hoarding symptom dimensions in obsessive-compulsive disorder. *Arch Gen Psychiatry.*, v. 61, n. 6, p. 564-576, 2004.

MAYBERG, H. S. Frontal lobe dysfunction in secondary depression. *J Neuropsych Clin Neurosci.*, v. 6, p. 428-442, 1994.

MCDONALD, T. D. et al. Polyglucosan body disease simulating amyotrophic lateral sclerosis. *Neurology.*, v. 43, n. 4, p. 785-790, 1993.

MCKEITH, I. G. et al. Lewy body dementia: diagnosis and treatment. *Br J Psychiatry.*, v. 167, p. 709-717, 1995.

MCKHANN, G. M. et al. Clinical and pathological diagnosis of frontotemporal dementia: report of the Work Group on Frontotemporal Dementia and Pick's Disease. *Arch Neurol.*, v. 58, p. 1803-1809, 2001.

MELL, J. C.; HOWARD, S. M.; MILLER, B. L. Art and the brain: the influence of frontotemporal dementia on an accomplished artist. *Neurology.*, v. 60, n. 10, p. 1707-1710, 2003.

MELLOW, A. M.; ARONSON, S. M. Pharmacotherapy of behavioral symptoms in dementia: non-neuroleptic agents. In: LAWLOR, B. A. (Ed.). *Behavioral complications in Alzheimer disease*. Washington: American Psychiatry Press, 1995. p. 209-222.

MENDEZ, M. F.; CUMMINGS, J. L. Dementia. In: TRIMBLE, M. R.; CUMMINGS, J. L. (Ed.). *Contemporary behavioral neurology*. Boston: Butterworth-Heinemann, 1997. p. 255-275.

MENDEZ, M. F.; LIPTON, A. Emergent neuroleptic hypersensitivity as a herald of presenile dementia. *J Neuropsychiatry Clin Neurosci.*, v. 13, n. 3, p. 347-356, 2001.

MENDEZ, M. F.; MARTIN, R. J.; SMYTH, K. A. Disturbances of person identification in Alzheimer's disease. *J Nerv Ment Dis.*, v. 180, p. 94-6, 1992.

MESHBERGER, F. L. An interpretation of Michelangelo's Creation of Adam based on neuroanatomy. *JAMA*, v. 264, n. 14, p. 1837-1841, 1990.

MESULAM, M. M. Frontal cortex and behaviour. *Ann Neurol.*, v. 19, p. 320-325, 1986.

MESULAM, M. M. Slowly progressive aphasia without generalized dementia. *Ann Neurol.*, v. 11, n. 6, p. 592-598, 1982.

MESULAN, M. M. (Ed.). *Principles of behavioral and cognitive neurology*. 2nd ed. Oxford: Oxford University Press, 2000.

MEYER, A. Uber eine der amyotrophischen Lateralsklerose nahestehende Erkrankung mit psychischen Storungen. Zugleich ein Beitrag zur Frage der spastischen pseudosklerose (A. Jakob). *Zeitschrift fur die Gesamte Neurologie und Psychiatrie*, v. 121, p. 107-128, 1929.

MILLER, B. L. et al. A study of the Lund-Manchester research criteria for frontotemporal dementia: clinical and single photon emission CT correlations. *Neurology.*, v. 48, p. 937-942, 1997a.

MILLER, B. L. et al. Aggressive, socially disruptive and antisocial behaviour associated with fronto-temporal dementia. *Br J Psychiatry.*, v. 170, p. 150-155, 1997b.

MILLER, B. L. et al. Dietary changes, compulsions and sexual behavior in frontotemporal degeneration. *Dementia.*, v. 6, p. 195-199, 1995.

MILLER, B. L. et al. Emergence of artistic talent in frontotemporal dementia. *Neurology.*, v. 51, n. 4, p. 978-982, 1998.

MILLER, B. L. et al. Frontal lobe degeneration: clinical, neuropsychological and SPECT characteristics. *Neurology.*, v. 41, n. 9, p. 1374-1382, 1991.

MILLER, B. L. et al. Progressive right frontotemporal degeneration: clinical, neuropsychological and SPECT characteristics. *Dementia.*, v. 4, p. 204-413, 1993.

MINTHON, L.; EDVINSSON, L.; GUSTAFSON, L. Somatostatin and neuropeptide Y in cerebrospinal fluid: correlations with severity of disease and clinical signs in Alzheimer's disease and frontotemporal dementia. *Dement Geriatr Cogn Disord.*, v. 8, n. 4, p. 232-239, 1997.

MIOTTO, E C. Abordagem neuropsicológica dos lobos frontais. *Rev. ABP-APAL.*, v. 16, n. 2, p. 52-56, 1994.

MIRANDA, S. J. C. Anatomia dos lobos frontais. In: NITRINI, R.; CARAMELLI, M. L. *Neuropsicologia das bases anatômicas à reabilitação*. São Paulo: Ed. do Hospital das Clínicas da FMUSP, 2003. p. 59-71.

MITSUYAMA, Y. Presenile dementia with motor neuron disease in Japan: clinico-pathological review of 26 cases. *J Neurol Neurosurg Psychiatry.*, v. 47, n. 9, p. 953-959, 1984.

MITSUYAMA, Y.; TAKAMIYA, S. Presenile dementia with motor neuron disease in Japan: a new entity? *Arch Neurol.*, v. 36, n. 9, p. 592-593, 1979.

MIYAMOTO, K. et al. Familial frontotemporal dementia and parkinsonism with a novel mutation at an intron 10 +11-splice site in the tau gene. *Ann. Neurol.*, v. 50, n. 1, p. 117-120, 2001.

MODREGO, P. J. et al. Fahr's syndrome presenting with pure and progressive presenile dementia. *Neurol Sci.*, v. 26, n. 5, p. 367-369, Dec 2005.

MOLCHAN, S. E. et al. Psychosis. In: LAWLOR, B. A. (Ed.). *Behavioral complications in Alzheimer's Disease*. Washington: American Psychiatry Press, 1995. p. 55-73.

MOLCHAN, S. E.; MARTINEZ, R. A.; LAWLOR. B. A. Reflections of the self: atypical misidentification and delusional syndromes in two patients with Alzheimer's disease. *Br J Psychiatry.*, v. 157, p. 605-608, 1990.

MORETTI, R. et al. Frontotemporal dementia: paroxetine as a possible treatment of behavior symptoms. A randomized, controlled, open 14-month study. *European Neurology.*, v. 49, p. 13-19, 2003.

MORETTI, R. et al. Rivastigmine in frontotemporal dementia: an open-label study. *Drugs Aging.*, v. 21, p. 931-937, 2004.

MORITA, K. et al. Presenile dementia combinedwith amyotrophy: a review of 34 Japanese cases. *Arch Gerontol Geriatr.*, v. 6, p. 263-277, 1987.

MORRIS, J. H. Pick's disease. In: ERISE, M. M.; MORRIS, J. H. (Ed.). *The neuropathology of dementia.* Cambridge: Cambridge University Press, 1997. p. 204-217.

MOTT, R. T. et al. Neuropathologic, biochemical, and molecular characterization of the frontotemporal dementias. *J Neuropathol Exp Neurol.*, v. 64, n. 5, p. 420-428, 2005.

MULLEN, R.; HOWARD, R. Insight in Alzheimer's disease. *Int J Geriatr Psychiatry.*, v. 11, p. 645-651, 1996.

MUMMERY, C. J. et al. A voxel-based morphometry study of semantic dementia: relationship between temporal lobe atrophy and semantic memory. *Ann Neurol.*, v. 47, n. 1, p. 36-45, 2000.

MUÑOZ CÉSPEDES, J. M.; TIRAPU USTARROZ, J. Rehabilitation programs for executive functions. *Rev Neurol.*, v. 38, n. 7, p. 656-663, 2004.

MURPHY, J.; HENRY, R.; LOMEN-HOERTH, C. Establishing subtypes of the continuum of frontal lobe impairment in amyotrophic lateral sclerosis. *Arch Neurol.*, v. 64, n. 3, p. 330-334, 2007.

MURRELL, J. R. et al. Tau gene mutation G389R causes a tauopathy with abundant pick body-like inclusions and axonal deposits. *J Neuropathol Exp Neurol.*, v. 58, n. 12, p. 1207-1226, 1999.

NEARY, D. Classification of the dementias. *Rev Clin Gerontol.*, v. 4, p. 131-140, 1994.

NEARY, D. Dementia of frontal lobe type. *JAGS.*, v. 38, p. 71-72, 1990.

NEARY, D. et al. Dementia of frontal lobe type. *J Neurol Neurosurg Psychiatry.*, v. 51, p. 353-361, 1988.

NEARY, D. et al. Frontal lobe dementia and motor neuron disease. *J Neurol Neurosurg Psychiatry.*, v. 53, p. 23-32, 1990.

NEARY, D. et al. Frontotemporal lobar degeneration: a consensus on clinical diagnostic criteria. *Neurology.*, v. 51, n. 6, p. 1546-1554, 1998.

NEARY, D. et al. Single photon emission tomography using 99mTc-HM-PAO in the investigation of dementia. *J Neurol Neurosurg Psychiatry.*, v. 50, p. 1101-1109, 1987.

NEARY, D.; SNOWDEN, J. Fronto-temporal dementia: nosology, neuropsychology, and neuropathology. *Brain Cogn.*, v. 31, p. 176-187, 1996.

NEARY, D.; SNOWDEN, J. Frontotemporal dementias and unusual dementing Syndromes. In: TRIMBLE, M. R.; CUMMINGS, J. L. (Ed.). *Contemporary behavioral neurology.* Boston: Butterworth-Heinemann, 1997. p. 239-254.

NEARY, D.; SNOWDEN, J. S. Dementia of the frontal lobe type. In: LEVIN, S.; EISENBERG, H. M.; BENTON, A .L. *Frontal lobe function and dysfunction.* New York: Oxford University Press, 1991. p. 304-317.

NEARY, D.; SNOWDEN, J. S.; MANN, D. M. A. Familial progressive aphasia: its relationship to other forms of lobar atrophy. *J Neurol Neurosurg Psychiatry.*, v. 56, p. 1122-1125, 1993.

NEARY, D; SNOWDEN, J; MANN D. Frontotemporal dementia. *Lancet Neurol.*, v. 4, p. 771-780, 2005.

NEUMANN, M, et al. Pick's disease associated with the novel Tau gene mutation K369I. *Ann Neurol.*, v. 50, n. 4, p. 503-513, 2001.

NEUMANN, M. A. Pick's disease. *J Neuropathol Exp Neurol.*, v. 8, p. 255-282, 1949.

NICOLÁS, J. M. et al. Regional cerebral blood flow-SPECT in chronic alcoholism: relation to neuropsychological testing. *J Nucl Med.*, v. 34, p. 1452-1459, 1993.

NITRINI, R. Demência em doenças infecciosas. In: MACHADO, L. R. et al. (Ed.). *Neuroinfecção 96*. São Paulo: Clínica Neurológica do HCFMUSP, 1996, p. 275-284.

NITRINI, R.; ROSEMBERG, S. Psychotic symptoms in dementia associated with motor neuron disease: a pathophysiological hypothesis. *J Neuropsychiatry Clin Neurosci.*, v. 10, p. 456-458, 1998.

O'DONNELL, B. F. et al. Incontinence and troublesome behaviors predict institutionalization in dementia. *J Geriatr Psychiatry Neurol.*, v. 5, 45-52, 1992.

OKUDA, B. et al. Cerebral blood flow in corticobasal degeneration and progressive supranuclear palsy. *Alzheimer Dis Assoc Disord.*, v. 14, n. 1, p. 46-52, 2000.

ONARI, K.; SPATZ, H. Anatomische Beitrage zur Lehre von der Pickschen umschriebenen: grosshirnrinden-atrophie (Picksche Krankheit). *Z Gesamte Neurol Psych.*, v. 101, p. 470-511, 1926.

ORGANIZAÇÃO MUNDIAL DE SAÚDE. *Classificação de transtornos mentais e de comportamento da CID. 10*. Porto Alegre: Artmed, 1993.

ORRELL, M.; SAHAKIAN, B. Dementia of frontal type. *Psychol Med.*, v. 21, p. 553-556, 1991.

OSTOJIC, J. et al. No evidence of linkage to chromosome 9q21-22 in a Swedish family with frontotemporal dementia and amyotrophic lateral sclerosis. *Neurosci Lett.*, v. 340, n. 3, p. 245-257, 2003.

OTT, B. R.; NOTO, R. B.; FOGEL, B. S. Apathy and loss of insight in Alzheimer's disease: a SPECT imaging study. *J Neuropsychiatry Clin Neurosci.*, v. 8, p. 41-46, 1996.

PACHANA, N. A. et al. Comparison of neuropsychological functioning in Alzheimer's Disease and frontotemporal dementia. *J Int Neuropsychol Society.*, v. 2, n. 6, p. 505-510, 1996.

PAPAZIAN, O.; ALFONSO, I.; LUZONDO, R. J. Executive function disorders. *Rev Neurol.*, v. 42, Suppl. 3, p. S45-50, 2006.

PARADISO, S. et al. Frontal lobe syndrome reassessed: comparison of patients with lateral or medial frontal brain damage. *J Neurol Neurosurg Psychiatry.*, v. 67, n. 5, p. 664-667, 1999.

PASQUIER, F. et al. Long lasting assymetrical frontotemporal dementia. *Neurobiol Aging.*, v. 19, Suppl. 4S, p. 104, 1998. Resumo.

PASQUIER, F.; DELACOURTE, A. Non-Alzheimer degenerative dementias. *Curr Opin Neurol.*, v. 11, n. 5, p. 417-427, 1998.

PASQUIER, F.; LEBERT, F.; SCHELTENS, P. H. *Frontotemporal dementia*. The Netherlands: ICG publications, 1996.

PASQUIER, F.; RICHARD, F.; LEBERT, F. Natural history of frontotemporal dementia: comparison with Alzheimer's disease. *Dement Geriatr Cogn Disord.*, v. 17, n. 4, p. 253-257, 2004.

PASTOR, P. et al. Familial atypical progressive supranuclear palsy associated with homozygosity for the delN296 mutation in the tau gene. *Ann Neurol*, v. 49, n. 2, p. 263-267, 2001.

PEAVY, G. M. Neuropsychological aspects of dementia of motor neuron disease: a report of two cases. *Neurology.*, v. 42, n. 5, p. 1004-1008, 1992.

PERRY, R. J.; HODGES, J. R. Differentiating frontal and temporal variant frontotemporal dementia from Alzheimer's disease. *Neurology.*, v. 54, p. 2277-2284, 2000.

PETERSEN, R. B. et al. Familial progressive subcortical gliosis: presence of prions and linkage to chromossome 17. *Neurology.*, v. 45, p. 1062-1067, 1995.

PHILLIPS, M. L.; HOWARD, R.; DAVID, A. S. "Mirror, mirror on the wall, who...?": towards a model of visual self-recognition. *Cognitive Neuropsychiatry.*, v. 1, n. 2, p. 153-164, 1996.

PICK, A. Über die beziehungen der senilen hirnatrophie zur aphasie. *Prager Medicinische Wochenschrift*, v. 17, p. 165-167, 1892.

PICK, A. Zur Symptomatologie der linksseitigen Schläfenlappenatrophie. *Monatsschr Psychiatr Neurol.*, v. 16, p. 378-388, 1904.

PICKERING-BROWN, S. et al. Pick's disease is associated with mutations in the tau gene. *Ann Neurol.*, v. 48, n. 6, p. 859-867, 2000.

PICKERING-BROWN, S. M. et al. Inherited frontotemporal dementia in nine British families associated with intronic mutations in the tau gene. *Brain.*, v. 125, p. 732-51, 2002.

PICKERING-BROWN, S. The tau gene locus and frontotemporal dementia. *Dement Geriatr Cogn Disord.*, v. 17, n. 4, p. 258-260, 2004.

PICKUT, B. A. et al. Discriminative use of SPECT in frontal lobe type dementia versus (senile) dementia of the Alzheimer type. *J Nucl Med.*, v. 38, n. 6, p. 929-934, 1997.

PIGUET, O. et al. Similar early clinical presentations in familial and non-familial frontotemporal dementia. *J Neurol Neurosurg Psychiatr.*, v. 75, n. 12, p. 1743–1745, 2004.

PIJNENBURG, Y. A. et al. Initial complaints in frontotemporal lobar degeneration. *Dement Geriatr Cogn Disord.*, v. 17, n. 4, p. 302-306, 2004.

PIJNENBURG, Y. A. et al. Vulnerability to neuroleptic side effects in frontotemporal lobar degeneration. *Int J Geriatr Psychiatry.*, v. 18, n. 1, p. 67-72, 2003.

PILLON, B. et al. The neuropsychological pattern of corticobasal degeneration: comparison with progressive supranuclear palsy and Alzheimers's disease. *Neurology.*, v. 45, n. 8, p. 1477-1483, 1995.

POORKAJ, P. et al. Tau is a candidate gene for chromosome 17 frontotemporal dementia. *Ann Neurol.*, v. 43, n. 6, p. 815-825, 1998.

POVINELLI, D. J.; PREUSS, T. M. Theory of mind: evolutionary history of a cognitive specialization. *TINS*, v. 18, p. 418-424, 1995.

PREMACK, D.; WOODRUFF, G. Does the chimpanzee have a theory of mind? *Behav Brain Sci.*, v. 1, p. 515-26, 1978.

PRUSINER, S. B. Molecular biology of prion diseases. *Science*, v. 252, n. 5012, p. 1515-1522, 1991.

PULVERMÜLLER, F.; HÄRLE, M.; HUMMEL, F. Neurophysiological distinction of verb categories. *Neuroreport.*, v. 11, n. 12, p. 2789-2793, 2000.

PULVERMÜLLER, F.; LUTZENBERGER, W.; PREISS, H. Nouns and verbs in the intact brain: evidence from event-related potentials and high-frequency cortical responses. *Cereb Cortex.*, v. 9, n. 5, p. 497-506, 1999.

RABINS, P. V.; MACE, N. L.; LUCAS, M. J. The impact of dementia on the family. *JAMA*, v. 248, p. 333-35, 1982.

RADANOVIC, M. et al. Primary progressive aphasia: analysis of 16 cases. *Arq Neuropsiquiatr.*, v. 59, n. 3A, p. 512-520, 2001.

RADANOVIC, M.; CAIXETA, L. Afasia progressiva primária e demência semântica. In: CAIXETA, L. *Demência*: abordagem multidisciplinar. Rio de Janeiro: Editora Atheneu, 2006. p. 271-280.

RAFAL, R. D.; GRIMM, R. J. Progressive supranuclear palsy: functional analysis of the response to methysergide and antiparkinsonian agents. *Neurology.*, v. 31, n. 12, p. 1507-1518, 1981.

RAHMAN, S. et al. Specific cognitive deficits in mild frontal variant frontotemporal dementia. *Brain.*, v. 122, p. 1469-1493, 1999.

RAKOWICZ, Z.; HODGES, J. R. Dementia and aphasia in motor neurone disease: an under recognised association. *J Neurol Neurosurg Psychiatry.*, v. 65, p. 881-889, 1998.

RASCOVSKY, K. et al. Rate of progression differs in frontotemporal dementia and Alzheimer disease. *Neurology.*, v. 65, n. 3, p. 397-403, 2005.

RATEY, J. J. (Ed.). *Neuropsychiatry of personality disorders.* Cambridge: Blackwell Science, 1995.

RATNAVALLI, E. et al. The prevalence of frontotemporal dementia. *Neurology.*, v. 58, n. 11, p. 1615-1621, 2002.

REBEIZ, J. J.; KOLODNY, E. H.; RICHARDSON, E. P. Jr. Corticodentatonigral degeneration with neural achromasia: a progressive disorder of late adult life. *Trans Amer Neurolog Assoc.*, v. 92, p. 23-26, 1967.

REBEIZ, J. J.; KOLODNY, E. H.; RICHARDSON, E. P. Jr. Corticodentatonigral degeneration with neural achromasia. *Arch Neurol.*, v. 18, p. 20-33, 1968.

REY, G. J. et al. Psychiatric symptoms, atypical dementia, and left visual field inattention in corticobasal ganglionic degeneration. *Mov Disord.*, v. 10, n. 1, p. 106-110, 1995.

RIDDERINKHOF, K. R. Et al. Neurocognitive mechanisms of cognitive control: the role of prefrontal cortex in action selection, response inhibition, performance monitoring, and reward-based learning. *Brain Cogn.*, v. 56, n. 2, p. 129-140, 2004.

RIEMENSCHNEIDER, M. et al. Tau and Abeta42 protein in CSF of patients with frontotemporal degeneration. *Neurology.*, v. 58, n. 11, p. 1622-1628, 2002.

RILEY, D. E. et al. Cortico-basal ganglionic degeneration. *Neurology.*, v. 40, n. 8, p. 1203-1212, 1990.

RISBERG, J. et al. Regional cerebral blood flow in frontal lobe dementia of non-Alzheimer type. *Dementia.*, v. 4, p. 186-187, 1993.

RISBERG, J. Frontal lobe degeneration of non-Alzheimer type: III: regional cerebral blood flow. *Arch Gerontol Geriatr.*, v. 6, n. 3, p. 225-33, 1987.

RIZZINI, C. et al. Tau gene mutation K257T causes a tauopathy similar to Pick's disease. *J Neuropathol Exp Neurol.*, v. 59, n. 11, p. 990-1001, 2000.

RIZZU, P. et al. High prevalence of mutations in the microtubule-associated protein tau in a population study of frontotemporal dementia in the Netherlands. *Am J Hum Genet.*, v. 64, n. 2, p. 414-421, 1999.

ROBISON, S. H.; BRADLEY, W. G. DNA damage and chronic neuronal degenerations. *J Neurol Sci.*, v. 64, n. 1, p. 11-20, 1984.

RODRIGUEZ DEL ÁLAMO, A.; CATALAN ALONSO, M. J.; CARRASCO MARIN L. FAB: a preliminar Spanish application of the frontal assessment battery to 11 groups of patients. *Rev Neurol.*, v. 36, n. 7, p. 605-608, 2003.

ROMBOUTS, A. R. B. et al. Loss of frontal fMRI activation in early frontotemporal dementia compared to early AD. *Neurology.*, v. 60, n. 12, p. 1904-1908, 2003.

RON, M. A. Psychiatry manifestations of frontal lobe tumors. *Br J Psychiatry.*, v. 155, p.735-738, 1989.

ROSEN, H. J. et al. Emotion comprehension in the temporal variant of frontotemporal dementia. *Brain.*, v. 125, p. 2286-2295, 2002a.

ROSEN, H. J. et al. Neuroanatomical correlates of behavioural disorders in dementia. *Brain.*, v. 128, p. 2612-2625, 2005.

ROSEN, H. J. et al. Patterns of brain atrophy in frontotemporal dementia and semantic dementia. *Neurology.*, v. 58, n. 2, p. 198-208, 2002b.

ROSSE, R. B. et al. Frontal cortical atrophy and negative symptoms in patients with chronic alcohol dependence. *J Neuropsy Clin Neurosci.*, v. 9, n. 2, p. 280-282, 1997.

ROSSO, S. M. et al. Apolipoprotein E4 in the temporal variant of frontotemporal dementia. *J Neurol Neurosurg Psychiatry.*, v. 72, n. 6, p. 820, 2005.

ROSSO, S. M. et al. Frontotemporal dementia in The Netherlands: patient characteristics and prevalence estimates from a population-based study. *Brain.*, v. 126, p. 2016-2022, 2003.

ROSSO, S. M.; VAN SWIETEN, J. C. New developments in frontotemporal dementia and parkinsonism linked to chromosome 17. *Curr Opin Neurol.*, v. 15, n. 4, p. 423-428, 2002.

RUBIN, E. H.; DREVETS, W. C.; BURKE, W. J. The nature of psychotic symptoms in senile dementia of the Alzheimer type. *J Geriatr Psychiatry Neurol.*, v. 1, n. 1, p. 16-20, 1988.

RUBIN, R. T. et al. Regional xenon 133 cerebral blood flow and cerebral technetium 99m-HMPAO uptake in unmedicated patients with obsessive-compulsive disorder and matched normal control subjects: determination by high-resolution single-photon emission computed tomography. *Arch Gen Psychiatry.*, v. 49, n. 9, p. 695-702, 1992.

SACKEIM, H. A. The meaning of insight. In: AMADOR, X. F.; DAVID, A .S. *Insight and psychosis.* New York: Oxford University Press, 1998. p. 3-12.

SANDSON, J.; ALBERT, M. L. Perseveration in behavioral neurology. *Neurology.*, v. 37, n. 11, p. 1736-1741, 1987.

SANFORD, J. R. Tolerance of debility in elderly dependants by supporters at home: its significance for hospital practice. *Br J Med.*, v. 3, n. 5981, p. 471-473, 1975.

SCHELTENS, P. H.; VAN SWIETEN, J. C. Neuroimaging in frontotemporal dementia. In: PASQUIER, F.; LEBERT, F.; SCHELTENS, P. H. *Frontotemporal dementia.* The Netherlands: ICG publications, 1996. p. 125-136.

SCHERDER, E. J.; SERGEANT, J. A.; SWAAB, D. F. Pain processing in dementia and its relation to neuropathology. *Lancet Neurol.*, v. 2, n. 11, p. 677-686, 2003.

SCHNEIDER, C. Über Picksche Krankheit. *Monatschr Psychiatr Neurol.*, v. 65, p. 230-275, 1927.

SCHOENEMANN, P. T; SHEEHAN, M. J., GLOTZER, L. D. Prefrontal white matter volume is disproportionately larger in humans than in other primates. *Nat Neurosci.*, v. 8, n. 2, p. 242-252, 2005.

SCHRÖDER, R. et al. Mutant valosin-containing protein causes a novel type of frontotemporal dementia. *Ann Neurol.*, v. 57, n. 3, p. 457-461, 2005.

SCHWARTZ, R. C. Insight and illness in chronic schizophrenia. *Compr Psychiatry.*, v. 39, n. 5, p. 249-254, 1998.

SEMENDEFERI, K. et al. Humans and great apes share a large frontal cortex. *Nat Neurosci.*, v. 5, n. 3, p. 272-276, 2002.

SHI, J. et al. Histopathological changes underlying frontotemporal lobar degeneration with clinicopathological correlation. *Acta Neuropathol.*, v. 110, n. 5, p. 501-512, 2005.

SILVA, L. S. T. *Demências Priônicas.* 1998. Tese (Doutorado) – Faculdade de Medicina, Universidade de São Paulo, São Paulo, 1998.

SJOGREN, M.; WALLIN, A.; EDMAN, A. Symptomatological characteristics distinguish between frontotemporal dementia and vascular dementia with a dominant frontal lobe syndrome. *Int J Geriatr Psychiatry.*, v. 12, n. 6, p. 656-661, 1997.

SKIBINSKI, G. et al. Mutations in the endosomal ESCRTIII-complex subunit CHMP2B in frontotemporal dementia. *Nat Genet.*, v. 37, n. 8, p. 806-808, 2005.

SNOWDEN, J. S. Contribuition to the differential diagnosis of dementias: neuropsychology. *Rev Clin Gerontol.*, v. 4, p. 227-34, 1994.

SNOWDEN, J. S. et al. Distinct behavioural profiles in frontotemporal dementia and semantic dementia. *J Neurol Neurosurg Psychiatry.*, v. 70, n. 3, p. 323-332, 2001.

SNOWDEN, J. S.; GRIFFITHS, H. L.; NEARY, D. Progressive language disorder associated with frontal lobe degeneration. *Neurocase.*, v.2, p. 429-40, 1996.

SNOWDEN, J. S.; NEARY, D. Neuropsychiatric aspects of frontotemporal dementias. *Curr Psychiatry Rep.*, v. 1, n. 1, p. 93-98, 1999.

SNOWDEN, J. S.; NEARY, D. Progressive language dysfunction and lobar atrophy. *Dementia.*, v. 4, p. 226-231, 1993.

SNOWDEN, J. S.; NEARY, D.; MANN, D. M. A. *Fronto-temporal degeneration*: fronto-temporal dementia, progressive aphasia, semantic dementia. London: Churchill Livingstone, 1996.

SNOWDEN, J. S.; NEARY, D.; MANN, D. M. Frontotemporal Dementia. *Br J Psychiatry.*, v. 180, p. 140-143, 2002.

SNOWDEN, J. S; GOULDING, P; J.; NEARY, D. Semantic dementia: a form of circumscribed cerebral atrophy. *Behav Neurol.*, v. 2, p. 167-82, 1989.

SOARES, J. C.; MANN, J. J. The functional neuroanatomy of mood disorders. *J Psych Res.*, v. 31, n. 4, p. 393-432, 1997.

SPERFELD, A. D. et al. FTDP-17: an early-onset phenotype with parkinsonism and epileptic seizures caused by a novel mutation. *Ann Neurol.*, v. 46, n. 5, p. 708-715, 1999.

SPILLANTINI, M. G.; BIRD, T. D.; GHETTI, B. Frontotemporal dementia and Parkinsonism linked to chromosome 17: a new group of tauopathies. *Brain Pathol.*, v. 8, n. 2, p. 387-402, 1998.

SPILLANTINI, M. G.; VAN SWIETEN, J. C.; GOEDERT, M. Tau gene mutations in frontotemporal dementia and parkinsonism linked to chromosome 17 (FTDP-17). *Neurogenetics.*, v. 2, n. 4, p. 193-205, 2000.

SRINIVASAN, R. et al. The apolipoprotein E epsilon4 allele selectively increases the risk of frontotemporal lobar degeneration in males. *J Neurol Neurosurg Psychiatry.*, v. 77, n. 2, p. 154-158, 2006.

STANFORD, P. M. et al. Progressive supranuclear palsy pathology caused by a novel silent mutation in exon 10 of the tau gene: expansion of the disease phenotype caused by tau gene mutations. *Brain.*, v. 123, p. 880-993, 2000.

STARKSTEIN, S. E. et al. Prospective longitudinal study of depression and anosognosia in Alzheimer's disease. *Br J Psychiatry.*, v. 171, p. 47-52, 1997.

STARKSTEIN, S. E. et al. Specificity of changes in cerebral blood flow in patients with frontal lobe dementia. *J Neurol Neurosurg Psychiatry.*, v. 57, n. 7, p. 790-796, 1994.

STARKSTEIN, S. E.; ROBINSON, R. G. Mechanism of disinhibition after brain lesions. *J Nerv Ment Dis.*, v. 185, n. 2, p. 108-114, 1997.

STEELE, C. et al. Psychiatric symptoms and nursing home placement of patients with Alzheimer's disease. *Am J Psychiatry.*, v. 147, n. 8, p. 1049-1051, 1990.

STERTZ, G. Ueber Picksche Atrophic. *Ztsch. f. d. ges. Neurol. u. Psychiat.*, v. 101, p. 729, 1926.

STEVENS, M. et al. Familial aggregation in frontotemporal dementia. *Neurology.*, v. 50, n. 6, p. 1541-1545, 1998.

STIP, E. Compulsive disorder and acquired antisocial behavior in Frontal Lobe Dementia. *J Neuropsychiatry Clin Neurosci.*, v. 7, n. 1, p. 116, 1995.

STOVER, N. P.; WATTS, R. L. Corticobasal degeneration. *Semin Neurol.*, v. 21, n. 1, p. 49-58, 2001.

STUSS, D. T. Assessment of neuropsychological dysfunction in frontal lobe degeneration. *Dementia.*, v. 4, p. 220-225, 1993.

STUSS, D. T. et al. An extraordinary form of confabulation. *Neurology.*, v. 28, n. 11, p. 1166-1172, 1978.

STUSS, D. T. Neuropsychology of the frontal lobes. In: THE AMERICAN ACADEMY OF NEUROLOGY, BEHAVIORAL NEUROLOGY COURSE. *Proceedings...* Seattle: American Academy of Neurology, 1995.

STUSS, D. T.; ALEXANDER, M. P.; BENSON, D. F. Frontal lobe functions. In: TRIMBLE, M. R.; CUMMINGS, J. L. (Ed.). *Contemporary behavioral neurology*. Boston: Butterwoth-Heinemann, 1997. p. 169-88.

STUSS, D. T.; BENSON, D. F. *The frontal lobes*. New York: Raven Press, 1986.

SWARTZ, JR. et al. Frontotemporal dementia: treatment response to serotonin selective reuptake inhibitors. *J Clin Psychiatry*., v. 58, n. 5, p. 212-216, 1997.

TALBOT, P. R. et al. A clinical role for 99m Tc-HMPAO SPECT in the investigation of dementia? *J Neurol Neurosurg Psychiatry*., v. 64, n. 3, p. 306-313, 1998.

TANIGUCHI, S. et al. The neuropathology of frontotemporal lobar degeneration with respect to the cytological and biochemical characteristics of tau protein. *Neuropathol Appl Neurobiol*., v. 30, n. 1, p. 1-18, 2004.

TESTA, D. et al. Múltiple system atrophy: clinical and MR observations on 42 cases. *Ital J Neurol Sci*., v. 14, n. 3, p. 211-216, 1993.

THAPA, P. B. et al. Effects of antipsychotic withdrawal in elderly nursing home residents. *J Am Geriatr Soc*., v. 42, n. 3, p. 280-286, 1994.

THE LUND AND MANCHESTER GROUPS. Clinical and neuropathological criteria for frontotemporal dementia. *J Neurol Neurosurg Psychiatry*., v. 57, n. 4, p. 416-418, 1994.

THOMPSON, J. C. et al. Qualitative neuropsychological performance characteristics in frontotemporal dementia and Alzheimer's disease. *J Neurol Neurosurg Psychiatry*., v. 76, n. 7, p. 920–927, 2005.

THOMPSON, P. D.; MARSDEN, C. D. Corticobasal degeneration. In: ROSSOR, M. N. *Unusual Dementias*. London: Baillière Tindall, 1992. p. 677-686.

TIRAPU USTÁRROZ, J.; MUÑOZ CÉSPEDES, J. M. Memory and the executive functions. *Rev Neurol*., v. 41, n. 8, p. 475-484, 2005.

TOLNAY, M. et al. A new case of frontotemporal dementia and parkinsonism resulting from an intron 10 +3-splice site mutation in the tau gene: clinical and pathological features. *Neuropathol Appl Neurobiol*., v. 26, n. 4, p. 368-378, 2000.

TONKONOGY, J. M.; SMITH, T. W.; BARREIRA, P. J. Obsessive-compulsive disorders in Pick's disease. *J Neuropsychiatry Clin Neurosci*., v. 6, n. 2, p. 176-180, 1994.

TSUCHIYA, K. et al. Rapidly progressive aphasia and motor neuron disease: a clinical, radiological, and pathological study of an autopsy case with circumscribed lobar atrophy. *Acta Neuropathol*., v. 99, n. 1, p. 81-87, 2000.

TYRRELL, P. J. Progressive degeneration of the right temporal lobe studied with positron emission tomography. *J Neurol Neurosurg Psychiatry*., v. 53, n. 12, p. 1046-1050, 1990.

ULRICH, J. The neuropathology of senile dementia. In: MEIER-RUGE, W. (Ed.). *Dementing brain disease in old age*. Basel: Karger, 1993. p.28.

USMAN, M. A. Frontotemporal dementias. In: NUSSBAUM, P. D. (Ed.). *Handbook of neuropsychology and aging*. New York: Plenum Press, 1997. p. 159-176.

VARMA, A. R. et al. Diagnostic patterns of regional atrophy on MRI and regional cerebral blood flow in frontotemporal dementia. *Neurology*., v. 66, p. 17-22, 2002.

VON BOGAERT, L. Les troubles mentaux dans la sclérose latérale amyotrophique. *Encéphale*, v. 85, p. 20-27, 1925.

WANIEK, C. et al. Lyme disease presenting as Frontotemporal dementia. *J Neuropsych Clin Neuroscience*., v. 7, p. 345-347, 1995.

WARKENTIN, S.; PASSANT, U. Functional imaging of the frontal lobes in organic dementia: regional cerebral blood flow findings in normals, in patients with frontotemporal dementia and in patients with Alzheimer's disease, performing a word fluency test. *Dement Geriatr Cogn Disord.*, v.8, n. 2, p. 105-109, 1997.

WATTS, G. D. et al. Inclusion body myopathy associated with Paget disease of bone and frontotemporal dementia is caused by mutant valosin-containing protein. *Nat Genet.*, v. 36, n. 4, p. 377-381, 2004.

WATTS, R. L.; BREWER, R. P. Cortical-basal ganglionic degeneration: classical clinical features and natural history. *Mov Disord.*, v. 11, p. 346, 1996.

WATTS, R. L.; KOLLER, W. C. *Movement disorders*: neurologic principles and practice. New York: McGraw-Hill, 1997.

WEDER, N. D. et al. Frontotemporal dementias: a review. *Ann Gen Psychiatry.*, v. 6, p. 15-21, 2007.

WEINBERGER, D. R. Implications of normal brain development for the pathogenesis of Schizophrenia. *Arch Gen Psychiatry.*, v. 44, n. 7, p. 660-669, 1987.

WEINBERGER, D. R. Schizophrenia and the frontal lobes. *TINS*, v. 11, p. 367-370, 1988.

WENNING, G. K. et al. Natural history and survival of 14 patients with corticobasal degeneration confirmed at postmortem examination. *J Neurol Neurosurg Psychiatry.*, v. 64, n. 2, p. 184-189, 1998.

WHITWELL, J. L. et al. Longitudinal patterns of regional change on volumetric MRI in frontotemporal lobar degeneration. *Dement Geriatr Cogn Disord.*, v. 17, n. 4, p. 307-310, 2004.

WILHELMSEN, K. C. Frontotemporal dementia is on the MAPtau. *Ann Neurol.*, v. 41, n. 2, p. 139-140, 1997.

WILHELMSEN, K. C.; CLARK, L. N. Chromosome 17-linked dementias. In: ERISE, M. M.; MORRIS, J. H. (Ed.). *The neuropathology of dementia*. Cambridge: Cambridge University Press, 1997. p. 170-179.

XIAOYING, L.; BRUN, A. Regional and laminar synapitic pathology in frontal lobe degeneration of non-Alzheimer type. *Int J Geriatr Psychiatry.*, v. 11, p. 47-55, 1996.

YASUDA, M. et al. A novel mutation at position +12 in the intron following exon 10 of the tau gene in familial frontotemporal dementia (FTD-Kumamoto). *Ann Neurol.*, v. 47, n. 4, p. 422-429, 2000.

ZAKZANIS, K. K. Neurocognitive deficit in Fronto-Temporal Dementia. *Neuropsychiatry Neuropsychol Behav Neurol.*, v. 11, n. 3, p. 127-135, 1998.

ZIEGLER, L. H. Psychotic and emotional phenomena associated with amyotrophic lateral sclerosis. *Arch Neurol Psychiatry.*, v. 24, p. 930–936, 1930.

LEITURAS RECOMENDADAS

ARVANITAKIS, Z. et al. Les démences fronto-temporales: approche clinique. *Rev Neurol.*, v. 155, p. 113-119, 1999.

BALDWIN, B.; FORSTL, H.; BEESON, P. M. Anterograde memory impairment in Pick's disease. *Arch Neurol.*, v. 52, p. 742-743, 1995.

BERGERON, C. et al. Unusual clinical presentations of cortical-basal ganglionic degeneration. *Ann Neurol.*, 40, p. 893-900, 1996.

BERRIOS G. E.; GIRLING D. M. Introduction: Pick's disease and the "frontal lobe" dementias. *Hist Psychiatry.*, v. 5, n. 20, pt. 4, p. 539-547, 1994.

CAIXETA, L. Demência frontotemporal subdiagnosticada. *Arq Neuropsiquiatr.*, v. 63, n. 1, p. 186, 2005.

CAIXETA, L. *O grupo das demências frontotemporais: uma revisão crítica da literatura com apresentação de casos*. 1999. Dissertação (Mestrado) – Faculdade de Medicina da Universidade de São Paulo, São Paulo, 1999.

CAIXETA, L. Qual o tratamento farmacológico das alterações de comportamento nas demências? *Compacta Temas em Neurologia*, v. 1, n. 6, p. 21-23, 2001.

CAIXETA, L.; MANSUR, L. Demência semântica: avaliação clínica e de neuroimagem: relato de caso. *Arq Neuropsiquiatr.*, v. 63, n. 2, p. 348-351, 2005.

CHATTERJEE, A. et al. Leukoencephalopathy associated with cobalamin deficiency. *Neurology.*, v. 46, n. 3, p. 832-834, 1996.

DEBOWSKA, G.; GRZYWA, A; PIETURA, K. K. Insight in paranoid schizophrenia: its relationship to psychopathology and premorbid adjustment. *Compr Psychiatry.*, v. 39, p. 255-260, 1998.

ENGLUND, E.; BRUN, A.; GUSTAFSON, L. A white matter disease in dementia of Alzheimer's type. Clinical and neuropathological correlates. *Int J Geriatr Psychiatry.*, v. 4, p. 87-102, 1989.

FREEDMAN, M. Frontotemporal dementia: recommendations for therapeutic studies, designs, and approaches. *Can J Neurol Sci.*, v. 34, Suppl. 1, S118-124, 2007.

GALLUP, J. J. Jr. Chimpanzee: self-recognition. *Science*, v. 167, p. 86-87, 1970.

HODGES, J. R. *Early-onset dementia*. Oxford: Oxford University Press. 2003.

HODGES, J.; MESULAN, M. M. Primary progressive aphasia. *Ann Neurol.*, v. 49, p. 425-432, 2001.

HOOTEN, W. M.; LYKETSOS, C. G. Frontotemporal dementia: a clinicopathological review of four postmortem studies. *J Neuropsych Clin Neurosci.*, v. 8, p. 10-19, 1996.

HUEY, A. D.; PUTNAM, K. T.; GRAFMAN, J. A systematic review of neurotransmitter deficits and treatments in frontotemporal dementia. *Neurology.*, v. 66, p. 17-22, 2006.

IKEDA, M.; ISHIKAWA, T.; TANABE, H. Epidemiology of frontotemporal lobar degeneration. *Dement Geriatr Cogn Disord.*, v. 17, p. 265-268, 2004.

IMAMURA, T. et al. Bromocriptine treatment for perseveration in demented patients. *Alzheimer Dis Assoc Disord.*, v. 12, p. 109-113, 1998.

JAGUST W. J. et al. Focal Alzheimer's disease. *Neurology.*, v. 40, p. 14-19, 1990.

KRIL, J. J.; HALLIDAY, G. M. Clinicopathological staging of frontotemporal dementia severity: correlation with regional atrophy. *Dement Geriatr Cogn Disord.*, v. 17, p. 311-315, 2004.

LEBERT, F. et al. Frontotemporal Dementia: a Randomised, controlled trial with Trazodone. *Dement Geriatr Cogn Disord.*, v. 17, p. 355-359, 2004.

LEWY, M. L. et al. Alzheimer disease and frontotemporal dementias: behavioral distinctions. *Arch Neurol.*, v. 53, p. 687-690, 1996.

LIU, X.; BRUN, A. Regional and laminar synaptic pathology in frontal lobe degeneration of non-Alzheimer type. *Int J Geriatr Psychiatry.*, v. 11, p. 47-55, 1996.

LIU, X.; ERIKSON, C.; BRUN, A. Cortical synaptic changes and gliosis in normal aging, Alzheimer's disease and frontal lobe degeneration. *Dementia.*, v. 7, p. 128-134, 1996.

MANGONE, C. A.; HIER, D. B.; GORELICK, P. B. Impared insight in Alzheimer's disease. *J Geriatr Psychiatry Neurol.*, v. 4, p. 189-193, 1991.

MICHON, A. et al. Relation of anosognosia to frontal lobe dysfunction in Alzheimer's disease. *J Neurol Neurosurg Psychiatry.*, v. 57, p. 805-809, 1994.

MUNOZ-GARCIA, D.; LUDWIN, S. K. Classic and generalized variants of Pick's disease: a clinicopathological, ultrastructural, and immunocytochemical comparative study. *Ann Neurol.*, v. 16, p. 467-480, 1984.

NITRINI, R.; BACHESCHI, A. L. *A neuropsicologia que todo médico deve saber*. São Paulo: Atheneu. 2003.

RAHMAN, S. et al. Methylphenidate ('Ritalin') can ameliorate abnormal risk-taking behavior in the frontal variant of frontotemporal dementia. *Neuropsychopharmacology*, v. 31, n. 3, p. 651-658, 2006.

ROSSO, S. M. Complex compulsive behaviour in the temporal variant of frontetemporal dementia. *J Neurol.*, v. 248, n. 11, p. 965-970, 2001.

SCHNIDER, A.; VON DANIKEN, C.; GUTBROD, K. Spontaneous confabulations: a temporal order recognition failure. *JINS*, v. 2, p. 70, 1996.

SNOWDEN, J. S.; NEARY, D.; MANN, D. M. A. Autopsy proven sporadic frontotemporal dementia due to microvacuolar-type histology, with onset at 21 years of age. *J Neurol Neurosurg Psychiatry.*, v. 74, p. 867-871, 2003.

SOWDEN, J. S. Semantic dysfunction in frontotemporal lobar degeneration. *Dement Geriatr Cogn Disord.*, v. 10, n. 1, p. 33-36, 1999.

WEINSTEIN, E. A .; FRIEDLAND, R. P.; WAGNER, E. E. Denial/unawareness of impairment and symbolic behavior in Alzheimer's disease. *Neuropsychiatry Neuropsychol Behav Neurol.*, v. 7, p. 176-84, 1994.

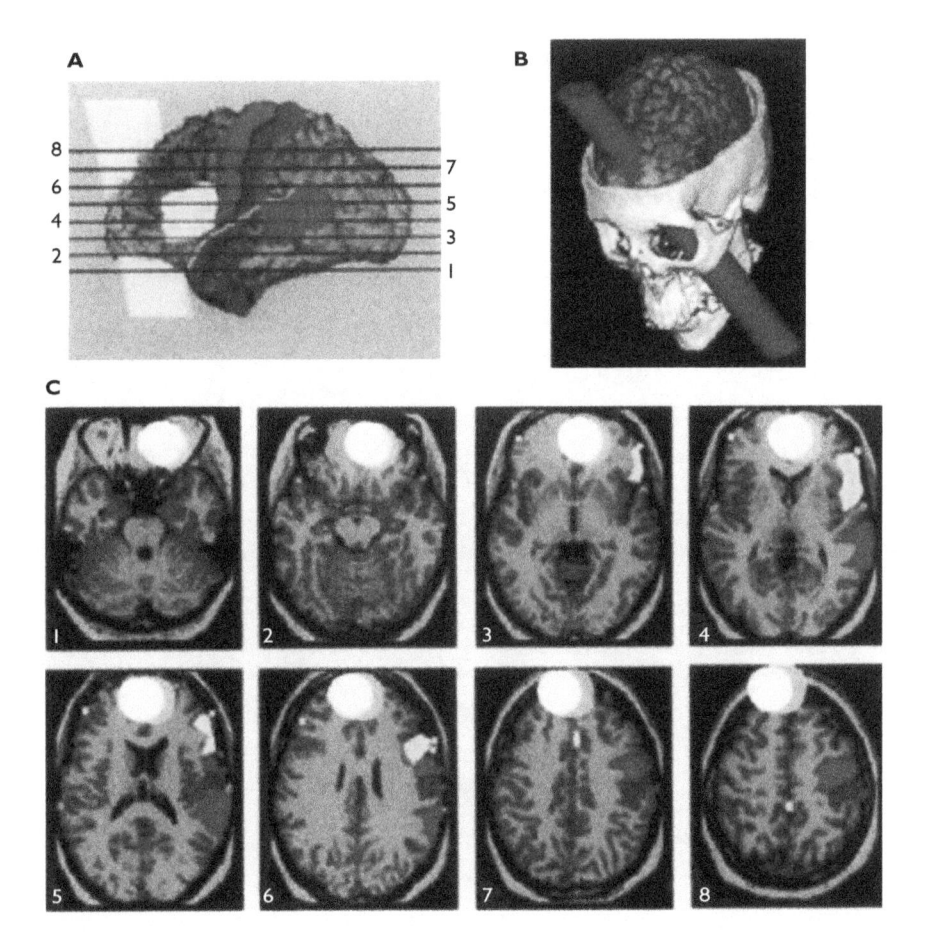

FIGURA 2.4

Caso Phineas Gage. Representação moderna das áreas provavelmente envolvidas no caso (o branco representa as áreas comprometidas, e as áreas poupadas estão coloridas): A) vista lateral; B) trajetória estimada da barra de ferro transfixando o encéfalo de P. Gage; C) representação hipotética das áreas comprometidas e poupadas (amarelo – área da expressão da fala; verde – área da compreensão da fala; vermelho – área motora; azul – área sensitiva) por uma ressonância magnética.
Fonte: Damasio et al., 1994.

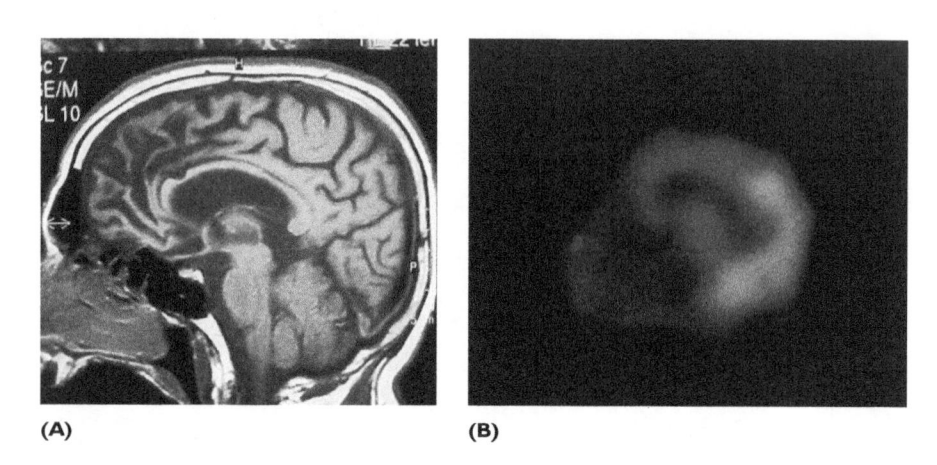

FIGURA 12.1

(A) Ressonância magnética (RM) (corte sagital em T1) e (B) SPECT cerebral (corte sagital equivalente ao da RM) em caso de demência frontotemporal, evidenciando marcante atrofia focal localizada no lobo frontal (RM) e hipoperfusão frontal (SPECT).

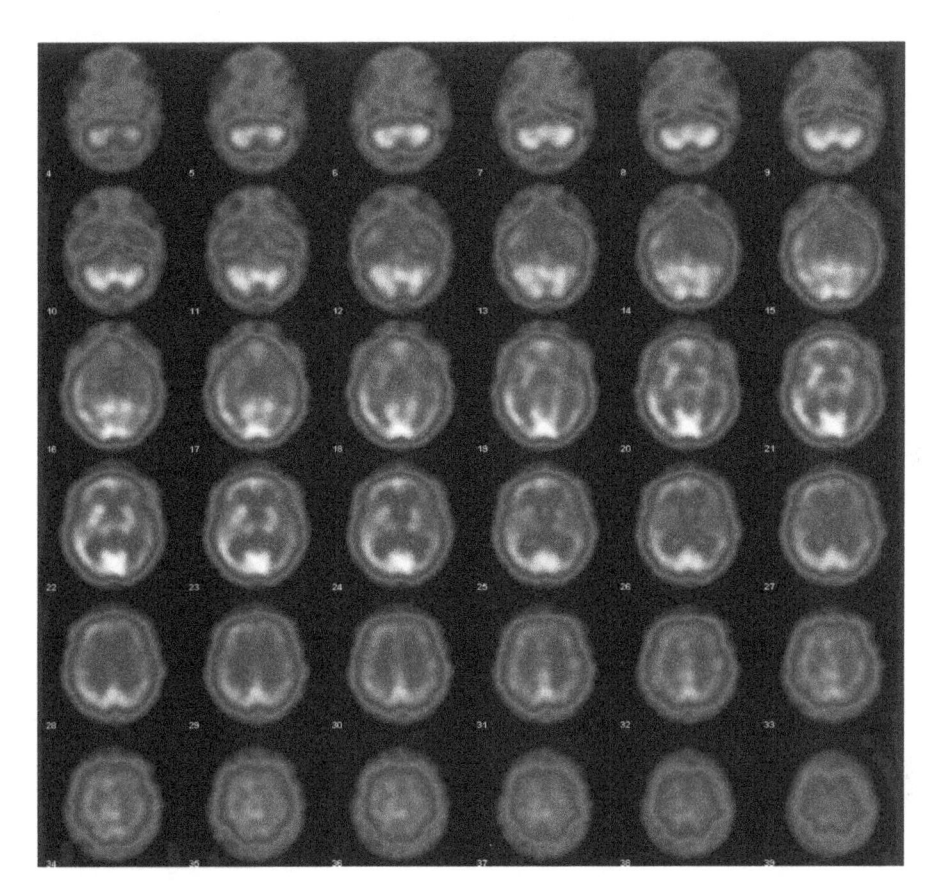

FIGURA 12.3b

SPECT (sequência de cortes axiais) de paciente com afasia progressiva primária (APP) confirmada, evidenciando hipoperfusão frontotemporal à esquerda (lado direito da imagem).

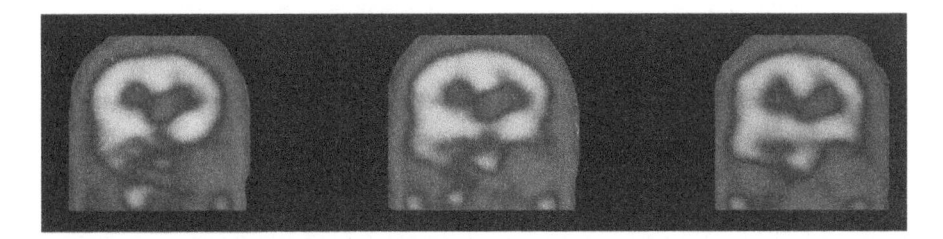

FIGURA 12.5

SPECT cerebral (corte coronal) em um caso de demência semântica, evidenciando hipoperfusão temporal assimétrica, com nítido predomínio à esquerda (lado direito da imagem).

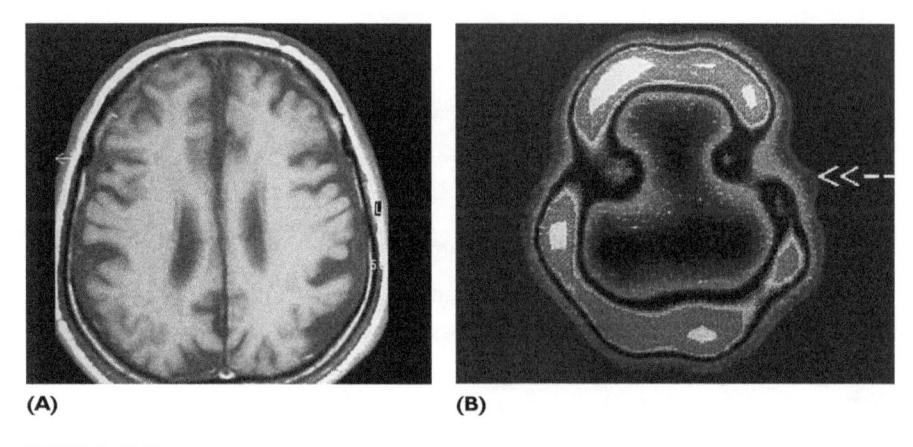

FIGURA 12.8

(A) RM (corte axial, T1) de paciente com degeneração corticobasal (DCB), evidenciando atrofia assimétrica, predominando à esquerda (lado direito da imagem). (B) SPECT (corte axial) de paciente com DCB, evidenciando hipoperfusão assimétrica à esquerda (seta) (lado direito da imagem).

DLFT-tau (Pick)   DLFT – ubiquitina   DLFT – sem histologia distintiva

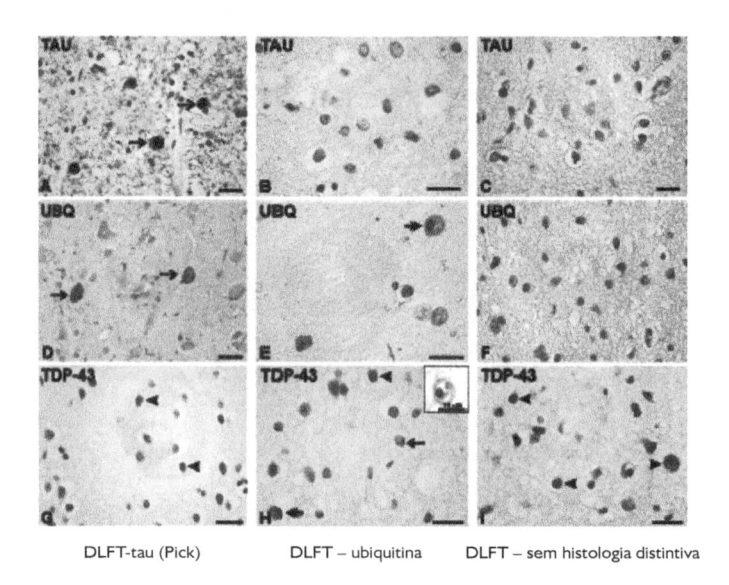

FIGURA 13.8

Características imuno-histoquímicas das DLFTs (com base em Kumar-Singh; Van Broeckhoven, 2007). As colorações imuno-histoquímicas específicas para tau (A-C), ubiquitina (D-F) e TDP-43 (GHI) são demonstradas em secções seriais do córtex frontal superior na doença de Pick (painel à esquerda), DLFT com ubiquitina positiva (painel central) e DLFT sem histopatologia distintiva (painel à direita). Inclusões citoplasmáticas tau-positivas estão presentes na doença de Pick (setas no painel A), mas ausentes na DLFT-ubiquitina (B) e na DLFT sem histopatologia específica (C). Inclusões reativas à ubiquitina estão presentes na doença de Pick (D) e na DLFT-ubiquitina (E), mas não na DLFT sem histologia específica (F).

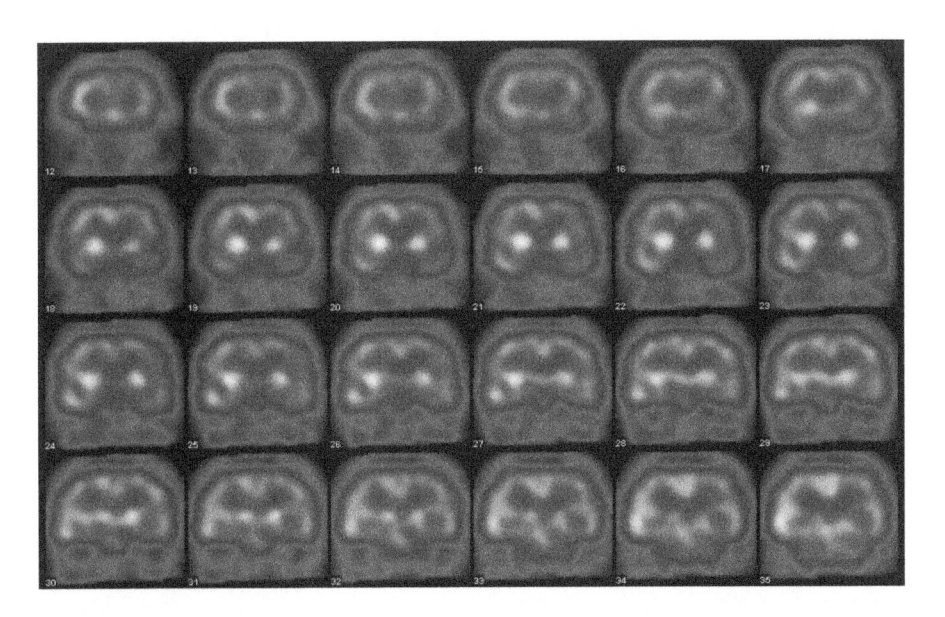

FIGURA 16.2

SPECT (sequência de cortes coronais) de paciente com afasia progressiva primária (APP) confirmada, evidenciando hipoperfusão frontotemporal à esquerda (lado direito da imagem).

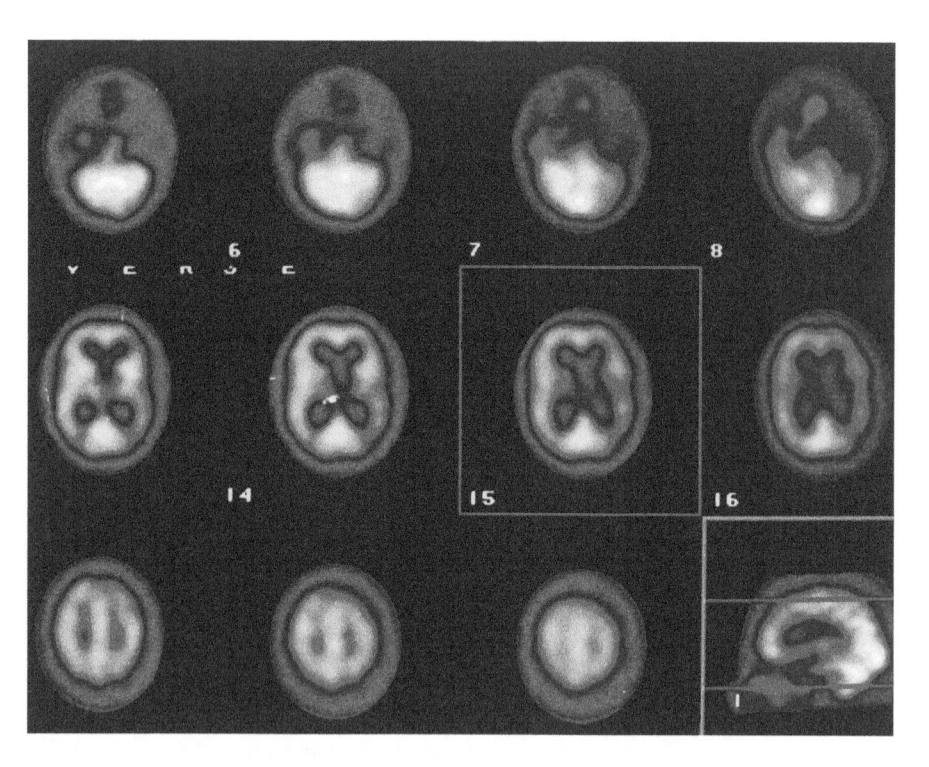

FIGURA 17.2

SPECT cerebral do caso MCR evidenciando hipoperfusão bitemporal assimétrica, mais acentuada à esquerda (lado direito da figura).

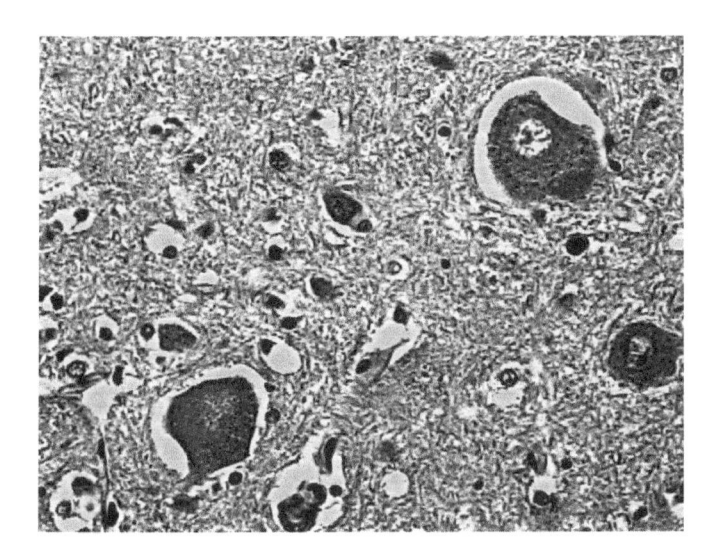

FIGURA 19.3

Neurônios abalonados em região frontal pré-central esquerda (HE 400x). Microscopia realizada pela neuropatologista Dra. Lea Grinberg (Faculdade de Medicina da Universidade de São Paulo) a partir de um caso de nosso serviço (caso Sandoval).

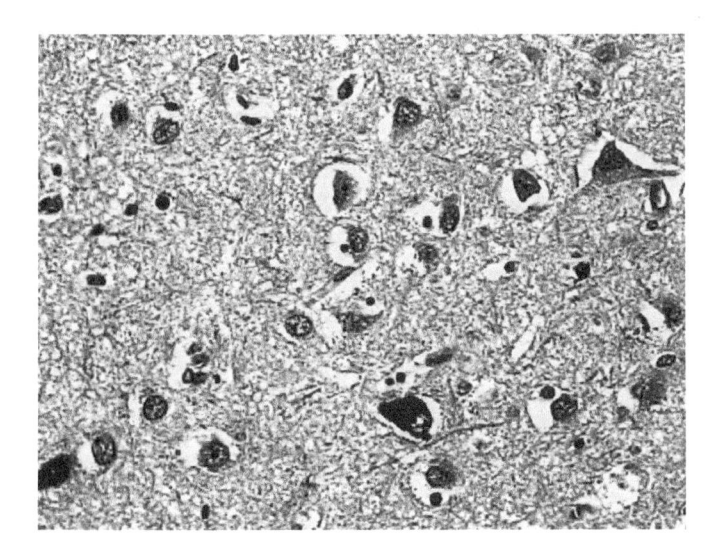

FIGURA 19.4

Placas. Giro temporossuperior esquerdo (phs400x). Microscopia realizada pela neuropatologista Dra. Lea Grinberg (Faculdade de Medicina da Universidade de São Paulo) a partir de um caso de nosso serviço (caso Sandoval).

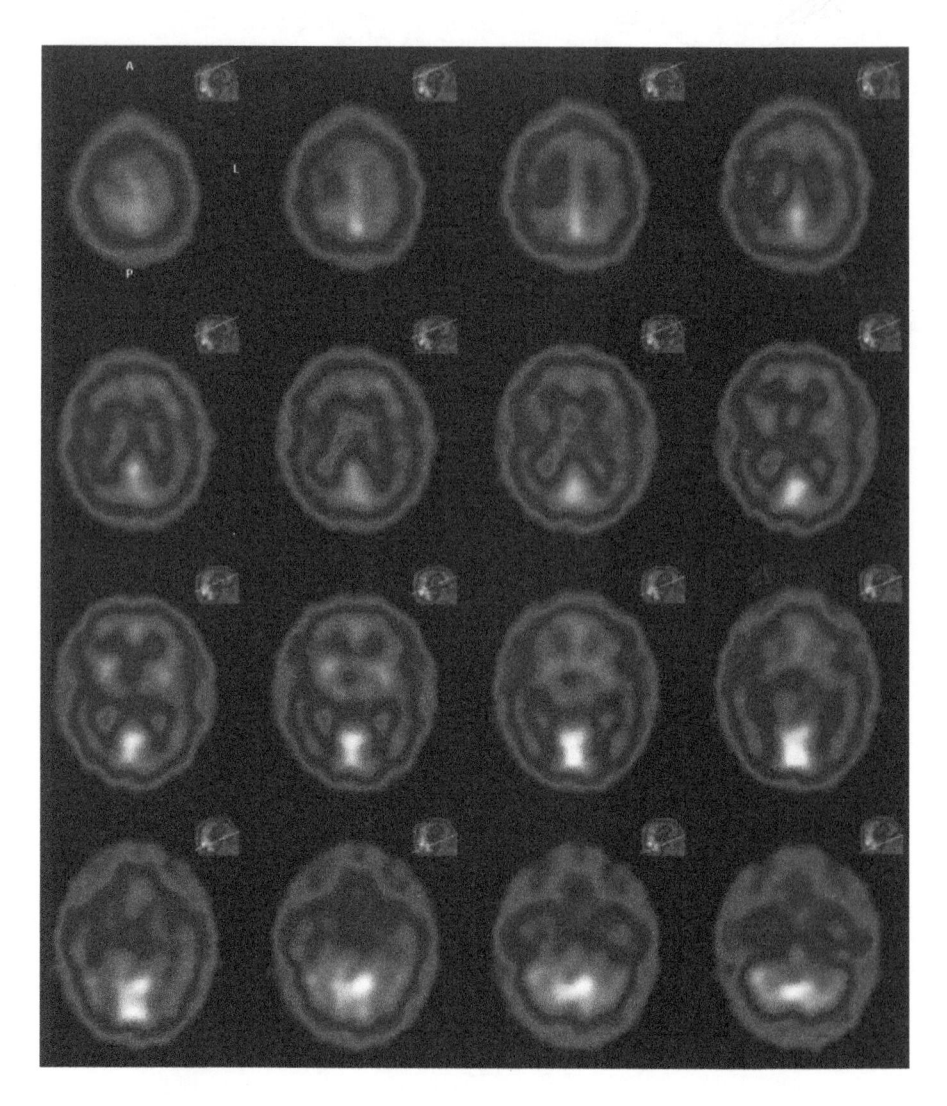

FIGURA 19.6

SPECT (corte axial) evidenciando hipoperfusão assimétrica à direita (lado esquerdo da figura).